中医历代名家学术研究丛书

主编 潘桂娟

孙晓光 编著

叶天士

Academic Research Series of Famous
Doctors of Traditional Chinese
Medicine through the Ages

"十三五"国家重点图书出版规划项目

中国中医药出版社

·北 京·

图书在版编目（CIP）数据

中医历代名家学术研究丛书.叶天士/潘桂娟主编；孙晓光编著.—北京：中国中医药出版社，2017.9
ISBN 978 – 7 – 5132 – 4323 – 0

Ⅰ.①中… Ⅱ.①潘… ②孙… Ⅲ.①叶天士（1667–1746）– 人物研究 Ⅳ.① K826.2

中国版本图书馆 CIP 数据核字（2017）第 158427 号

中国中医药出版社出版

北京市朝阳区北三环东路 28 号易亨大厦 16 层
邮政编码　100013
传真　010 64405750
河北新华第二印刷有限责任公司印刷
各地新华书店经销

开本 880×1230　1/32　印张 13　字数 333 千字
2017 年 9 月第 1 版　2017 年 9 月第 1 次印刷
书号　ISBN 978 – 7 – 5132 – 4323 – 0

定价　49.00 元
网址　www.cptcm.com

社 长 热 线　010–64405720
购 书 热 线　010–89535836
侵 权 打 假　010–64405753

微信服务号　zgzyycbs
微商城网址　https://kdt.im/LIdUGr
官 方 微 博　http://e.weibo.com/cptcm
天猫旗舰店网址　https://zgzyycbs.tmall.com

如有印装质量问题请与本社出版部联系（010 64405510）
版权专有　侵权必究

项目来源及国家重点图书出版计划

2005 年度国家"973"计划课题"中医理论体系框架结构与内涵研究"（编号：2005CB532503）

2009 年度科技部基础性工作专项重点项目"中医药古籍与方志的文献整理"（编号：2009FY120300）子课题"古代医家学术思想与诊疗经验研究"

2013 年度国家"973"计划项目"中医理论体系框架结构研究"（编号：2013CB532000）

国家中医药管理局重点研究室"中医理论体系结构与内涵研究室"建设规划

"十三五"国家重点图书、音像、电子出版物出版规划（医药卫生）

中医理论肇始于《黄帝内经》《难经》，本草学探源于《神农本草经》，辨证论治及方剂学发轫于《伤寒杂病论》。在此基础上，历代医家结合自身的思考与实践，提出独具特色的真知灼见，不断革故鼎新，充实完善，使得中医药学具有系统的知识体系结构、丰富的原创理论内涵、显著的临床诊治疗效、深邃的中国哲学背景和特有的话语表达方式。历代医家本身就是"活"的学术载体，他们刻意研精，探微索隐，华叶递荣，日新其用。因此，中医药学发展的历史进程，始终呈现出一派继承不泥古、发扬不离宗的繁荣景象。

中国中医科学院中医基础理论研究所，自 2008 年起相继依托 2005 年度国家"973"计划课题"中医学理论体系框架结构与内涵研究"、2009 年度科技部基础性工作专项重点项目"中医药古籍与方志的文献整理"子课题"古代医家学术思想与诊疗经验研究"、2013 年度国家"973"计划项目"中医理论体系框架结构研究"，以及国家中医药管理局重点研究室"中医理论体系结构与内涵研究室"建设规划，联合北京中医药大学等 16 所高等院校及科研和医疗机构的专家、学者，选取历代具有代表性或学术特色突出的医家，系统地阐释与解析其代表性学术思想和诊疗经验，旨在发掘与传承、丰富与完善中医理论体系，为提升中医师理论水平和临床实践能力和水平提供参考和借鉴。本套丛书即是此系列研究阶段性成果总结而成。

综观历史，凡能称之为"大医"者，大都博览群书，学问淹博赅洽，集百家之言，成一家之长。因此，我们以每位医家独立成书，尽可能尊重原著，进行总结、提炼和阐发。此外，本丛书的另一个特点是，将医家特色学术观点与临床实践相印证，尽可能选择一些典型医案，用以说明理论的实践价值，便于临床施用。本丛书现已列入《"十三五"国家重点图书、音像、电子出版物出版规划》中的"医药卫生"重点图书出版计划，并将于"十三五"期间完成此项出版计划，拟收载历代 102 名中医名家，总字数约 1600 万。

丛书各分册作者，有中医基础学科和临床学科的资深专家、国家及行业重点学科带头人，也有中青年教师、科研人员和临床医师中的学术骨干，分别来自全国高等中医院校、科研机构和临床单位。从学科分布来看，涉及中医基础理论、中医各家学说、中医医史文献、中医经典及中医临床基础、中医临床各学科。全体作者以对中医药事业的拳拳之心，共同努力和无私奉献，历经数年成就了这份艰巨的工作，以实际行动切实履行了传承、运用、发展中医药学术的重大使命。

在完成上述科研项目及丛书撰写、统稿与审订的过程中，研究团队暨编委会和审订委员会全体成员，精益求精之心始终如一。在上述科研项目负责人、丛书总主编、中国中医科学院中医基础理论研究所潘桂娟研究员主持下，由常务副主编张宇鹏副研究员、陈曦副研究员及各分题负责人——翟双庆教授、刘桂荣教授、郑洪新教授、邢玉瑞教授、钱会南教授、马淑然教授、文颖娟教授、陆翔教授、杨卫彬研究员、崔为教授、柳亚平副教授、江泳副教授、王静波博士等，以及医史文献专家张效霞副教授，分别承担或参与了团队的组织和协调，课题任务书和丛书编写体例的起草、修订和具体组织实施，各单位课题研究任务的落实和分册文稿编写和审订等工作。编委会还多次组织工作会议和继续教育项目培训，组织审订委员会专家复审和修订；最终由总主编逐册复审、修订、统稿并组织作者再次修订各分册文稿。自 2015 年 6 月开始，编委会将丛书各分册文稿陆续提交中国中医药出版社，拟于 2019 年 12 月之前按计划完成本套丛书的出版。

2016 年 3 月，国家中医药管理局颁布了《关于加强中医理论传承创新的若干意见》，指出"加强对传承脉络清晰、理论特色鲜明的古代医家的学术思想研究，深入研究中医对生命、健康与疾病认知理论，系统总结中医养生保健、防病治病理论精华，提升中医理论指导临床实践和产品研发的能力，切实传承中医生命观、健康观、疾病观和预防治疗观"。上述项目研究及丛书的编写，是研究团队对国家层面"加强中医理论传承与创新"号召的积极响应，体现了当代中医学人敢于担当的勇气和矢志不渝的追求！通过此项全国协作的系统工程，凝聚了中医医史、文献、理论、临床研究的专门人才，培育了一支专业化的学术队伍。

在此衷心感谢中国中医科学院及其所属中医基础理论

研究所、中医药信息研究所、研究生院，以及北京中医药大学、陕西中医药大学、山东中医药大学、云南中医学院、安徽中医药大学、辽宁中医药大学、浙江中医药大学、成都中医药大学、湖南中医药大学、长春中医药大学、黑龙江中医药大学、南京中医药大学、河北中医学院、贵阳中医药大学、中日友好医院等16家科研、教学、医疗单位，对此项工作的大力支持！衷心感谢中国中医药出版社有关领导及华中健编审、伊丽紫博士及全体编校人员对丛书编写及出版的大力支持！

本丛书即将付梓之际，百余名作者感慨万千！希望广大读者透过本丛书，能够概要纵览中医药学术发展之历史脉络，撷取中医理论之精华，传承千载临床之经验，为中医药学术的振兴和人类卫生保健事业做出应有的贡献！

由于种种原因，书中难免有疏漏之处，敬请读者不吝批评指正，以促进本丛书不断修订和完善，共同推进中医药学术的继承与发扬！

《中医历代名家学术研究丛书》编委会

2016 年 9 月

凡例

一、本套丛书选取的医家，均为历代具有代表性或特色学术思想与临床经验的名家，包括汉代至晋唐医家 6 名、宋金元医家 18 名、明代医家 25 名、清代医家 46 名、民国医家 7 名，总计 102 名。每位医家独立成册，旨在对医家学术思想与诊疗经验等内容进行较为详尽的总结阐发，并进行精要论述。

二、丛书的编写，本着历史、文献、理论研究有机结合的原则，全面解读、系统梳理和深入研究医家原著，适当参考古今有关该医家的各类文献资料，对医家学术思想和诊疗经验，加以发掘、梳理、提炼、升华、概括，将其中具有理论意义、实践价值的独特内容阐发出来。

三、丛书在总体框架上，要求结构合理、层次清晰；在内容阐述上，要求概念正确、表述规范，持论公允、论证充分，观点明确、言之有据；在分册体量上，鉴于每个医家的具体情况不同，总体要求控制在 10 万～20 万字。

四、丛书每一分册的正文结构，分为"生平概述""著作简介""学术思想""临证经验"与"后世影响"五个独立的内容范畴。各分册将拟论述的内容按照逻辑与次序，分门别类地纳入以上五个内容范畴之中。

五、"生平概述"部分，主要包括医家姓名字号、生卒年代、籍贯等基本信息，时代背景、从医经历以及相关问题的考辨等。

六、"著作简介"部分，逐一介绍医家的著作名称（包括现存、已经亡佚又经后人辑复的著作）、卷数、成书年代、主要内容、学术价值等。

七、"学术思想"部分，分为"学术渊源"与"学术特色"两部分进行论述。前者重在阐述医家之家传、师承、私淑（中医经典或前代医家思想对其影响）关系，重点发掘医家学术思想的历史传承与学术渊源；后者主要从独特的学术见解、学术成就、学术特点等方面，总结医家的主要学术思想特色。

八、"临证经验"部分，重点考察和论述医家学术著作中的医案、医论、医话，并有选择地收集历代杂文笔记、地方志等材料，从中提炼整理医家临床诊疗的思路与特色，发掘、总结其独到的诊治方法。此外，还根据医家不同情况，以适当方式选录部分反映医家学术思想与临证特色的医案。

九、"后世影响"部分，主要包括"学术影响与历代评价""学派传承（学术传承）""后世发挥"和"国外流传"等内容。其中，对医家的总体评价，重视和体现学术界共识和主流观点，在此基础上，有理有据地阐明新见解。

十、附以"参考文献"，标示引用著作名称及版本。同时，分册编写过程中涉及的期刊与学位论文，以及未经引用但能体现一定研究水准的期刊与学位论文也一并列出，以充分体现对该医家研究的整体状况。

十一、附以丛书全部医家名录，依照年代时间先后排列，以便查检。

十二、丛书正文标点符号使用，依据《中华人民共和国国家标准标点符号用法》（GB/T 15834–2011）。医家原书中出现的俗字、异体字等一律改为简化正体字，个别不能对应简化字的繁体字酌予保留。

《中医历代名家学术研究丛书》编委会

2016 年 9 月

内容提要

　　叶天士，名桂，字天士，号香岩，晚年又号上津老人；生于清康熙五年（1666），卒于清乾隆十年（1745）；祖籍安徽歙县，后迁至江苏吴县（今江苏苏州）；清代著名医家、温病学家；著述有《温热论》《临证指南医案》《叶氏医案存真》《未刻本叶氏医案》等，均由其门人辑录整理而成。叶天士在学习继承前代医家的基础上，在温病领域内贡献突出。其阐发温热病病机，创立了卫气营血辨治体系，确定了温病治疗的基本原则；重视查舌验齿，辨斑疹白㾦，充实了温病诊断学内容；其胃阴说、阳化内风说、久病入络说等，都具有十分重要的理论意义和临床价值。其创制的甘露消毒丹、神犀丹，活人甚众。本书内容包括叶天士的生平概述、著作简介、学术思想、临证经验及后世影响。

叶天士是学术界公认的清代名医，毕生从事临床，亲笔著述甚少，现存著作主要为其门徒辑录整理的大量医案，被后世学者不断学习与研究。但因其名声颇大，托其名者亦不少，故世传以"叶天士"署名的古籍数量不少，学术界对世传叶天士的著作真伪也有较多争论。虽然现距叶天士离世已有270多年，但其学术思想依旧生生不息，直至今日仍备受推崇。

近现代以来有关叶天士的学术研讨论文颇多，根据中国知网（CNKI）检索，自1959年至2015年，有期刊论文777篇、会议论文27篇、学位论文17篇，涉及叶天士温病学术思想探讨、络病理论探讨、脾胃分治思想探讨、奇经辨治探讨，以及临床诊疗经验、方剂应用研究、单味药的运用特点等。

相关研究著作，主要有民国初年陆士谔编著的《叶天士手集秘方》（又名《叶天士秘方》)，现代陈克正编著的《叶天士诊治大全》、孙曼之编著的《叶天士医案评析》、张文选编著的《叶天士用经方》及柴中元编著的《温病求真》。前三部著作对叶天士的医案进行了整理与评析，探讨了叶天士的证治心法与临床经验。尤其是陈克正编著的《叶天士诊治大全》，对叶天士的医案进行了较为完整的研究和总结，为本书的编写提供了重要参考。张文选主要从叶天士对经方的应用方面进行整理研究，探讨了叶天士对张仲景学术思想的继承与发展。柴中元侧重于叶天士医案著作中有关温病的医案，案论结合，阐述了其研究叶天士温病学说的心得。

本次整理研究的对象，主要包括《温热论》《临证指南医案》《幼科要略》《叶氏医案存真》《种福堂公选良方》《未刻本叶氏医案》《叶天士晚年方案真本》等。本书还参考了近现代相关的医学著作与文献资料。本着历史、文献、理论研究有机结合的原则，对叶天士的学术思想与临证经验进行阐述，以冀中医药工作者通过阅读本书能全面地认识叶天士的学术思想与临证经验，提高自身的理论水平与临床实践能力。

本书在生平概述部分对叶天士的生卒年、籍贯问题予以考证，分析了叶天士学术思想形成的时代背景、地缘背景、疾病史背景，并从文献中考证了叶天士的家传师承、弟子门人等问题。在著作简介中，对学术界公认的叶天士著作及存疑的著作都进行了简要介绍。由于叶天士的师承脉络不够清晰，虽有家传但对其学术内容却无法考据，著作也以医案为主，因此在学术渊源部分，本书将侧重点放在通过医案研究叶天士对前代著名医家的继承和发展上。在学术特色方面，主要论述了叶天士在温病学上的研究及脾胃学说、阳化内风学说、奇经辨治、络病学说等具有突破创新的理论。

叶天士临床诊疗经验非常丰富，同时，擅于博采众家之长，对前人经验兼收并蓄、融会贯通。从其著作中不难看出其对张仲景、金元四大家、张景岳等医家学术思想的继承与发展。因此，本书的特点在于系统整理叶天士的医案，从中总结提炼出其独特的学术思想，并进行学术溯源，从侧面反映出一部分古代中医学术思想流传的脉络。

在此衷心感谢参考文献的作者以及支持本项研究的同仁！

北京中医药大学　孙晓光

2015 年 6 月

目录

叶天士

生平概述

　　叶天士，名桂，字天士，号香岩，晚年又号上津老人；生于清康熙五年（1666），卒于清乾隆十年（1745）。祖籍安徽歙县，后迁至江苏吴县（今江苏省苏州市）；清代著名医家、温病学家；著述有《温热论》《临证指南医案》《叶氏医案存真》《未刻本叶氏医案》等，均由其门人辑录整理而成。叶天士在对前代医家学习继承的基础上，在温病领域贡献突出。他阐发了温热病病机，创立了卫气营血辨治体系，确定了温病治疗的基本原则。他重视查舌验齿，辨斑疹白痦，充实了温病诊断学内容。他的胃阴学说、阳化内风说、久病入络说等学术思想，都具有十分重要的理论意义和临床价值。其创制甘露消毒丹、神犀丹，活人甚众。

一、时代背景

　　叶天士生活于清代中叶，史称康雍（乾）盛世。这一时期结束了历代的混乱与凋敝，经济日渐繁荣；在文化上承接明代，也取得了丰硕成果，并呈现出一些总体上的特点，对叶天士产生了深刻的影响。具体表现在以下几个方面。

　　其一，从明代到清代中期，图书事业的盛大展开。明代的《永乐大典》，清代的《四库全书》《古今图书集成》等超大型类书、丛书的编撰，展现出明清时期，尤其是清代，进入了学术文化的大规模总结阶段。表现在医籍的编撰上，清代产生了《古今图书集成·医部全录》《古今医统正脉全书》《医宗金鉴》《针灸大成》等集大成著作。此外，从1552年《名医类案》的开始编撰，一直到清代中后期，医案专辑的编写亦渐成大观。叶天士医案类著作的问世，恰恰响应了时代之音。

其二，包括医药学在内的古典科学技术的总结与创新。晚明时期出现了众多科技巨匠，以及《天工开物》《农政全书》《本草纲目》等总结性的科技巨著。在医药学界，明末清初也是名家辈出，如李时珍、缪希雍、王肯堂、赵献可、张景岳、喻嘉言、吴又可、李中梓、傅山、柯韵伯、汪昂、张璐、尤怡等。在众医家的努力探索下，临证各科都取得了可观的成就，并出现了不同学术流派的论争，温病学说逐渐形成独立的体系。这些都为叶天士转益多师学医，进而全面发展，并在温病学领域成为一代宗师，提供了丰厚的学术环境。

其三，实学精神的弘扬、人文思潮的潜动。作为宋明理学的反拨，晚明学术出现提倡"实学"的思潮，清初思想家在各个领域展开"经世致用"的学术研究，在一定程度上突破了经学樊篱。市民阶层的崛起，城市文化的繁荣，带来了商人地位的提升，也带来了人文思潮的潜动；对人欲的肯定和对健康的重视，达到前所未有的高度。叶天士以医致富而性好嬉戏，不拘礼法，与传统儒医有别；全力临床以致无暇著述，却名贯南北，桃李满天下。他的独特性以及在人生际遇、临床成就和学术影响上的良性互动，正是在这样的时代环境中才得以实现。

同时，从地缘背景来看，江南吴地自古以来经济发达，至明清时期的农业和工商业发展更是达到鼎盛，并带动文化、学术、科技、教育的高度发展。在教育上，官学、私学（书院）与家学并重不悖，在士人的人生价值观上，读书仕进与经商致富并举相融。医学尤其发达，明清两代吴地名医不胜枚举，而其大半在苏州。明初高官徐有贞（苏州人）称："吴中之医多于天下，籍太医者常百数十人。"苏州（吴县）作为吴地最重要的核心地区，在明清时期不但是人口密集的商业大都会和对外贸易口岸，而且是江南的文化中心，可谓"东南首郡"。开放的经济贸易和文化心态，给人才济济的苏州医界带来了重视交流与论争的学术风气。比如叶天士之父叶阳生与当时的吴中名医张璐、沈明生、程郊倩等互有往来会诊。徽商黄履暹也曾延请叶天士、王子接共同考订药性。至于叶天士与另一名医薛雪之间的恩怨相争，亦大可视为其时其地医界繁华的景象。半个世纪以后，最早的中医期刊《吴医汇讲》刊行，成为吴中医界学术交流的一大里程碑，而叶天士的《温症论治》和薛雪的《日讲杂记》，都于此刊面世。

特别需要指出的是，温病学的形成与发展，与苏州有密切的地缘关系。叶天士之前的吴又可、周扬俊，与叶天士同时的薛雪，其后的吴鞠通、王世雄都是苏州人氏，他们对温病学的突出贡献及一脉相承的关系，形成了所谓吴中温病学派，而叶天士恰好起到承前启后的作用。

此外，叶天士原籍安徽歙县，且与徽商往来密切，加之徽州（新安）为明清中医学的另一大学术中心，新安医学在温病学的发展中也占有重要一席。因此，叶天士的学术思想与新安医学或许有一定的渊源。

从疾病史来看，明代瘟疫猖獗，据《明史》所载，有明一代发生大瘟疫达十九次之多。崇祯十四年（1641）暴发的大瘟疫席卷河北、山东、江苏、浙江等省。仅就苏州而言，人口"十有七没"。而清代疫疠频仍，散布广泛，仅就叶天士在世八十年间，全国大疫六十次，其中波及苏州地区的有四次。当时的传染病主要有伤寒、霍乱、鼠疫、痢疾、疟疾、天花、水痘、麻疹、猩红热等。这些疫病流行背景，对叶天士重视温病诊治及痘科提出了客观的要求。

二、生平纪略

叶天士（1666—1745），原籍安徽歙县，先祖迁至江苏吴县（今江苏苏州市）。叶天士出自儒医之家。其曾祖名隆山，为明末诸生。其祖父名时，字紫帆，通医理。其父朝采，字阳生，精于医术，专于幼科，史载其为幼儿成功实施开肛手术，远近闻名，且工书画，善鼓琴，好诗文，士大夫争相与之交往。其兄名又凡，也精于医。

叶天士幼年白天从师学习经书，晚上随父学习医术。十四岁时其父去世，于是随父亲的门人朱某专力学医。叶天士颖悟非常，很快超越了朱某而小有名气。黄凯钧《友渔斋医话》谓叶天士"初习幼科，后学力日进，扩充其道于内科一门"。

在家传医术的基础上，叶天士虚心广益，转益多师。乾隆进士王友亮《叶天士小传》："叶年十二至十八，凡更十七师。闻某人善治某证，即往，执弟子礼甚恭，既得其术，辄弃去，故能集众美以成名。虽其聪慧过人，然学之心苦而力勤，亦非人所能几及矣。"此说被递相转引，但"十七师"究竟何人，却未见说明。从现有史料来看，可以确定与叶天士有师生关系的，除其父叶阳生和朱某外，只有王子接和周扬俊两位。

除此以外，野史传说叶天士曾跟一位古寺老僧学医，随山东刘姓名医学习针刺之术等。

考察叶天士前半生所处的康熙年间，吴中名医除周扬俊、王子接二位以外，还有马元仪、沈明生、张璐、程郊倩、蒋示吉、尤生洲、柯韵伯、叶横山、顾松园等，更有于医门富一二专长的无名之士。从叶天士持论不执、临床机变的特点来看，他在学医的过程中完全可能"从十七师"，乃至更多。而叶天士学医可谓终身行之，不仅仅是十八岁以前。只是，从十二岁算起与其传略不符。叶天士十四岁之前，应该主要跟从父亲学医，而且是在学习举业之余，当不会专到别家拜师。所以其更师学医，当开始于十四岁之后。

除了家传与拜师，叶天士成才还得益于广读医书。幼年"自《素问》《难经》及唐宋诸名家所著书，靡不旁搜博览，以广见闻"。叶天士成名之后，亦大量研读古人及明清医家，如张景岳、喻嘉言等医家的著作并随笔评注。临终训诫其子说："医可为而不可为，必天资敏悟，又读万卷书，而后可借术济世，不然，鲜有不杀人者，是以药饵为刀刃也。"对于前人的经验，叶天士认为当师古不泥，必融会贯通，"胸有成竹，而后施以方药。否则，以药治病实以人试药也"。

叶天士未满三十岁便闻名于世。在苏州市阊门外下塘上津桥畔开业，名"种福堂"和"眉寿堂"，行医五十余年。叶天士诊治水平极高，"切脉望色，如见五脏……其治病多奇中，于疑难症，或就平日嗜好而得救法，或他医之方略与变通服法，或竟不与药而使饮食居处消息之，或于无病时预知其病，或预断数十年后皆验"，而"以是名著朝野，即贩夫竖子，远至邻省外服，无有不知叶天士先生者，由其实至而名归也"。叶天士具体的行医事例，恰如《清史稿》所言，"（桂）当时名满天下，传闻附会，往往涉于荒诞"，因而"不具录"于正史，却在杂史小说中广为流行。《本事方释义》石韫玉序云："余生晚，不及见先生，然吴中父老皆乐谈其轶事，书之虽累牍不能尽，谓为当今之扁鹊、淳于意可也。"此处择其于诊治有处方理据者，简述如下。

天官坊章松龄司马，患呃逆不能言语。叶天士用人参四两、附子四两同煎一大碗，用水匙频喂食，一夜药尽，呃止。

有富人，眠食如常，忽失音，百药无效。叶天士诊断为"有痰结在肺管阻其音，非药力所能化"。邀针科尤松年在肺俞穴刺一针。病者猛咳一声，吐一痰核而愈。

一嘉兴人卧病两月，服柴胡、葛根等解散之剂无效。叶天士在原方中加厚朴一钱、老姜三钱，一服而排下大量宿便，寒热大作。再服发大汗，到家即痊愈。（上三则见道光四年《苏州府志》卷一百零六）

雍正十一年（1733），苏州地区瘟疫流行，抚吴使者嘱叶天士制方

救疫。叶天士创制甘露消毒丹、神犀丹，活人甚众。（见《续名医类案》卷五）

此外，叶天士诊治轶事还见于《吴县志》《清稗类钞》《友渔斋医话》《冷庐医话》《香饮楼宾谈》《客窗闲话续集》等，不复赘录。

以下，就叶天士的生卒年、籍贯及"天医星"称号做简要考辨。

生卒年考辨

《中医大词典》载其生卒年分别为康熙六年（1667）和乾隆十一年（1746），莫知所由。而清代名臣石韫玉为《本事方释义》（叶天士著）作序，称此书"成在乾隆十年，先生年已八十矣。将缮本付梓，是岁先生遂归道山，而其书亦亡"。又，《叶氏医案存真》中，言"吾乡叶天士先生，生在康熙初，没于乾隆十年"。石韫玉为叶天士同乡，且作序恰为叶天士的曾孙叶澹安所托，其说当可信。加之清代沈德潜《叶香岩传》及《清史稿》皆载其享年八十。故其生年当为康熙五年（1666），卒年当为乾隆十年（1745）。

籍贯考辨

关于叶天士的籍贯，一般称其为吴县人，其原籍实为安徽歙县。沈德潜《叶香岩传》及《清史稿》皆载其"先世自歙迁吴"，但并未明示这一说法的来由。民国三十三年（1944），上海发现叶天士医案未刊手抄本，经程门雪考证为叶天士门人周仲升所录，篇首书"古歙叶桂天士著"。程门雪附记说："人人皆知天士为吴人，考之叶氏家传，确系由歙迁吴者，其先本歙人也。朱氏序亦称吴中叶老先生，此却署题古歙，非日侍左右者，焉能详知如是耶？他处从未见之，此点殊堪注意也。"这一资料，可以作为其原籍之佐证。

"天医星"考辨

关于"天医星"的称号，其来历有两种说法。其一，称由星象家推算叶天士命格中有天医星入宫。另一种说法是，龙虎山张天师到苏州，将过万年桥时，停轿待避，言天医星从桥下过。同行者探知恰为叶天士乘舟而过，从此，"天医星"之名大噪。这两种说法，皆出自吴江陆贗一的《香岩径序》。而清代梁章钜《浪迹丛谈·叶天士遗事》则道出，相传其背后的原因是叶天士为张天师治病得愈，张天师为报答他而特意做戏而已。这些传说虽荒诞不经，但叶天士医术实至名归，因此"神乎其技"的"天医星"名号，才能为人所认可并广为流传。

叶天士年谱：

康熙五年（1666），生于江苏吴县。

康熙十九年（1680），14岁。父卒。从朱某专力学医。

康熙三十五年（1696），30岁。此前已大有医名，在苏州市阊门外下塘上津桥畔开业。

雍正十一年（1733），67岁。苏州地区瘟疫流行，创制甘露消毒丹、神犀丹，活人无数。

乾隆十一年（1745），80岁。卒于江苏吴县。

乾隆二十九年（1764），门人整理的《温热论》《幼科要略》《临证指南医案》刊行。

叶天士幼承家学，广拜名师，终成一代宗师。他医术精湛，蜚声南北，被誉为"天医星"。叶天士临证灵活，兼通各科，在多方面有其独到的见解和方法，尤精于家传儿科，擅治时疫和痧痘等证。苏州地区瘟疫流行，他创制甘露消毒丹、神犀丹，活人甚众。虽然叶天士忙于诊务，无暇著书立说，但其门人整理的《温热论》确立了温病卫气营血辨证纲领及治法治则，奠定了温病学基础。《临证指南医案》则是叶天士临床特色的客观再现，一直为后学效法，对后世产生了深远影响。

叶天士

著作简介

现存文献中，叶天士名下著作甚多。但据史料所载，叶天士忙于诊疗，无暇著述，所传皆为门人辑录整理，其他乃系托名。公认的叶天士著作如下。

一、《温热论》

《温热论》，1卷。相传为叶天士口述，其门人顾景文记录整理而成。刊于乾隆二十九年（1764）。书中阐述了温热病证及其病机、治法和诊法，着重分析了温邪的传变规律，创立了卫气营血的辨证体系。可以说此书较为集中地记录了叶天士对温热病的研究精华，为学习和研究温病学的必读文献。

二、《幼科要略》

《幼科要略》，2卷。相传叶天士曾亲手校订。刊于乾隆二十九年（1764）。该书为叶天士对儿科治疗经验的总结之作，又兼有温热病的内容。书中简要叙述了春温、风温、暑热、秋燥、冬寒及其他时疫、痧痘等病的辨证论治。此书是中医儿科和温病诊治的重要文献。

三、《临证指南医案》

《临证指南医案》，简称《临证指南》，10卷。由叶天士的门人华岫云、李大瞻、邵新甫等，将叶天士多年临床诊治的医案辑录整理而成。刊于乾隆二十九年（1764）。该书分为内科、外科、五官科、妇科、儿科等，科下分门，每病列医案若干则，后附门人等撰写论治一篇。其辨证精当，处方中肯灵动，切合临床，集中反映了叶天士的学术思想和临证经验，对中医临床学科产生了较大影响。

四、《叶氏医案存真》

《叶氏医案存真》，又名《叶案存真》，3 卷。由叶天士的玄孙叶万青取家藏医案及《天元医案》中的叶天士医案合辑而成，刊于道光三年（1823）。全书不分类，以杂病为主，兼有内科、儿科、妇科。后周学海将其分为上下两卷，49 个门类，加以评点，改名为《评点叶案存真类编》。该书选案、辨证、立方皆较为精纯。

五、《种福堂公选良方》

《种福堂公选良方》，4 卷。华岫云编，刊于乾隆四十年（1775）。该书是将《临证指南医案》所余资料再经整理而成的叶天士临证经验著作，包括《温热论》《续医案》及一些各科常见疾病的验方，有一定的参考价值。

六、《未刻本叶氏医案》

《未刻本叶氏医案》，2 卷。由周仲升将抄录的某一年叶天士门诊方案辑成。原为抄本，经程门雪校对，刊印于 1963 年。本书有一定的参考价值。

七、《叶天士晚年方案真本》

《叶天士晚年方案真本》，又名《徐洄溪手批叶天士先生方案真本》，由张振家辑成，刊行于光绪十五年（1889）。不分类，经徐大椿手批。

　　除以上公认的叶天士著述以外，还有一些存疑著作，主要有以下几种。

　　《叶氏医案》，1卷。吴子音汇纂，刊行于道光十一年（1831）。见于《三家医案合刊》上卷。不分类。

　　《眉寿堂方案选存》，2卷。郭维浚（闻升）编，刊于1936年。上卷包括各类时病，下卷阐述女科、幼科、痘科、痧疹、外科。对时病和妇科记述较为详细。

　　《叶天士家传秘诀》，1卷。原题"叶天士撰"。见于1929年刊行的《回澜社影印医书四种》。书中论述了胀病、腹中虫痛、吐泻、痢疾、疸、肺病、肾病等，主要反映了叶天士的儿科病诊治特点。

　　《叶选医衡》，1卷。原题"叶桂选定"。本书选录了历代医家论病、论脉、论治著作70余篇，反映了作者对历代医家医论的学习。

　　《医效秘传》，3卷。原题"叶桂述，吴金寿校"。刊于1831年。前两卷主要辨析伤寒及伤寒诸证，兼论温病，含《温热论》；卷三论医理、诊断；末附方80首。为外感病证治著作。

　　《叶天士女科证治》，4卷。又名《叶天士女科证治秘方》，嘉庆二十二年（1817），以《竹林女科》之名刊行。1913年改回原名。本书以妇产科方剂为主，包括调经、安胎、保产、求嗣四部分，是历代妇科著作中比较系统的临床参考书。

　　《本事方释义》，10卷。原题"叶天士撰"，由叶天士曾孙叶澹安献出，刊于道光二十一年（1841）。本书为叶天士对宋代许叔微《普济本事方》的阐释之作，较为明了地阐述了许叔微的医学思想。

　　此外，还有一些托名叶天士的著述，如《本草经解要》《景岳全书发挥》《叶天士秘方大全》《叶天士经验方》《万应奇效秘方》《叶氏眼科方》《叶香岩先生医案》《叶天士先生方案》《香岩诊案》等，此不赘述。

叶天士

学术思想

一、学术渊源

　　叶天士是中医学发展史上的一位杰出医家，他生活在清王朝的鼎盛时期，又世居物产丰富、文化发达、名医辈出的江南地区，世代业医，有家学渊源，这些都是叶天士能在学术上取得巨大成就的客观条件。其敏而好学，从师众多，博览群书，并善取各家之长，在继承前人成就的基础上发展创新，才是他成功的关键。

　　虽然传说叶天士少年时期曾先后更师十七人，但实际有据可考的并不多，因此叶天士的学术渊源只能从其著作中加以分析。叶天士学术上承《黄帝内经》《难经》《伤寒论》《金匮要略》，下及历代各家学说，其著作中充满着对前人学术的继承和创新。如果读者不熟悉这些名家著述，便很难深刻理解叶天士著作的基本精神，也就不能领会每一则医案中运用的理、法、方、药源于哪家学说，是如何继承，又有哪些创新。故《临证指南医案·凡例》指出："然看此案，须文理精通之士，具虚心活泼灵机，曾将《灵》《素》及前贤诸书参究过一番者，方能领会此中意趣。吾知数人之中，仅有一二知音，潜心默契。"

　　在叶天士的著述中，除了大量引述《内经》《伤寒论》《金匮要略》学理之外，对《诸病源候论》及徐之才、孙思邈、王冰、陈无择、钱乙、朱肱、韩祗和、严用和、许叔微、陈师文、刘完素、张元素、张从正、李杲、罗天益、朱丹溪、葛可久、缪希雍、薛己、李时珍、张景岳、万密斋、吴又可、汪昂等名家之论，都有引述。可以说叶天士之学，是对历代前贤学术经验的继承和发展。

（一）对张仲景学术思想的继承和发展

叶天士作为温病大家，对张仲景《伤寒论》极其推崇，对经方的谙熟十分惊人，大量化裁应用张仲景方剂，并在医案中反复强调如何应用张仲景心法辨证施治。叶天士临床应用张仲景方剂加减变化灵活，化裁深得张仲景心法，并不拘泥于原书中的加减规律，别开生面，对理解和运用《伤寒论》有极大帮助。

程门雪先生在《学习〈金匮〉的点滴体会》一文中评价说："天士为善用经方之法者，历来诸家之用经方，当以此翁为最善于化裁。"程门雪先生的评价是客观、公正的。张文选教授在《叶天士用经方》一书中进行过统计，叶天士常用的经方多达108首，其中桂枝汤、炙甘草汤等每一方的医案就多达80余案。相比之下，喻嘉言《寓意草》载医案60余例，其中采用经方仅20余首；徐大椿《洄溪医案》载治病证50多个，其中采用经方者仅10首；曹颖甫《经方实验录》载录了运用桂枝汤、麻黄汤、葛根汤等40余首经方的验案，共92则，其中还有16案系曹氏门人的治验。由此可见，叶天士用经方频率之高，远远超过公认的经方家。

叶天士对伤寒的研究态度求真务实，他敢于突破经方不可随意更改的传统观念束缚，通过对经方方药的发挥，根据因时、因地、因人、因证的原则，对经方的药物、剂量进行变通，甚至在原方的基础上重新组方，以弥补经方治疗今病的不足，从而将对伤寒学术的研究归于实用。但是我们必须清楚地认识到，叶天士之所以能够灵活化裁运用经方，是建立在谙熟原文理法，以及对《伤寒论》核心理论——"方证理论体系"精准辨识这两大前提之下。这才是"以仲景之心，易仲景之方"。

1. 辨方证是叶天士应用经方的基本方法

叶天士之所以能够广泛地应用经方论治清代的时病与杂病，最主要的原因是他抓住了《伤寒论》中核心的理论——"方证理论体系",临证辨方证而用经方,兹举例说明如下。

(1)用经方必辨方证

张仲景以方名证、方证相应。叶天士凡用经方也必辨方证。

案例1

脉洪大,烦渴,汗出,阳明中暍,的系白虎汤候也。

石膏 甘草 麦冬 知母 粳米(《叶氏医案存真·卷二》)

案例2

热邪入里,脘痞,按之痛,脉浮滑者,此邪结阳分,拟仲景小陷胸汤。

川黄连 瓜蒌实 半夏 杏仁 枳实(《叶氏医案存真·卷二》)

案例3

某积劳伤阳,先已脘痛引背,昨频吐微眩,脉弱汗出。胃中已虚,肝木来乘,防有呃忒吐蛔,仿仲景食入则呕者,吴茱萸汤主之。

吴萸 半夏 茯苓 姜汁 粳米(《临证指南医案·呕吐》)

按语:以上三案,第一案,症见烦渴、汗出、脉洪大,为阳明中暍,是典型的白虎汤证,故用白虎汤法。第二案,脘痞,按之痛,脉浮滑,是典型的小陷胸汤证,故用此方。第三案,症见"脘痛引背,昨频吐微眩,脉弱汗出",是仿《伤寒论》中吴茱萸汤条文的"食谷欲呕,属阳明也",故用吴茱萸汤。

(2)鉴别疑似方证

对于疑似方证,必须在两个或者更多的方证之间做方证鉴别。

案例

某阳津阴液重伤,余热淹留不解,临晚潮热,舌色若赭,频饮救亡阳焚燎,究未能解渴,形脉俱虚,难投白虎。议以仲景复脉一法,为邪少虚多,使少阴、厥阴二脏之阴少苏,冀得胃关复振。因左关尺空数不藏,非久延所宜耳。

人参　生地　阿胶　麦冬　炙甘草　桂枝　生姜　大枣（《临证指南医案·燥》）

按语： 本案症见"临晚潮热，舌色若赭，频饮救亢阳焚燎，究未能解渴"，颇似白虎加人参汤证，但"形脉俱虚""左关尺空数不藏"，则非白虎加人参汤证，而是气津真阴大伤，邪少虚多的复脉汤证，故用复脉汤。

（3）辨识方证的内在病机

张仲景《伤寒论》中，方证相应，一条一辨，高度概括了方与证之间的联系，表面上看起来论病机者甚少，但每一方证，在方与证之间均深藏着未予阐发的病机。叶天士深刻地认识到这一特点，辨识方证时多从方证所寓的病机入手。

案例

凡疟久邪结，必成疟母，其邪深客于阴络，道路深远，肌肤无汗，能食不运，便溺通调，病不在脐，从腹下升逆，贯及两胁腰中，推及八脉中病，理固有之，然立方无据，捉摸忆读仲景转旋下焦痹阻例以通阳。苓姜术桂汤。（《三家医案合刻·叶天士医案》）

按语： 本案症见肌肤无汗，能食不运。因便溺通调，故病不在胃、肠、膀胱之腑；因自觉气从腹下升逆，贯及两胁腰中，似与奇经八脉有关。然而，此为何病？又是哪一方证呢？一时难以判明，故立方无据。只有细推病机：疟久邪结，邪深藏于阴络，难以从肌表透达外出，故肌肤无汗。中焦脾阳与上焦心阳已经不足，既不能上下旋转以运化湿浊，又不能普照大地以镇阴霾冲逆，故自觉气从腹下升逆，贯及两胁腰中。这一病机与苓桂术甘汤证的病机颇为相同。苓桂术甘汤证的病机是心脾之阳不足，痰饮聚结冲逆，故见"心下逆满，气上冲胸，起则头眩"或"胸胁支满，目眩"。因病机相同，故"捉摸忆读仲景转旋下焦痹阻例以通阳"的理论，用苓桂术甘汤法；因疟邪湿浊内郁，不得用甘草守中，故去之；因阳弱湿聚，故改用干姜辛热通阳。这是根据病机以辨识方证的范例。

（4）辨方证的转化而"对证转方"

在辨方证论治中，如果用方得效，原方证发生了变化，则必须随证变化，根据新出现的方证而改用他方。

案例

陈三七，阴阳交虚，营卫欹斜，为忽冷忽热，周身骸骨皆痛，百脉俱损，秋半天气已降，身中气反泄越，汗出喉痹，阳不入于阴，致自为动搏耳。夫咽喉之患，久则喉痹、喉宣，防阻受纳，最不易治。从少阴咽痛例，用猪肤汤旬日，喉痛得缓，对症转方。（《临证指南医案·咽喉》）

按语：本案症见汗出喉痹，为阴液损伤的猪肤汤证，故"从少阴咽痛例，用猪肤汤旬日"。叶天士预见性地强调，如药后见效，"喉痛得缓"，方证发生了变化，则要"对症转方"。"对症转方"是辨方证的关键，叶天士此论具有重要临床意义。

方证辨治一直是研究《伤寒论》临床运用的经典方法，叶天士掌握了这一方法故而能灵活自如地运用经方。

2. 谙熟《伤寒论》原文理法是叶天士应用经方的基础

《伤寒论》中的方与证对应相关，方证与条文中的"理"不可分割，因此，要用张仲景的方，就必须熟读张仲景原文。叶天士并不是只用《伤寒论》中的方，而是对《伤寒论》原文具有深刻的研究，并能以原文中阐述的理论指导临证的辨与治。

案例

程五七，昔肥今瘦为饮，仲景云：脉沉而弦，是为饮家。男子向老，下元先亏，气不收摄，则痰饮上泛，饮与气涌，斯为咳矣，今医见嗽，辄以清肺降气消痰，久而不效，更与滋阴，不明痰饮皆属浊饮之化，滋则堆砌助浊滞气，试述着枕咳呛一端，知身体卧着，上气不下，必下冲上逆，其痰饮伏于至阴之界，肾脏络病无疑，形寒畏风，阳气微弱，而藩篱疏撤，仲景有要言不烦曰：饮邪比用温药和之，更分外饮治脾，内饮治肾，不读圣经，焉知此理。桂苓甘味汤，熟附都气加胡桃。(《临证指南医案·痰饮》)

本案悉遵张仲景《金匮要略·痰饮咳嗽病脉证并治》条文中的理论辨证论治。即"所谓昔肥今瘦为饮"，是根据第2条"师曰：其人素盛今瘦……谓之痰饮"进行辨证；所谓"仲景云：脉沉而弦，是为饮家"，是根据第10条"脉沉者，有留饮"、第12条"脉偏弦者，饮也"之论脉辨饮的理论进行辨证；所谓"饮与气涌，斯为咳矣"，是根据第9条"留饮者……咳嗽则辄已"来分析痰饮致咳的病机；所谓"试述着诊咳呛一端，知身体卧着，伤气不下，必下冲上逆"，是根据第14条"支饮亦喘而不能卧"来辨证分析；所谓"仲景有要言不烦曰：饮邪必用温药和之"，是根据第15条"病痰饮者，当以温药和之"之论确定治法；所谓"更分外饮治脾，内饮治肾……桂苓甘味汤，熟附都气加胡桃"，是根据第17条"夫短气有微饮，当从小便去之，苓桂术甘汤主之。肾气丸亦主之"来辨方证论治。叶天士有所发挥的是，其一，认为苓桂术甘汤证属于外饮，由脾阳不足，痰饮上逆所致，故云"外饮治脾"；认为肾气丸证属于内饮，由肾气肾阳不足，饮气上逆所致，故云"内饮治肾"。其二，用方非死守原方而据证化裁：一方用苓桂术甘汤变通方桂苓甘味汤，一方用肾气丸变通方都气丸加熟附子胡桃方。叶天士在本案中强调"不读圣经，焉知此理"，足见他对张仲景理法的推崇。

再如，"自昏厥以来，耳聋舌白，呕逆涎沫，大便不通，必有暑邪吸入胃脘。此肝气升举，诸阳皆冒，腑气窒塞，恐内闭昏脱，最为可虑。体虚夹邪，先清邪以安胃，议以酸苦邪热驱暑。暑汗无止涩之例，总以勿进表散，乃里证治法也。黄连、黄芩、广皮白、乌梅、生姜汁、枳实、半夏。两脉皆起，神色亦苏，但大便未通，中虚舌白，理难攻下。况肝虚易惊，又属疟伤致厥，仲景虽有厥应下之文，验诸色脉，不可徒执书文以致误。人参、半夏、生白芍、川连、枳实、乌梅肉。"（《眉寿堂方案选存·疟疾》）

本案为疟病，暑夹湿邪，壅郁中焦，深入厥阴。因主症见厥，故遵张仲景厥阴病辨治理论。所谓"仲景虽有厥应下之文，验诸色脉，不可徒执书文以致误"，是根据《伤寒论·辨厥阴病脉证并治》第 335 条"厥深者热亦深，厥微者热亦微。厥应下之，而反汗出者，必口伤烂赤"之论来辨识厥证。因症见大便不通，似有应下之证，但中虚苔白，"验诸色脉"，非刻下之证，故强调"不可徒执书文以致误"。因病不仅深入厥阴，出现昏厥，而且暑湿壅遏中焦，暑湿尚盛，故遵张仲景厥阴治法而变其制，以乌梅丸合半夏泻心汤化裁，苦辛开泄湿热，又补阳明，泄厥阴。

在叶天士的著作中，类似上述医案不胜枚举。可以看出，叶天士不仅将《伤寒论》与《金匮要略》原文烂熟于心，而且能根据条文中蕴藏的理论指导临床辨治，这是叶天士变通应用经方的基础。

3. 重视经方当中气味配伍的研究，实现由"方"到"法"的升华

药物的四气五味，是人们对药物最直接的了解，并阐明了药物的治疗作用。四气五味这种药物的根本属性，是古人在实践中对药物的不断认识，并通过不断发展完善后成为系统的理论体系后，又可以用来推断药物的治疗作用，这是中药学的核心内涵，在此基础上通过配伍实现了方与药的融合。程昭寰教授和王永炎教授谈道："不同气味的药物配伍与相同气味的药物配伍有不同的效果，之所以有不同的效果，是因为有的药物在配伍后失其性而减效，而有的药物在配伍后而全其性进而增效，这就是从药物的气味组合之中去探求方的配伍规律的原因所在。"

《素问·至真要大论》："辛甘发散为阳，酸苦涌泄为阴，咸味涌泄为

阴，淡味渗泄为阳。六者或收或散，或缓或急，或燥或润，或软或坚，以所利而行之，调其气，使其平也。"这里的"辛甘""酸苦""咸淡"，指的是五味，药物的寒热温凉便是"四气"，这种气味配伍理论在《内经》中多次提到，而张仲景的《伤寒杂病论》被尊为"方中之祖"，在方剂的配伍上是最能体现《内经》这一思想。所以成无己在《注解伤寒论》中用"以经释论""以论证经"的方法是正确的，阐发出《内经》和《伤寒论》的精妙之处。

（1）从气味配伍入手是叶天士研究经方的有效途径

叶天士对药物的气味非常重视。辛能散、能行、能开、能通、能润。解表以辛凉、辛温分；除热痹以辛寒，凉痹以辛热；开痞以辛苦；化饮以辛温；通阳逐饮以白通汤和许学士椒附汤；补肾以辛润为法；通络脉以辛香、辛温、辛润不一而足。甘味药能缓急、能补虚。渗湿以甘淡；补虚、除热以甘温；补阳以辛甘；养阴以酸甘。酸味药能敛、能泄。敛阳泄肝治之以酸；收涩补虚以酸甘温；济阴以酸甘；泄热以酸苦；化肝泄肝以辛酸微苦。苦味药能燥，能泻。以苦降泄；以苦温燥湿；以咸苦坚阴。咸味药能软坚，能入肾、咸能入下、咸能入阴。咸寒、咸苦潜阳、镇逆、泄热，以咸为法。

①叶天士在单味药的选择使用上，对四气五味的理解和运用

以姜为例，在《伤寒论》中，张仲景用姜不外生姜、干姜。生姜功能解表散寒，与枣同用能辛甘化阳培补中气，散水气，通阳逐饮，调胃和中，降逆止呕。干姜功能温中补虚，温脾助阳，散寒化饮。叶天士对生姜与干姜的大致区分是：生姜能行、能散，能走、干姜能温、能补、能守。生姜入胃，干姜入脾。这些观点，在《临证指南医案》中都有明确的体现。叶天士在《临证指南医案》中，对姜的运用前无古人，后无来者，分别用了生姜、干姜、煨姜、炮姜、姜渣、姜汁。遍查古今本草，对姜的论述都不

能概括其用。结合本草著述，重点通过叶天士医案背景分析，叶天士对这些姜的用法是从四气五味原则考虑的，生姜与干姜相较，气味俱薄，辛性强而温性弱，故功用及用法不同。煨姜与干姜相较，辛散之气更弱而温补功能强，而作用和缓。炮姜炮黑后入血分，且气味由辛温变为苦温，温经、引药入血而不散。

姜汁在《金匮要略·呕吐哕下利病脉证治》中出现，但并不能表达叶天士的全部意图，姜汁较生姜辛散性更强，叶天士用兑入法而不通过煎煮是为了全其气，且姜汁形如水而润性强，故叶天士在通络涤痰、降逆止呕、通阳化饮中俱用姜汁，可谓得其妙也。姜渣是历代本草中没有论及的，《汤液本草》中只有姜屑之论，言其较生姜而不润，较干姜而不热。从医案中看出使用姜渣的医案，用姜介于脾胃之间，不欲其太散也不欲其太燥，正是姜渣的性质所决定的。

②叶天士在中药炮制中对四气五味的理解和运用

以《临证指南医案》中对菊的运用为例，医案中有白菊花、黄菊花、青菊汁、菊花炒黄、炒黑。菊花炒黄匪夷所思，叶天士之前从未有人用过，叶天士之后也仅在《张聿青医案》中出现过，而张聿青是善学叶天士者，也未解释其妙。叶天士在《临证指南医案·肝风》中提到"菊微辛，从火炒变为苦味"，一语惊醒梦中人，医案中涉及甘菊炭的医案都有肝肾阴虚于下，肝风肝阳亢冒于上。王旭高治肝三十法中明确区分"息风和阳法"与"息风潜阳法"。"息风和阳法"针对"肝阳亢盛，肝阴未伤"的病机，所以治法但平肝木之炎盛，解标证之危急，所用具为凉肝药，故用菊花；"息风潜阳法"，针对"肝阳过亢，肝肾之阴已伤"的病机，故凉肝不应，宜考虑潜阳，所以将辛凉的菊花炒炭变为苦味，从凉肝变为潜阳。叶天士用心良苦，非善察者不能知。书中还有糖炒石膏，必是变辛寒为辛甘微寒，可举一而反三。

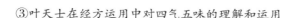

③叶天士在经方运用中对四气五味的理解和运用

《素问·至真要大论》:"风淫于内,治以辛凉……热淫于内,治以咸寒。"这是讲以气味配伍对抗六淫邪气,成无已在《注解伤寒论》和《伤寒明理论》中,对经方的阐释多基于此。如论桂枝汤:"桂味辛热,用以为君,必谓桂犹圭也。宣道诸药,为之先聘,是犹辛甘发散为阳之意。盖发散风邪,必以辛为主,故桂枝所以为君也。芍药味苦酸微寒,甘草味甘平,二物用以为臣佐者。《内经》所谓风淫所胜,平以辛,佐以苦,以甘缓之,以酸收之。是以芍药为臣,而甘草为佐也。生姜味辛温,大枣味甘温,二物为使者。《内经》所谓风淫于内,以甘缓之,以辛散之,是以姜枣为使者也。姜枣味辛甘,固能发散,而此又不特专于发散之用,以脾主为胃行其津液。姜枣之用,专行脾之津液,而和荣卫者也。"

叶天士对四气五味在方剂配伍中的重视程度是极高的。如《临证指南医案》:"怒则郁折肝用,惟气辛辣可解,论药必首推气味。""圣帝论病,本乎四气,其论药方,惟气味。"叶天士研究经方配伍用药的方法,即是遵从《内经》关于药物气味的理论,以及气味与脏腑、疾病关系的理论,在认真研究每一个经方在药物气味、性味方面的结构基础上,总结出其中所寓的"法",再依法变化。

以附子泻心汤为例,可以看出叶天士对经方气味的理解。《伤寒论》:"心下痞,而复恶寒、汗出者,附子泻心汤主之。大黄(二两)、黄连(一两)、黄芩(一两)、附子(炮,去皮破,别煮取汁,一枚),上四味,切三味,以麻沸汤二升渍之,须臾绞去滓,内附子汁,分温再服。"此方是寒热并用的典型方剂,方中大黄、黄连、黄芩解心下虚热成痞,附子固下焦肾阳,针对的证候是下焦肾阳虚衰而见恶寒、汗出,上有虚热成痞。由于热是虚热,且在上焦,所以三味苦寒之药不用煎煮,而以麻沸汤渍之,与大黄黄连泻心汤同意,取其气而舍其味。附子入下焦,取其味厚下行,故别煮取汁，兑服后寒热各其所，其味各有所归，开万世之法。

再看叶天士是如何继承发展张仲景学术思想的。《临证指南医案》当中明确指出使用附子泻心汤的医案共有以下两则。

案例1

治噎膈反胃门卢某案

阴阳逆乱，已成关格。议用附子泻心汤，为上热下寒主治。

按语： 案中指出用附子泻心汤治疗上热下寒，阴阳逆乱。

案例2

治呕吐门吴某案

寒热邪气扰中，胃阳大伤。酸浊上涌吐出，脘痛如刺，无非阳衰，阴浊上僭，致胃气不得下行。高年下元衰惫，必得釜底暖蒸，中宫得以流通。拟用仲景附子泻心汤，通阳之中，原可泄热开导，煎药按法用之。

人参一钱半　熟附子一钱半　淡干姜一钱，三味另煎汁　川连六分　半夏一钱半　枳实一钱　茯苓三钱

后四味，用水一盏，滚水一杯，煎三十沸，和入前三味药汁服。

按语： 这则医案详细地向我们展示了叶天士对附子泻心汤的继承与发展。患者由于高年阳气衰惫，胃阳大虚，浊阴上逆，导致寒热邪气扰中而见呕吐脘痛。

叶天士把握了该医案中阳虚为主、寒热错杂的病机，使用了附子泻心汤。虽然叶天士使用的是附子泻心汤，但在具体运用时则有所变化，而变化的依据是基于他对张仲景原方原意的深刻理解。暂且抛开煎煮方法不谈，从药味上，叶天士使用人参、熟附子、淡干姜、川黄连、炒半夏、枳实、茯苓，较附子泻心汤原方减去了黄芩、大黄，增加了人参、半夏、枳实、茯苓。换个角度看，变化后的方子更像是半夏泻心汤加附子。依据有二：一是医案中叶天士指出病机是"寒热邪气扰中，胃阳大伤"，符合半夏

泻心汤辛开苦降以解除寒热错杂而非大黄黄连泻心汤之虚热成痞；二是叶天士运用半夏泻心汤一概去掉甘草、大枣，加入枳实、茯苓增强通降之力是其常用变化（这一点将在下文中详述），所以可以得出如下结论：叶天士在这则医案中的附子泻心汤，就是半夏泻心汤加附子，也就是说叶天士认为附子泻心汤的核心精神就是温复阳气的同时可以泄热开痞，附子不但可以与大黄黄连泻心汤配伍，也可以与半夏泻心汤配伍，实在让我们大开眼界。

叶天士对附子泻心汤煎煮法的继承与发展，更加令人拍案叫绝。原方附子单煎取汁，被叶天士演变为人参、炮附子、淡干姜另煎，而三黄用麻沸汤但泡不煎被叶天士发展为黄连、半夏、枳实、茯苓四味，滚水煎三十沸。叶天士明确提出"煎药按法用之"，证明煎药方法源自张仲景的附子泻心汤，但由于黄连、半夏、枳实、茯苓四味药的目的是辛开苦降，不同于三黄取其寒气以泄热，所以煎煮时间要稍长一些。由此可见，叶天士深得张仲景心法，并且善于灵活运用，启发我们温复阳气可以与泄热消痞同时使用，对寒热并用的问题给出了答案。

（2）以气味理论为基础，对经方实现由"方"到"法"的创新

叶天士在变通应用经方的基础上，对张仲景学说的发展做出了重要贡献，主要体现在理论的创新上，而理论创新的实质还是把经方从"方"到"法"进行了升华。而我们后世所总结的一些叶天士的主要学术思想，即是建立在从"方"到"法"的基础之上。兹略举几例加以说明。

①脾胃分治理论

叶天士的脾胃分治理论，包含清养胃阴学说、通补学说、通补胃阳学说。

清养胃阴学说，来源于变通麦门冬汤创"甘寒滋阴生津法"。从麦门冬汤重用麦冬，佐用半夏的配伍，悟出胃阴大虚、胃气不降的病机，遂用沙参代替人参，扁豆代替半夏，酌加玉竹、天花粉、甘蔗汁等，变制出了滋

养胃阴法，创造性地提出了脾与胃分治的理论，以及胃阴虚与胃阳虚分别辨治的理论。亦即，"凡遇禀质木火之体，患燥热之症；或病后热伤肺胃津液，以致虚痞不食，舌绛咽干，烦渴不寐，肌燥熇热，便不通爽者，必用降胃之法。所谓胃宜降则和者，非用辛开苦降，亦非苦寒下夺，以损胃气，不过甘平，或甘凉濡润，以养胃阴，则津液来复，使之通降而已矣"，发明了通滋胃阴法，建立了清养胃阴学说。

通补学说来源于变通大半夏汤，创立"通补阳明法"。大半夏汤，原方以半夏为主，人参为辅，佐以白蜜之柔润，治疗中虚胃反。叶天士指出："大凡脾阳宜动则运，温补极是，而守中及腻滞皆非，其通腑阳间佐用之。"叶天士还指出："胃虚益气而用人参，非半夏之辛，茯苓之淡，非通剂矣。"所以，叶天士对大半夏汤最基本的化裁，是去腻滞的白蜜，加茯苓淡渗通阳。这种巧妙的变化使原方变为辛温淡渗的通降之剂，成为叶天士通补阳明的基本方药，创造性地提出"胃腑以通为补"的"通补学说"，并且阐发胃有胃阴与胃阳，必须分而治之的理论，成为叶天士脾胃学说重要的组成部分。

"通补胃阳法"，来源于变通附子粳米汤。抓住附子粳米汤用附子配半夏的手法，去其中甘壅守补的甘草、大枣，加辛温散降的生姜，组成"通补胃阳"的基本方，创立了"通补胃阳"的治法理论，为胃阳虚衰、寒饮凝结的病证提供了新的治法。此法"用附子以理胃阳，粳米以理胃阴，得通补两和阴阳之义"。叶天士在阐明胃阳虚病机的基础上，创立了分别胃气、胃阳、胃阴的辨治胃病理论，不仅发挥了张仲景附子粳米汤的方证理论，而且发挥了李杲的脾胃学说。

②阳化内风说

"阳化内风说"的提出，是叶天士的重要学术贡献，认为"肝风内动"是"身中阳气之变动"而非"外来之邪"。"阳化内风"，以肝为主脏，又与其他脏腑密切相关。该学说还指出"肝为风木之脏，因有相火内寄，体阴用阳，其性刚，主动主升，全赖肾水以涵之，血液以濡之。肺金清肃下降之令以平之，中宫敦阜之土气以培之，则刚劲之质得为柔和之体，遂其条达畅茂之性，何病之有？"叶天士的"阳化内风说"，汲取了前人的宝贵经验，如张仲景、刘完素、朱丹溪、李杲、张景岳等，其中"咸寒滋阴""滋阴和阳息风"等法，均来源于张仲景学说。

"咸寒滋阴法"来源于变通炙甘草汤，根据炙甘草汤重用生地黄、麦冬、火麻仁、阿胶的组方特点，领悟出此方重在滋阴，遂去参、姜、桂、酒，仿黄连阿胶汤加白芍，组成咸寒滋阴基本方，从而创立了"咸寒滋阴法"的治法理论，以及肝肾真阴损伤的病机理论。再仿鳖甲煎丸法，在咸寒滋阴基本方中酌加牡蛎、鳖甲、龟甲，从而制定出三甲复脉汤法，创立了"酸以收之、厚味以填之、介属以潜之"的"咸寒滋阴息风法"，用于治疗肝肾真阴大伤，水不涵木，虚风内动，阳亢化风的病证。这一治法的创立，不仅为温病邪热深入下焦，耗伤真阴引动肝风的治疗提供了新的治法，而且为杂病中风、肝风、痉厥等病的治疗开辟了新的治法。

"滋阴和阳息风法"，来源于变通黄连阿胶汤，根据黄连阿胶汤中阿胶为血肉有情之品，可咸寒滋阴息风，鸡子黄能守中宫，交通上下，息风和阳的特点，创造性地舍弃方中枯燥的黄芩、黄连，取阿胶、鸡子黄、白芍为基础，合三甲复脉汤法，发明了滋肝阴、和肝阳、息肝风的大、小定风珠法，创立了由于营血耗伤所引发的肝风内动证的重要治法。

③络病说

络病是指因寒、暑、劳形、阳气受损、嗔怒动肝、七情郁结等致气血瘀滞，日久邪入脏腑经络成为较为难治的络脉病变。叶天士在《临证指南医案》中指出："凡寒、暑、劳形、阳气受损、嗔怒动肝、七情郁结等皆能致气血阻滞而伤人经络。"叶天士辨治络病的学说主要包括"外感内伤皆致病，新病久病皆入络""络脉受病分虚实，实者祛邪虚扶正""虫蚁搜剔络中邪，柔润营养络亦通"等具体理论，受张仲景经方影响很大。

"辛润通络法"来源于变通旋覆花汤，根据旋覆花汤的功效特点，在此方中加入当归须、桃仁、柏子仁，组成芳香温润的"辛润通络法"，为络病治疗开创了新的治法，并在此基础上发明了辛香甘温通络、散寒化饮通络、通阳宣行通络、芳香开窍通络、秽药通络、降气通络、清肝通络、涤痰通络等络病治法，创立了"络病学说"，阐发了"初为气结在经，久则血伤入络"的病机理论，进而提出了辨疾病病机在气分血分、在经在络、络虚络实之络病辨治体系。

"虫蚁剔络法"来源于变通鳖甲煎丸与大黄䗪虫丸，抓住鳖甲煎丸方中虫类药的特点，认为"鳖甲煎丸，方中大意，取用虫蚁有四：意谓飞者升，走者降，灵动迅速，追拔沉混气血之邪。盖散之不解，邪非在表；攻之不祛，邪非著里。补正却邪，正邪并树无益。故圣人另辟手眼，以搜剔络中混处之邪"（《临证指南医案·疟》）。由此受到启发，又参照大黄䗪虫丸用虫类药与活血药组方的特点，以虫类药与当归须、桃仁等活血药组方，发明虫蚁通络法，阐发了络病的病机理论，为络病的辨治提供了新的思路。

4. 从《临证指南医案》看《温病条辨》与《伤寒论》的关系

吴鞠通是温病学派的著名医家，其代表著作为《温病条辨》。目前学术界已经形成共识，认为吴鞠通的学术成就受张仲景影响极大。主要依据如下：

首先，学者认为吴鞠通著《温病条辨》，创温病学说的根本目的，并非与张仲景伤寒学说相对立，而是对伤寒学说加以补充和发展。正如其在《温病条辨》凡例中所说："是书虽为温病所设，实可羽翼伤寒。"又说："《伤寒论》六经，由表入里，由浅入深，须横看。本论论三焦，由上及下，亦由浅入深，需竖看，与《伤寒论》为对待文字，有一纵一横之妙。学者诚能合二书而细心体察，自无难识之证，虽不及内伤，而万病诊法，实不出此一纵一横之外。"

其次，《温病条辨》在写作体例上，即仿照《伤寒论》的做法。正如吴鞠通所说："是书仿仲景《伤寒论》作法，文尚简要，便于记诵。"

第三，学者研究认为，吴鞠通的温病三焦辨证体系，是受到张仲景六经辨证启发而创立，不但不排斥六经辨证的内容，而且将六经辨证巧妙融入三焦辨证当中。如上焦温病，有病在手太阴肺与手厥阴心包之分；中焦温病，有邪在足阳明胃和足太阴脾之异；下焦温病，有病在足少阴肾与足厥阴肝之别。

第四，《温病条辨》当中大量引用张仲景方剂，有人统计出《温病条辨》中载方 208 首，其中经方原方应用有 30 首。还有人统计《温病条辨》中用张仲景原方或张仲景法基础上加减的方剂共有 70 余首，约占三分之一。

第五，《温病条辨》中的许多方证条文，基本上是引用《伤寒论》《金匮要略》原文，或略加改动。如《伤寒论》谓："少阴病，下利，咽痛，胸满，心烦者，猪肤汤主之。"《温病条辨》中则曰："温病少阴下利，咽痛，胸满，心烦者，猪肤汤主之。"

研究者还公认吴鞠通学术思想的形成，受叶天士影响最为直接、深刻。通过研究叶天士、吴鞠通的著述可以看出，《温病条辨》诸多方证条文直接取材于《临证指南医案》。叶天士医案辨证精当，立法用药井然有序，吴鞠通将与温病有关的方证整理录出，冠以方名，或稍加增减，添以剂量及煎服方法，加以议论分析，作出方论；根据三焦辨证理论对叶天士方分门别类，并结合温病病机进行逻辑上的重组，使得叶天士诸多立法组方思想得以升华和传世。而《温病条辨》中直接取材于《临证指南医案》的方证条文，很多都属于叶天士对经方的化裁。

例如，《温病条辨·中焦篇》第三十九条："阳明暑温，脉滑数，不食，不饥，不便，浊痰凝聚，心下痞者，半夏泻心汤去人参、干姜、大枣、甘草加枳实、杏仁主之。"

《临证指南医案》中暑门胡某案："不饥，不食，不便，此属胃病，乃暑热伤气所致。味变酸浊，热痰聚脘。苦辛自能泄降，非无据也。半夏泻心汤去甘草、干姜，加杏仁、枳实。"

对比两部著作所述，可以明显看出《温病条辨》中的条文，从症状到方药都与《临证指南医案》完全相同，而半夏泻心汤去甘草、干姜加杏仁、枳实一方，分明是叶天士对半夏泻心汤的诸多化裁之一（详见分论泻心汤）。而《温病条辨·中焦篇》第三十九条下的注释："不饥不便，而有浊痰，心下痞满，湿热互结而阻中焦气分。故以半夏、枳实开气分之湿结；黄连、黄芩开气分之热结、杏仁开肺与大肠之气痹；暑中热甚，故去干姜；非伤寒误下之虚痞，故去人参、甘草、大枣，且畏其助湿作满也。"正是吴鞠通对叶天士医案的理解，其中"非伤寒误下之虚痞，故去人参、甘草、大枣，且畏其助湿作满也"一段，不单是叶天士对半夏泻心汤化裁的基本思路，也是叶天士在整个医案中对张仲景应用"参、草、枣"的理解。

再如，《温病条辨·中焦篇》第四十四条："足太阴寒湿，舌白滑，甚则灰，脉迟，不食，不寐，大便窒塞，浊阴凝聚，阳伤腹痛，痛甚则肢逆，椒附白通汤主之。"

《临证指南医案》湿门方某案："形质颓然，脉迟小涩，不食不寐，腹痛，大便窒痹。平昔嗜酒，少谷中虚，湿结阳伤，寒湿浊阴鸠聚为痛。炒黑生附子、炒黑川椒、生淡干姜、葱白、调入猪胆汁一枚。"

《临证指南医案》痉厥门某案："肾厥，由背脊而升。发时手足逆冷，口吐涎沫，喉如刀刺。盖足少阴经脉，上循喉咙，挟舌本，阴浊自下上犯，必循经而至。仿许学士椒附意，通阳以泄浊阴耳。炮附子、淡干姜、川椒、胡芦巴、半夏、茯苓、姜汁泛丸。"

可以看出,《温病条辨·中焦篇》第四十四条原症、原方,出自《临证指南医案》方某案;结合痉厥门的医案,可以看出川椒和附子的配伍,出自许叔微的椒附汤;"通阳以泄浊阴",是《临证指南医案》当中叶天士运用椒附汤的重要原则,在多则医案中都有体现。吴鞠通显然读懂了叶天士的思想,故而将此方命名为椒附白通汤。其注释曰:"此足太阴寒湿,兼足少阴、厥阴证也。白滑灰滑,皆寒湿苔也。脉迟者,阳为寒湿所困,来去俱迟也。不食,胃阳痹也。不寐,中焦湿聚,阻遏阳气不得下交于阴也。大便窒塞,脾与大肠之阳,不能下达也。阳为湿困,返逊位于浊阴,故浊阴得以蟠踞中焦而为痛也;凡痛皆邪正相争之象,虽曰阳困,究竟阳未绝灭,两不相下,故相争而痛也(后凡言痛者仿此)。椒附白通汤,齐通三焦之阳,而急驱浊阴也。"这是对叶天士医案的理解和阐发。其方论中称:"此苦辛热法复方也。苦与辛合,能降能通,非热不足以胜重寒而回阳。附子益太阳之标阳,补命门之真火,助少阳之火热。盖人之命火,与太阳之阳少阳之阳旺,行水自速。三焦通利,湿不得停,焉能聚而为痛,故用附子以为君,火旺则土强。干姜温中逐湿痹,太阴经之本药,川椒燥湿除胀消食,治心腹冷痛,故以二物为臣。葱白由内而达外,中空通阳最速,亦主腹痛,故以为之使。浊阴凝聚不散,有格阳之势,故反佐以猪胆汁,猪水畜,属肾,以阴求阴也;胆乃甲木,从少阳,少阳主开泄,生发之机最速。"并明确指出"此用仲景白通汤,与许学士椒附汤,合而裁制者也"。

像这样的例子,在《温病条辨》中还有很多,仅从方药和条文症状的一致性就可以看出,《温病条辨》当中除了大量直接引用张仲景方之外,还有大量的用方都化裁自张仲景方,而《温病条辨》与《伤寒论》《金匮要略》的沟通桥梁就是《临证指南医案》。如果再站高一个层次,《温病条辨》当中的三焦分论中,都能看到《伤寒论》六经的踪影,因为谈三焦脱离不了脏腑，也脱离不了经络，同样也脱离不了六经气化。而温病学派中的护阴思想、重阳思想，也同样都是对《伤寒论》的继承和发挥。读罢《临证指南医案》，再去理解《温病条辨》，给人的感觉是"满眼都是仲景方，满眼都是仲景法"。

叶天士谙熟经方，对张仲景学术思想在继承中突破创新，既树立了活用经方的典范，也为温病学派的创立发展做出了巨大贡献。

（二）对刘完素学术思想的继承和发展

金元医家刘完素倡导的火热论对后世的影响极其深远，甚至成为清代温病学派创生的先驱。刘完素的主要学术成就在于：五运六气病机学说、亢害承制理论、六气化火说、火热病的论治及燥邪辨治等几个方面。尤具特色的是他对运气学说的阐发。刘完素的代表作有《素问玄机原病式》《素问病机气宜保命集》《黄帝素问宣明论方》等。

刘完素作为金元四大家之首，其学术思想不仅影响了同时代的诸多医家，也广泛地影响到后世医家的医学思想，尤其是他开创了"突破伤寒风冷积习，大倡火热之论"的局面，在温病学说史上有特殊的地位。后世评价"刘完素对火热病理、法、方、药的论述，是温病学派的先导，成为温病学说的奠基石，对明清时期温病学说的兴起起到举足轻重的作用"。

叶天士是清代著名的温病大家，其学术思想中不仅有受刘完素火热论启发之处，更有对刘完素多方面理论的发挥和创新之处。由于叶天士毕生耽于诊务，无暇著书立说，后世所传《临证指南医案》《温热论》等，皆系其门人或后人整理而成，但这些书中大体保留了叶天士学术思想的精髓。以下主要从五方面来探讨二者的学术渊源。

1. 关于温热病的辨证与治疗

在外感温热病的理论阐释与辨证论治方面，叶天士不仅受刘完素"火热论"影响极大，而且基于自己的临床诊治经验有了创新与发展。

刘完素依《素问·热论》之旨，将张仲景伤寒六经病证皆释为热病，并将"六气皆从火化"的理论，充分运用于外感病的认识上。刘完素作为寒凉派的开山祖师，火热论是他的核心思想。主要分为两个方面：一是火热为病的广泛性，刘完素认为许多病都脱离不了火热，是广泛存在的。二是他认为六气皆能化火，这更是火热论的中心思想。正因为六气都能化火，所以发病才有广泛性。虽然是从这两方面来总结刘完素的火热论，但并不等于这两个问题是割裂的，二者之间是有密切联系的。

叶天士作为清代温病学派的代表医家，承袭了刘完素对外感病的认识，对"六气皆从火化"有非常深刻的理解。他在《眉寿堂方案选存》中指出："冬病风寒，必究六经；夏暑温热，须推三焦，河间创于宣明论中，非吾臆说也。"明确提出在暑热、温热的外感病中，当遵循刘完素的辨治理论。

刘完素对火热病的论治，分为表证、表里同病证、里证三种类型。其中，里证又细分为三种。

对于表证，《素问玄机原病式·热类》："且如一切怫热郁结者，不必止以辛甘热药能开发也，如石膏、滑石、甘草、葱、豉之类寒药，皆能开发郁结。以其本热，故得寒则散也。夫辛甘热药，皆能发散者，以力强开冲也。然发之不开者，病热转加也……是故善用之者，须加寒药。不然，则恐热甚，发黄、惊狂或出矣。"由此可知，刘完素对外感热病初起，认为多是怫热郁结，并且在表证的治疗上，突破了《伤寒论》辛温药发散之成规，奠定了"辛凉解表法"的理论基础。此外刘完素还认为，夏季暑热当令，一般不宜用麻黄、桂枝等辛热解表；若必须使用时，也应适当增入寒性药物。以上这些观点得到了叶天士很好的继承。具体见下案。

案例 1

某风温从上而入，风属阳，温化热，上焦近肺，肺气不得舒转，周行气阻，致身痛，脘闷不饥。宜微苦以清降，微辛以宣通。医谓六经，辄投

羌、防，泄阳气，劫胃汁。温邪忌汗，何遽忘之？杏仁、香豉、郁金、山栀、瓜蒌皮、蜜炒橘红。(《临证指南医案·风温》)

案例 2

龚六十，暑必夹湿，二者皆伤气分。从鼻吸而受，必先犯肺，乃上焦病。治法以辛凉微苦，气分上焦廓清则愈。惜乎专以陶氏六经看病，仍是与风寒先表后里之药，致邪之在上，漫延结锢，四十余日不解。非初受六经，不须再辨其谬。经云：病自上受者治其上。援引经义以论治病，非邪僻也。宗河间法。

杏仁　瓜蒌皮　半夏　姜汁　白蔻仁　石膏　知母　竹沥

秋露水煎。(《临证指南医案·暑》)

从以上两则医案可以看出，叶天士对于风温和暑温初起，反对从伤寒六经辛温解散，而提倡治以辛凉微苦，明确提出"宗河间法"。此外，叶天士根据时令和地域特点，注重展化气机，常用杏仁、瓜蒌皮开宣肺气。

对于表里同病的证型，刘完素提出表里双解法，"散风壅，开结滞，使气血宣通"，以防风通圣散为表里双解的代表方。表里双解法，对叶天士辨治温病创立卫气营血辨证和三焦辨证都很有启发。

对于里证的治疗，刘完素提出三种治法。①下法：《黄帝素问宣明论方·伤寒门·主疗说》："表里热势俱盛者，大柴胡汤微下之，更甚者，大承气汤下之……凡此诸可下者，通宜三一承气汤下之。"②清热解毒法：《黄帝素问宣明论方》中论述黄连解毒汤的主治为："治伤寒杂病燥热毒……及汗下吐后，寒凉诸药不能退热势。"即运用"热者寒之"的治疗原则，用大量苦寒药物直折在里之火热。③养阴退阳法：若热极失下，残阴欲绝，以黄连解毒汤和凉膈散，或白虎汤合凉膈散，清热养阴退阳，此法为后世开拓了热病治疗的新途径。

作为温病学大家，叶天士不仅在认识上继承刘完素的理论，而且将其运用于临床实践，并从中体现出自身的创新与发展，其贡献在温病学说的发展史上具有举足轻重的地位。主要表现在以下几个方面。

在温病的治法方面：叶天士继承刘完素"怫郁化热"的理论，重视辛凉轻剂的运用。《临证指南医案·风温》："风为天之阳气，温乃化热之邪……当与辛凉轻剂，清鲜为先。"《临证指南医案·温热》："温邪上受，内入乎肺……用辛凉轻剂为稳。"

对于里热证的治疗，叶天士在刘完素理论的基础上，对心火暴甚的病证，不再拘泥于苦寒清热，而是将苦寒直折之法灵活变通，在清心的同时以补心、理心之法并举。如叶天士治疗心火亢盛、营阴内耗之证，用人参、川黄连、玄参、鲜地黄、丹参、卷竹叶心、酸枣仁、茯神、知母、川芎等。

对于刘完素用下法治疗单纯的里热证，叶天士亦多有承刘完素理法之处，更有自己的发展。《温热论》云："伤寒邪热在里，劫烁津液，下之宜猛；此多湿邪内抟，下之宜轻。伤寒，大便溏为邪已尽，不可再下；湿温病，大便溏为邪未尽，必大便硬，慎不可再攻，以屎燥为无湿矣。"可见，叶天士进一步发展了刘完素学说，补充了理法方药。

在温病辨证论治方面：叶天士在刘完素表里辨治理论的基础上，结合自己的临床体会，总结出了更加完善和适用的温病辨治理论——卫气营血辨治观。

正如《温热经纬·叶香岩外感温热篇》中所述："温邪上受，首先犯肺，逆传心包。肺主气属卫，心主血属营，辨营卫气血虽与伤寒同，若论治法，则与伤寒大异也。大凡看法，卫之后方言气，营之后方言血。在卫汗之可也，到气方可清气，入营犹可透热转气，如犀角、玄参、羚羊角等物，入血就恐耗血动血，直须凉血散血，如生地、丹皮、阿胶、赤芍等物。"

以卫气营血来代表温病的四个不同发展阶段，这是叶天士对于温病学说最伟大的贡献，代表着温热病辨证论治的新的理论体系，对后世的影响极其深远。"其首创的卫气营血辨治观，比刘完素的表里辨治学说有了很大的发展。它的出现意味着温热学说彻底摆脱了《伤寒论》的束缚，形成了更高层次的独立体系。"

2. 关于燥证的认识与治疗

刘完素关于燥证病机的发挥，对后世的影响较大。他补充了燥证病机，使六气病机更加完备。治疗上，他提出"宜开通道路，养阴退阳，凉药调之"（《素问病机气宜保命论·病机论》），提示了治疗燥证的两大方法，即"开通道路"和"养阴退阳"。

叶天士对燥证的认识更进了一层，分外感和内伤两大类型。外感燥邪多由于"天时风热过胜，或因深秋偏亢之邪，始必伤人上焦气分"（《临证指南医案·燥》）。治法上在辛凉开通的基础上，借鉴喻嘉言的清燥救肺法甘润肺胃之阴。而内伤燥证，则被认为是精血下夺或热邪耗伤阴液，治法"大忌者苦涩，最喜者甘润柔"，以复脉汤化裁柔养肝肾之阴为主。对于精血劫夺的患者，必籍血肉有情之品滋填，如牛羊乳汁、阿胶等。

由此可以看出，叶天士积极吸收刘完素论燥的思想，并且在自身的临床实践中灵活运用并创新。

3. 关于内伤杂病的辨证论治

在对杂病的病机认识与辨证论治方面，叶天士对刘完素中风理论的继承与发展，是表现最为突出的一个方面。刘完素对于中风的认识很有卓见，他在《素问·至真要大论》"诸暴强直，皆属于风"的病机启示下，提出中风的病因是由内而生，多由于五志过极化火而导致，病机是阳盛阴衰，心火暴甚，肾水虚衰。治疗上，刘完素主张用寒凉之药除郁热、开结滞、散风壅、宣通气血，主方有三一承气汤、灵宝丹、至宝丹等。对此，叶天士积极吸收并发扬光大。

首先，对于中风病的认识，叶天士不仅继承刘完素动火而卒中，皆因

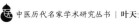

乎火的内风说，并且在此基础上发明了"阳化内风"之说，称中风为"身中阳气之变动"，阐述了肝风病机。《临证指南医案》中，对中风的病机概括如下：水不涵木，肝阳化风；肝肾精血亏虚，或肝血不足，血虚生风；五志过极，化火生风；中阳不足，阳明脉络空虚，厥阴阳气亢逆生风；温邪入营，营阴内耗而生风，等。叶天士对中风病机的阐述，内容详实，为后世所师法。

其次，在治疗上，叶天士提出"介以潜之，酸以收之，厚味以填之"等法则，制定了"滋液""养血""缓肝"等息风之法，并善于化裁前人的名方，将张仲景的复脉汤、刘完素的地黄饮子、朱丹溪的虎潜丸、张景岳的镇阴煎等名方灵活变通，开拓了古方新用的局面，备受后世的推崇。例如，对于在外感温热病过程中出现的痉厥，《临证指南医案·痉厥》："暑由上受，先入肺络，日期……乃暑热深陷，谓之痉厥。"即叶天士认为，此时中风痉厥的出现，是由于暑热之邪传入营血，热灼心包而导致，阳热过盛乃其病机。

总而言之，对于中风病，叶天士遵刘完素之说并发展其说，论风治风皆偏重于肝，治疗上提倡治火不在苦寒，而在于平肝潜阳，强调"清络热必兼芳香，开里窍以清神识"（《临证指南医案·痉厥》）。

4. 关于络病学说

最后需要提出的是，叶天士的络病学说与刘完素的玄府理论之间，亦有密切的关联。

刘完素秉承《内经》之旨而加以发挥，首创"玄府气液说"。此学说在《素问玄机原病式》一书中多有论述。生理上，"一名玄府者，谓玄微府也。……乃气出入升降之道路门户也"。病理上，"悉由热气怫郁，玄府闭密而气液血脉荣卫精神不能升降出入故也"。治疗上，"以辛苦寒药"，"盖辛热能发散开通郁结，苦能燥湿，寒能胜热，使气宣平而已"，意即要用辛味药来开发玄府，宣通郁结。可见，刘氏在阐发玄府气液理论之时，亦皆以"火热"为中心，将玄府闭塞与"郁结说""火热论"共熔于一炉。如论述泻痢："湿热甚于肠胃之内，肠胃怫热郁结，致气液不得宣通。"

叶天士的络病学说与之有相同之处。叶天士络病说与刘河间玄府说名称不同，而其内涵却有不少共同之处，其实质均在于不通。治疗上，二者均着眼于一个"通"字。"络以通为用"，玄府亦贵在开通。机上注重郁，用药上以辛味为主，治法上注重开、通，这些特点在叶天士对疾病的治疗上同样是显而易见的。另外，有研究表明，叶天士的络病学说可以从刘完素的玄府理论中找到解释其病机的切入点。叶天士的络病学说，就其精神实质而言，可以说与刘完素的玄府理论是一脉相承的。

综上所述，叶天士对于刘完素学术思想的继承与发展，主要集中在四个方面，即外感热病、燥气为病、中风病和玄府理论。叶天士的温病学说，受到了刘完素的启发和影响。同时，叶天士结合自己的研究，有了新的创见和更加深刻并全面的认识，大大促进了温病学说的完善。此外，叶天士的络病学说与刘完素的玄府理论也有着密切的关系。叶天士在燥病以及中风病的认识和辨治方面，对刘完素理论都有继承与发挥。叶天士的"阳化内风"理论及其辨证论治的诸方诸法，已经成为后世治疗中风病的重要纲领，其功甚伟。

（三）对张从正学术思想的继承与发展

张从正的学术思想，在金元时期同样独具特色。其有感于时弊，在学术上私淑刘完素，对刘完素的寒凉理论是极力推崇的。在此基础上，张从正结合自己的临床体会，总结出自身的理论。其中最突出的学术成就，在于他的"三邪理论"和攻邪三法（汗、吐、下）。张从正注重强调邪气致病的一面，所以在处理正邪关系上，着重于祛除邪气。此外，张从正还重视人体血气的流通。认为《内经》一书，惟以血气流通为贵"（《儒门事

亲·凡在下者皆可下式十六》），树立了"贵流不贵滞"的观点，提出"陈
莝去而肠胃洁，癥瘕尽而营卫昌"（同上）。因此，在治疗上提出以祛邪为
急，借汗、吐、下三法为祛邪的手段，达到恢复血气流通的目的。

叶天士对张从正学术思想的继承与发展，主要有以下三个方面。

1. 对张从正"汗"法的发挥

张从正根据《内经》中"因其轻而扬之"的原则，摆脱了传统汗法的
观念，认为灸、蒸、熏、渫、洗、熨、烙、针刺、砭射、导引、按摩等，
凡是具有疏散外邪作用的治疗方法统归于汗法。并且，叶天士在继承刘完
素学术思想的基础上，明确提出辛温能发汗，寒凉亦能发汗。言"世俗止
知惟温热者为汗法，岂知寒凉亦能汗也"（《儒门事亲·凡在表均可汗式》）。
张从正将常用的发表药物，根据其性味分为辛热、辛温、辛甘、辛凉等
四十余种。

张从正在辛凉、辛温的宜忌方面辨析较为详细。其曰："凡解利伤寒、
时气疫疾，当先推天地寒暑之理，以人参之。南陲之地多热，宜辛凉之剂解
之；朔方之地多寒，宜辛温之剂解之。午未之月多暑，宜辛凉解之；子丑之
月多冻，宜辛温解之。少壮气实之人，宜辛凉解之；老耄气衰之人，宜辛温
解之。病人因冒寒食冷而得者，宜辛温解之；因劳役冒暑而得者，宜辛凉解
之。病人禀性怒急者，可辛凉解之；病人禀性缓和者，可辛温解之。病人两
手脉浮大者，可辛凉解之；两手脉迟缓者，可辛温解之。如是之病，不可一
概而用。偏热、寒凉及与辛温，皆不知变通者。夫地有南北，时有寒暑，人
有衰旺，脉有浮沉，剂有温凉，服有多少，不可差互，病人禁忌，不可不
知。"（《儒门事亲·立诸时气解利禁忌式三》）这种因时、因地、因人制宜，
重视审证求因、辨脉施治以确立解表方法的临床准则，对叶天士大有启发。

案例

杨二八，暑热必挟湿，吸气而受，先伤于上。故仲景伤寒，先分六经。

河间温热，须究三焦。大凡暑热伤气，湿著阻气。肺主一身周行之气，位高，为手太阴经。据述病样，面赤足冷，上脘痞塞，其为上焦受病显著。缘平素善饮，胃中湿热久伏。辛温燥烈，不但肺病不合，而胃中湿热，得燥热锢闭，下利稀水即协热下利。故黄连苦寒，每进必利甚者，苦寒以胜其辛热，药味尚留于胃底也，然与初受之肺邪无当。此石膏辛寒，辛先入肺，知母为味清凉，为肺之母气。然不明肺邪，徒曰生津，焉是至理？昔孙真人未诊先问，最不误事，再据主家说及病起两旬，从无汗泄。经云：暑当汗出勿止。气分窒塞日久，热侵入血中，咯痰带血，舌红赤，不甚渴饮。上焦不解，漫延中下，此皆急清三焦，是第一章旨。故热病之瘀热，留络而为遗毒，注腑肠而为洞利，便为束手无策。再论湿乃重浊之邪，热为熏蒸之气，热处湿中，蒸淫之气上迫清窍，耳为失聪。不与少阳耳聋同例。青蒿减柴胡一等，亦是少阳本药。且大病如大敌，选药若选将，苟非慎重，鲜克有济。议三焦分清治，从河间法。初三日。

　　飞滑石　生石膏　寒水石　大杏仁　炒黄竹茹　川通草　莹白金汁　金银花露（《临证指南医案·暑》）

　　按语： 本案患者外感暑邪，叶天士认为，暑邪为病必夹湿邪，最易阻滞气机，在叶天士以往医案中，都提及暑季阳气多外越、开泄，所以叶天士指出"暑当汗出勿止"，这些都是发病的时令因素。而患者平素善饮，导致湿热内蕴，这又是个体因素。因此在这一病案的考虑上，叶天士首先否定辛温解表，认为"辛温燥烈，不但肺病不合，而胃中湿热，得燥热锢闭，下利稀水即协热下利"；其次否定白虎汤的辛凉重剂，言"此石膏辛寒，辛先入肺，知母为味清凉，为肺之母气。然不明肺邪，徒曰生津，焉是至理？"最后确定宣清三焦的治法，开宣肺气，清暑利湿，化浊解毒，切合病机，师古而不泥古。

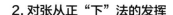

2. 对张从正"下"法的发挥

对于下法的运用，张从正有很大的造诣。他一反当时动辄温补的习气，认为"寒湿固冷，热克下焦，在下之病，可泄而出之"(《儒门事亲·汗下吐三法该尽治病诠十三》)，提出"大积大聚、大病大秘、大涸大坚、下药乃补药也"(《儒门事亲·凡在下者皆可下式十六》)。张从正认为，凡邪滞宿食，蕴结在胃脘以下，都可用下法。因此张从正所谓下法，并不局限于泻下通便，而是认为凡具有下行作用的方法都在下法范畴之内，如催生、下乳、磨积、逐水、破经、泄气等治疗手段。张从正发展并创新了下法的理论，扩展了下法的应用范围，实开后世温病学家"温病下不厌早"的先河。

下法的应用，在明清时期温病学家的临床实践中的得到充实。叶天士《温热论》中指出："再论三焦不得外解，必致里结，里结于何，在阳明胃与肠也，亦须用下法，不可以气血之分，就可以下也。"在温热病的辨治方面，叶天士"以'舌黄、心腹痞满'作为判断邪热入里的依据，并以此作为使用下法的重要指征，实为温病学辨证施治精华的体现。"

另外，在湿病的辨证论治方面，叶天士则提出不能单纯使用下法，而应注重"通阳利小便"。

案例

蒋，由黄疸变为肿胀，湿热何疑？法亦不为谬，据述些少小丸，谅非河间子和方法。温下仅攻冷积，不能驱除湿热。仍议苦辛渗利。每三日兼进浚川丸六七十粒。

鸡肫皮　海金沙　厚朴　大腹皮　猪苓　通草(《临证指南医案·疸》)

按语：关于湿病的源流，"金元四大家中刘完素提出了湿自热生的观点。张从正认为以汗、吐、下三法治湿，其效显著。……清代叶天士辨治湿病，主张三焦分化，重视肺、脾、肾三脏之气的正常运转"。关于叶天士治湿病的方法、案例、规律等的研究也是层出不穷。从中不难看出,叶天士治湿所用下法,是一个非常重要的内容。本案中黄疸属湿热证,叶天士明确提出"温下仅攻冷积,不能驱除湿热",因此不可单纯使用下法,在使用浚川丸的同时注意消导通利,扬下法之长,避下法之短。

在张从正"下"法所选用的方剂当中有玉烛散一方,深受叶天士的重视,在《临证指南医案》中多次出现。如痉厥门中,有"仿古人厥应下之意,用张从正玉烛散";再如,胎前门中有"血下,殒胎未下,浊气扰动,晕厥呕逆,腹满,少腹硬,二便窒塞不通,此皆有形有质之阻。若不急为攻治,浊瘀上冒,必致败坏。仿子和玉烛散意。殒胎不下。川芎、当归、芒硝、茺蔚子、大腹皮、青皮、黑豆皮,调回生丹"。

玉烛散,为张从正《儒门事亲》中所载,系用调胃承气汤与四物汤合方,是"下"法中的名方,可用于痛经、催生、除积、泄热,后世广泛用于胎前、产后、痉厥、疝气等病症的治疗。针对经枯血瘀,虚中夹瘀的证候类型。从上案可以看出,叶天士对张从正玉烛散的理解非常透彻,用玉烛散之意而不用玉烛散之原方,于半产之人既有血虚、血瘀,又有二便不通浊气上攻而出现晕厥呕逆,用汤剂调服成药回生丹,较玉烛散原方理滞气,下瘀血,温经散寒止痛效果更强,更加切合病机,但从理法上仍是张从正思想的延伸。

3. 对张从正"疝证"辨治的继承与发展

早在《内经》中,就有"七疝"的记载。《金匮要略》的"腹满寒疝"提出了腹中疝痛的诊治。到金元四大家之一的张从正,将睾丸疝气直接称之为"疝气",避免与腹痛混淆。明代张景岳提出,疝气可分热证和寒证。叶天士著作中的疝气,多指睾丸、阴囊肿胀或牵引少腹疼痛的一类疾病。叶天士论治疝症,对张从正继承最多,认为"七疝治法,最详子和"(《临证指南医案·疝》)。

张从正辨治疝气主要有以下特色：首先，张从正认为诸疝皆归肝经，指出"凡疝者，非肝木受邪，则肝木自甚也，不可言虚而补之"。其次，张从正认为诸疝多属于寒，治法多以辛香宣通厥阴气血。

在《临证指南医案》当中，叶天士对张从正的以上观点既有继承又有发扬。《临证指南医案·疝》："七疝治法，最详子和。其旨辛香以泄肝，得气疏泄而病缓矣……内经任脉为病，男子内结七疝。女子带下瘕聚，同为奇经主之。故疏泄诸方，能治气实。"还有"七疝皆肝，少腹坚聚有形，是闭塞不通之象。百病久羔，血络必伤。古人治疝，必用辛香，助燥气胜之品，宜缓商矣"。以上论断都是对张从正诸疝皆归肝经论点的继承。在治疗上，叶天士在张从正辛香宣通厥阴气血的基础上，因于寒者多用韭白根、川楝子、延胡索、小茴香、两头尖、当归须等药通络散寒止痛，其两次提到此方是"仿张从正与朱南阳"的方法。朱南阳即朱肱，官授奉议郎，著有《类证活人书》（亦名《无求子伤寒百问》），遍查此书，并未见此方，据本人分析，所谓"仿朱南阳意"，当是仿朱肱用当归四逆加吴茱萸生姜汤通散厥阴经寒邪的条文。

叶天士在疝气的治疗上还借鉴了张仲景的大乌头煎、刘完素的金铃子散、朱丹溪的虎潜丸，对于水湿积聚证，五苓散、控涎丹、浚川散也在应用之列。叶天士对疝症最重要的补充是用通补奇经之法。通补奇经法的提出建立在张从正"七疝皆属肝"的理论基础上，"肝肾皆属于下，与冲、任、督相附"，因此，冲、任、督脉的亏虚也可导致疝的出现，所以叶天士提出通补奇经法以治疝。

案例

朱动气疝瘕，绕脐汩汩有声，男子精气不充，是下焦损伤，温补勿过刚燥，须察八脉，以推病情。

淡苁蓉　归身　炒枸杞　小茴　炒沙苑　茯苓　红枣肉（《临证指南医

案·疝》)

按语：本案疝瘕的成因源于奇经受损，因此不以辛温刚燥通之，而用柔剂阳药通补奇经，精气充盛则奇经自复，疝瘕得通。这是叶天士奇经辨治的重要思想。

（四）对李杲学术思想的继承与发展

李杲的脾胃学说为后人称道，被尊为"补土派"的先驱。其学术成就主要在于内伤杂病的辨证论治。李杲提出"内伤脾胃，百病由生"，指出饮食、劳倦、七情等因素可使脾胃受伤，强调"火与元气不两立，一胜则一负"，治疗上以补脾胃、升清阳、泻阴火为基本法则，代表作有《内外伤辨惑论》《脾胃论》等。

叶天士对《脾胃论》推崇备至，全面继承了李杲的学术思想，包括运用其"补脾升阳""扶土抑木""甘温除热""甘温补虚""清暑益气"等治法。现分述如下。

1. 治疗内伤杂病重视脾胃

李杲的学术思想核心，是饮食不节、劳役过度、精神刺激等因素可造成以脾胃受损为核心的内伤证；而脾胃内伤证的产生，可导致气血生化无源、营卫不足、经络失养、气机升降失常、气火失调、土虚木克等一系列病理变化。叶天士继承李杲的思想，在内伤杂病的辨证论治中，非常重视中焦脾胃。叶天士指出："夫脾胃为病，最详东垣，当升降法中求之。"（《临证指南医案·脾胃》）叶天士治疗咳嗽、汗证、泄泻、脱肛、虚劳、脾胃等多种内伤杂病都取法李杲。

案例

陈三八，诊脉右大而缓，左如小数促。冬季寒热身痛，汗出即解，自劳役饥饱嗔怒之后，病势日加。面浮足肿，呼吸皆喘，目泪鼻衄，卧着气冲欲起，食纳留中不运。时序交夏，脾胃主候，睹色脉情形，中满胀病日来矣。盖此症属劳倦致损，初病即在脾胃。东垣云：胃为卫之本，脾乃营之源。脏腑受病，营卫二气昼夜循环失度，为寒为热，原非疟邪半表半里之症。斯时若有明眼，必投建中而愈。经言劳者温之，损者益之。建中甘温，令脾胃清阳自立，中原砥定，无事更迁。仲景亦谓男子脉大为劳。则知《内经》、仲景、东垣垂训，真规矩准绳至法。且汗泄积劳，都是阳伤。医药辛走劫阳，苦寒败胃。病人自述饮蔗即中脘不舒，顷之，少腹急痛便稀。其胃阳为苦辛大伤明甚。又述咳频，冲气必自下上逆。夫冲脉隶于阳明，胃阳伤极，中乏坐镇之真气，冲脉动则诸脉交动，浊阴散漫上布，此卧着欲起矣。愚非遥指其胀，正合《内经》浊气在上。则生膹胀，太阴所至为腹胀相符也。昔有见痰休治痰，见血休治血，当以病因传变推求。故辨论若此。

厚朴　杏仁　人参　茯苓　蜜煨姜　南枣

厚朴、杏仁，取其能降气；参、苓、姜、枣，取其建立胃中之清阳而和营卫也。(《临证指南医案·肿胀》)

按语： 这则医案，在叶天士的医案中算是长篇大论了。通过叶天士的分析，可以清楚地了解患者的患病经历：初因劳倦伤及脾胃，脾胃一虚，气血生化无源，则营卫亏损。此时如遵李杲之法，结合疟门等相关医案，应选择黄芪建中汤补脾胃以复营卫。而庸医以食后不运，中满腹胀，寒热往来，而误投辛开苦降，辛开走泄行气则气更虚，苦寒伤脾败胃，以致发展到饮蔗汁则脘痛腹泻，脾胃阳气虚衰致浊阴上犯，气逆而发喘嗽。此时虽仍需治在脾胃，黄芪建中已不对证，故用厚朴、杏仁、人参、茯苓、蜜煨姜、南枣。结合其他医案可知，此方系张仲景理中汤意，由理中汤治疗太阴脾阳虚转为治疗胃阳虚，根据脾胃分治的原则，叶天士以白术治脾易以茯苓治胃，加厚朴、杏仁降逆通阳明胃腑。从很多类似医案可以看出，叶天士治疗劳倦内伤的主方多为黄芪建中汤、生脉饮、四君子汤、补中益气汤等加减化裁，其中只有补中益气汤为李杲所创，但在叶天士著作中每每强调用"东垣法"，从医案中可以看出，叶天士所谓的"东垣法"是一个"补脾胃"的大概念，包括甘温补虚，补脾胃以充营卫，健脾助运化，益气升阳等多重含义，故而选方也随病机、立法而变化。

2. 继承李杲甘温除热法

李杲甘温除热法的代表方剂，就是补中益气汤。《脾胃论·饮食劳倦所伤始为热中论》："气高而喘，身热而烦，其脉洪大而头痛，或渴不止，其皮肤不任风寒，而生寒热……惟当以辛甘温之剂，补其中而升其阳，甘寒以泻其火则愈矣。经曰：劳者温之，损者温之。盖温能除大热，大忌苦寒之药，损其脾胃。"

对于李杲的甘温除热法，叶天士在继承的基础上进一步发挥。《临证指南医案·虚劳》中就"劳者温之"进一步阐释说："夫劳则形体震动，阳气先伤。此温字，乃温养之义，非温热竞进之谓。劳伤久不复元为损，《内经》有'损者益之'之文。益者，补益也。凡补药气皆温，味皆甘，培生生初阳，是劳损主治法则。"也就是说，凡补脾胃的甘味药物，均寓有广泛温养元气之义，尤其强调补益药性温而非热，是少火生气，而非壮火食气，这就扩充了甘温剂的范围，补中益气汤、生脉饮、黄芪建中汤、四君子汤等方都在其列。

案例

梅四三，案牍积劳，神困食减，五心汗出，非因实热，乃火与元气势不两立，气泄为热为汗。当治在无形，以实火宜清，虚热宜补耳，议用生脉四君子汤。（《临证指南医案·汗》）

按语： 叶天士对本案并未拘泥沿用参、芪、升、柴，因病机同属脾胃元气耗伤，阴火上乘，但"气泄为热为汗"，患者气阴两伤，若再执用参、芪、升、柴之升散，则汗更多，气更泄，阴愈伤矣。故以四君子汤再加麦冬、五味子成生脉四君子，以四君子汤健脾助运化，针对脾运失司的食减；以生脉饮解决气阴两虚的汗泄烦热，药证相符，丝丝入扣。可见叶天士于"甘温除热"法皆本李杲之说，而所施之方均以甘味药物组成，但又不同于芪、术、参、草之甘温，只遵"补药皆温皆甘"之定义，以补益元气，克制阴火，收敛浮阳，使式微之元气来复，虚热自除。

3. 治暑热伤气善用清暑益气汤

清暑益气汤是李杲的名方，治疗长夏时节，湿热大胜，症见四肢困倦，精神短少，懒于动作，胸满气促，肢节沉痛；或气高而喘，身热而烦，心下膨痞，小便黄而数，大便溏而频，或痢出黄如糜，或如泔色；或渴或不渴，不思饮食，自汗，体重等。该方以益气养阴、升阳除湿，理气消食为法，为脾虚劳倦之人所设，且季节性明显，一直为后世治疗暑季湿热伤及气阴的代表方剂。叶天士在脾胃、暑、痢、崩漏诸门中，都使用过清暑益气汤原方或宗清暑益气法，但发病季节总不离暑季。病症虽不一，但病机不离湿热伤气，故以悉以清暑益气汤加减化裁。

4. 继承李杲气虚中风说

李杲在《医学发明》中指出："中风者，非外来风邪，乃本气病也。凡人年逾四旬，气衰者，多有此疾，壮岁之际，无有也。若肥盛，则间有之，亦形盛气衰如此。"此说一出，为中风病辨治提出了重要的理论依据，后世治疗气虚中风俱遵李杲之法。叶天士在《临证指南医案》中有重要发挥。

案例

唐六六，男子右属气虚，麻木一年，入春口眼歪邪，乃虚风内动，老年力衰。当时令之发泄，忌投风药，宜以固卫益气。

人参　黄芪　白术　炙草　广皮　归身　天麻　煨姜　南枣

凡中风症，有肢体缓纵不收者，皆属阳明气虚。当用人参为首药，而附子、黄芪、炙草之类佐之。若短缩牵挛，则以逐邪为急。(《临证指南医

案·中风》)

按语：此案属气虚中风，叶天士明显取法李杲，黄芪、人参、白术、炙甘草、广陈皮、当归身、煨姜、南枣为补中益气汤中的补气核心药，但叶天士用天麻替换了原方中的升麻、柴胡。对于这一变化，医案中有明确的解答，即"当时令之发泄，忌投风药"，经过叶天士化裁后的补中益气汤，更加符合气虚中风的病机，也与时令相合，是师古不泥古的典范。医案中还明确区分了"缓纵不收"与"短缩牵掣"两个中风病重要症状的不同病机，为阳明气虚中风证的鉴别诊断提供了依据。

5. 提倡脾胃当分而论之，开创脾胃分治学说

叶天士在推崇李杲脾胃学说的基础上，强调脾与胃虽然同属于中土，但二者在生理上功能有别，喜恶不同，因此提出了根据脾胃的不同生理特性分别对待治疗的新观点。这是叶天士有别于李杲之处，并且使脾胃学说进一步向前发展。

例如，叶天士认为"胃为阳明之土，非阴柔不肯协和，与脾土有别故也"（《临证指南医案·木乘土》）；"阳土喜柔，偏恶刚燥，若四君、异功等竟是治脾之药""纳食主胃，运化主脾，脾宜升则健，胃宜降则和"（《临证指南医案·脾胃》）。

在治疗上，对于脾阳不足胃有寒湿者，常沿用李杲甘温益气治法，以补中益气汤、建中汤等化裁而治。对于脾阳不亏，胃有燥火者，则主张采用甘凉濡润通降胃气之法。《临证指南医案·脾胃》："刚补不安，阳土不耐辛热。"强调治胃不可采用温燥治脾之法。《临证指南医案·脾胃》华岫云按云："今观叶氏之书，始知脾胃分析而论也。盖胃属戊土，脾属己土。戊阳己阴，阴阳之性有别也。脏宜藏，腑宜通，脏腑之体用各殊。"

总的来说，李杲的脾胃学说尤其注重脾胃气机升发的方面，而叶天士在重视脾胃气机升发的同时，又指出脾与胃气机升降有别，喜恶不一，临

床当分析而论，具有重要的临床意义，对后世脾胃病辨证论治具有重要的指导作用。

6. 提倡胃阴学说，开创甘润养胃法

叶天士不仅提出胃病当与脾病相区别对待，而且独创了滋养胃阴的治疗方法，正所谓甘润养胃法，这是叶天士关于脾胃分治学说的进一步发展。叶天士治胃病，重视胃阴的作用，倡导以甘平或甘凉濡润为主的濡养胃阴之法。临床喜用沙参、麦冬、石斛、山药、扁豆、甘草、粳米之属。常用方剂为《金匮要略》麦门冬汤，本张仲景之意将此方化裁为益胃汤，并扩大了临床应用范围。

《临证指南医案·噎膈反胃》："胃属阳土，宜凉宜润。"《临证指南医案·脾胃》："腑宜通即是补，甘濡润，胃气下行亦有效验。""太阴湿土，得阳始运，阳明阳土得阴自安，以脾喜刚燥，胃喜柔润也。"华岫云在《临证指南医案·脾胃》按语中说："所谓胃宜降则和者，非用辛开苦降，亦非苦寒下夺以损胃气，不过甘平或甘凉濡润，以养胃阴，则津液来复，使之通降而已矣。此义即宗《内经》所谓六腑者，传化物而不藏，以通为用之理也。"

叶天士关于脾胃分治的认识，尤其是滋养胃阴的学术观点，补充了李杲的脾胃学说。值得注意的是，胃阴学说在金元四大家的学术思想中都能找到相应内容。

首先，李杲在《脾胃论·用药宜禁论》中指出："胃之与湿，其名虽二，其实一也。湿能滋养于胃，胃湿有余，亦当泻湿之太过也。胃之不足，惟湿物能滋养。"这一论点为叶天士重视"胃阴"学术思想提供了理论依据，李杲重视脾的运化，即"泻湿之太过"，主张药用升运。至于"惟湿物能滋胃"，道理是明确的。如果胃阴不滋，能化不能纳，将何以治？李杲没有明确指出。叶天士鉴于此，提出"养胃阴"的治疗法则。在治疗用药上他多

用甘平和甘凉药物。由此可见，李杲与叶天士药方先后有殊途同归的妙用，当辨证看待。

此外，刘完素在《素问玄机原病式》中提出："地干而无水湿之性，则万物根本不润，而枝叶衰矣。""故食入于胃，而脾为变磨，布化五味，以养五脏之气，而养荣百骸，固其根本，则胃中水谷润泽而已。""除热润燥，而土气得其平。""补泻脾胃之本者，燥其湿则为泻，润其燥则为补。"张从正在其《治法杂论》中云："潮热腹满者，谓邪热在胃中也。可以荡涤邪热，流湿润燥，宜急治之。"朱丹溪在《格致余论》中则指出"人之阴气，依胃为养""言胃弱者，阴虚也，虚之甚也"；在《茹淡论》中指出："若谷菽菜果，自然冲和之味，有食入补阴之功。"

如上所述，金元四大家在各自的论著中，都不同程度地提到了胃与湿的重要关系，但是都没有直接提出"胃阴"说。在这一点上，是叶天士将之阐发并运用于临床，为后世脾胃病的辨治做出了巨大贡献。不过，金元四大家虽未明确提出"胃阴"的概念，也未具体提出"养胃阴"的治疗法则。但是，他们的学术思想却对胃阴学说的开创奠定了基础。

综上所述，叶天士对李杲学术思想最重要的继承和发展，就在于脾胃学说方面。继承的方面主要有：推崇李杲的脾胃学说，极其重视中焦脾胃在内伤杂病辨证论治中的重要地位，而且治法上常沿用李杲的甘温益气除热法则，在临床大力推广李杲所创补中益气汤、清暑益气汤等众多著名方剂的运用。发展的主要方面包括：在李杲脾胃升降治则的基础上，不仅强调脾胃气机的差异，并且突出脾胃燥湿喜恶之别，在临床治疗中大倡甘润养胃法，同时还对甘温除热法有所发挥，扩大了甘温益气治法的应用范围。由此丰富了内伤杂病的辨证论治法则。

（五）对朱丹溪学术思想的继承与发展

朱丹溪作为金元四大家中最晚出现的一位医家，他自身就是一个博采众家之长，善于学习的医家。朱丹溪以《内经》等经书为理论指导，旁通刘完素、张从正、李杲诸家，结合唐宋方书及自身临床实践，在医学理论方面提出不少创见。其主要理论建树在于，提出相火论、阳常有余阴常不足论、阴升阳降论、攻击宜详审论及养生相关学说。朱丹溪认为，人体阳常有余，阴常不足。人的生命源泉在于生理之相火，而相火之变为病理，相火妄动则煎熬真阴。在治疗上提倡滋阴降火之法。后世称之为滋阴派。其代表著作有《格致余论》《局方发挥》等。

叶天士医学理论中，对于朱丹溪学术思想的继承与发展，同样具有丰富的内容。关于叶天士与朱丹溪学术思想的渊源，拟从以下四个方面进行探讨。

1. 关于中风病的诊治

朱丹溪对于中风病的认识和治疗，主要侧重于"痰"。《丹溪心法·中风》："东南之人，多是湿土生痰，痰生热，热生风也。"朱丹溪认为，中风的主要病机是痰热生风，还认为中风患者每多本虚，辨证"须分气虚、血虚"，并指出"半身不遂，大率多痰，在左属死血、少血；在右属痰有热，并气虚"。

叶天士在中风病的治疗中借鉴了丹溪的中风理论。

案例

陈，脉左数，弦缓。有年形盛气衰。冬春之交，真气不相维续，内风日炽。左肢麻木不仁，舌歪言謇，此属中络。调理百日，戒酒肉，可望向愈。

羚羊角　陈胆星　丹皮　橘红　连翘心　石菖蒲　钩藤　川斛

又

羚羊角　元参　连翘　花粉　川贝母　橘红　竹沥

又，丹溪云：麻为气虚，木是湿痰败血。诊左脉濡涩，有年偏枯，是气血皆虚。方书每称左属血虚，右属气虚，未必尽然。

　　人参　半夏　广皮　茯苓　归身　白芍　炙草　桑枝

　　又，经络为痰阻，大便不爽。昨日跌仆气乱。痰出甚艰。转方以宣经隧。

　　炒半夏　石菖蒲　广橘红　茯苓　胆星　枳实　竹沥　姜汁（《临证指南医案·中风》）

　　按语：从本案记录看，连续诊疗四次。患者形盛气衰，符合痰湿内胜之质；内风日炽，痰热阻络，症见肢体麻木不仁，舌歪言謇，所以一诊二诊以清热涤痰通络为法。病情转向平稳后热势不明显，三诊时改为益气养血健脾除痰通络。四诊痰气交阻经络，又转方为涤痰通络。前后四诊，紧扣病机，活法应对，但核心思想不离朱丹溪所言痰热生风，但在"左属血虚，右属气虚"这个观点上，认为未必尽然，从临床角度是比较符合实际情况的。

　　值得一提的是，叶天士治疗中风病，《临证指南医案》中有化裁朱丹溪的虎潜丸的用法。这也是叶天士对朱丹溪学术的继承发扬。叶天士在临床上擅用虎潜丸，深入理解朱丹溪此法为滋阴潜阳，治疗下虚上实之证，在中风门中成为滋阴潜阳的常用方剂。在中风的病机方面，刘完素主火，李杲主气虚，朱丹溪主痰，三家卓识，各树一帜，充实了中风的病因病机理论。这对于叶天士的中风理论是非常重要的影响，可以说是叶天士发展并完善中风病理论的重要理论基础。

　　2. 关于火热病的诊治

　　金元医家无不重视火证诊治，刘完素主于外感倡"六气皆能化火说"，李杲详辨外感内伤主论"气虚阴火"，朱丹溪则受刘完素、李杲等启发，倡"阳有余阴不足论"，其重点探讨阴虚之火，从而进一步丰富了火热病的证治内容。朱丹溪提出"实火可泻""虚火可补""火郁当发"。朱丹溪对阴虚火旺证深有研究，对于实火证治亦善用苦寒，还创制了散发火郁汤，用于"手足心热，属热郁"者。朱丹溪治湿热火证，分三焦用药，且善用反佐法。《丹溪心法·中湿》："上部湿，苍术功烈；下部湿，宜升麻提之；外湿宜散，内湿宜淡渗。"上述诊治经验，都为后世医家提供了宝贵的借鉴。

叶天士辨治湿病，同样主张用三焦分化法。《临证指南医案·湿》中，华岫云总结叶天士治疗湿病的经验说："今观先生治法，若湿阻上焦者，用开肺气，佐淡渗通膀胱，是启上闸，开支河，导水势下行之理也。若脾阳不运，湿滞中焦者，用术、朴、姜、半之属，以温运之；以苓、泽、腹皮、滑石等渗泻之。亦犹低密湿处，必得烈日晒之，或以刚燥之土培之，或开沟渠以泄之耳。"可见，叶天士治湿之法，着重内外之辨与寒热虚实之分。如宣肺渗湿法与芳香化浊法，虽然都重从气分解，但二者程度有所差异。前者以开宣肺气为主，用药如杏仁、枇杷叶、瓜蒌皮之属。后者以分消三焦为主，藿香、佩兰叶、白芷、白蔻仁、淡豆豉之类。

此外，对于病机为湿热食积阻滞的疾病，朱丹溪有小温中丸一方，为叶天士所继承。小温中丸来源于《丹溪心法·卷三》，用于治疗黄疸及积聚痞块之属于湿热食积内蕴而出现积聚的病证。叶天士在其基础上化裁而确定其组成为：针砂、小川连、苦参、白术、茯苓、香附、半夏、广陈皮、甘草、神曲浆丸，并扩大了小温中丸的应用。在临床上见气血郁积，夹湿热阻滞胃肠证，提出不可过攻，用小温中丸泄肝通腑，宣浊消积，应用于脾胃、肿胀、便闭、泄泻、痢疾、胁痛、癥瘕等疾病。可见在火热证的治疗上，叶天士对朱丹溪的学说和治法也有继承和发挥。

3. 关于郁证的诊治

有关郁之论述，早在《素问》中就有。朱丹溪在此基础上论郁有六种，即气郁、血郁、湿郁、热郁、痰郁、食郁，从气血痰郁论治杂病。《丹溪心法·六郁》："气血冲和，百病不生，一有怫郁，诸病生焉，故人生诸病多生于郁。"指出郁证的病机是气血郁滞。可见在郁证的治疗上，朱丹溪颇多独特体会。对于六郁的治疗，朱丹溪以顺气为主，创制了名方越鞠丸。

叶天士对于郁证病因的认识，是以《内经》的理论为基础，旁参朱丹溪等诸家学说，承先启后地丰富了有关郁证的病因病机学说。叶天士对郁证的认识，分为外感和内伤两类。华岫云在郁证门总结说："天地且有郁，而况于人乎。故六气著人，皆能郁而致病。……总之邪不解散即谓之郁，此外感六气而成者也。"对内伤之郁总结说："今所辑者，七情之郁居多。如思伤脾，怒伤肝之类是也，其原总由于心，因情志不遂，则郁而成病矣。"叶天士认为，郁则气滞，气滞久则必化热，热郁则津液耗而不流，气滞久则必化热，热郁则津液耗而不流，升降之机失度。初上气分，久延血分，延及郁劳沉疴。所选方剂也不仅仅局限于越鞠丸。郁损心阳用妙香散，心下痞结用泻心汤，肝郁脾虚用逍遥散，延及血分瘀滞用旋覆花汤，伤阴、痰结、郁热治法各不相同。可见，叶天士对郁证的治法，有对朱丹溪六郁学说的继承之处，但也有自己的发挥和创新之处。

另外，朱丹溪倡导"阳常有余，阴常不足"学说，创相火病机论，创立"六郁学说"，首开治疗郁证之先河。其强调和重视情志在发病中的作用，为情志类疾病的认识和辨证论治，提出了开创性的理论和方法，也为后世对此类疾病的诊治提供了一定的理论依据和实践经验。在郁证的治疗过程中，情志因素是极其重要的一个方面，调节情志是治疗郁证的重要手段。叶天士对于郁证的治疗，不仅在药物治疗上有多种方法，也非常注重情志调节。认为"不知情志之郁，由于隐情曲意不伸，故气之升降开阖枢机不利"，指出"郁证全在病者能移情易性，医者构思巧妙，不重在攻补"，强调情志因素在郁证治疗中的重要作用。

4. 关于滋阴学说

滋阴学说是朱丹溪学术思想中极其重要的理论，反映了他的基本医学思想，对后世医家产生了巨大的影响。朱丹溪在阴虚火旺证的治疗上，对于阴精虚而火动者，以大补阴丸为代表方。对于阴血虚而火动者，朱丹溪用四物汤加黄柏主治，认为此方乃"补阴降火"之妙剂，对明清不少医家有深远影响。截至朱丹溪的时代，"滋阴"一直是治则治法范畴的普通概念，尚未出现真正意义上的"滋阴学说"。朱丹溪是中医滋阴学说的创立者。

对此，叶天士也有继承并发扬。叶天士对朱丹溪滋阴学说的继承，主要体现在以大补阴丸、虎潜丸为代表的滋阴潜阳法，强调"下虚者上必实"，涉及多个病种。拓展滋阴学说，主要包括养胃阴法以及温热病伤阴的一系列问题，使用的方剂是以麦门冬汤、复脉汤等方化裁而成。

值得注意的是，由于朱丹溪是金元四大家中最晚出的一位，而且，他的学术思想对其前的刘完素、张从正、李杲三家都分别有继承，所以对于叶天士继承和发展朱丹溪学术思想的方面，与前三位有交叉的地方将不再指出。除此以外还有很多值得挖掘的地方，可待进一步考察。

综上所述，关于叶天士对朱丹溪学术思想的继承与发展，主要提炼出了四方面的内容，包括：①关于中风病的治疗思想，叶天士同朱丹溪一样注重内风的病因病机，但叶天士将内风病机向前发展为"肝阳化风"，论治体系上也更加完善，为后世师法的对象。②对于火热病的论治，叶天士主要继承了朱丹溪治疗湿热病的三焦分消法。③关于郁证的治疗思想方面，叶天士继承其郁证治疗方法，也在郁证的治疗中重视情志因素的调整，对郁证的治疗做出自己的新贡献。④关于朱丹溪创立的滋阴学说，叶天士同样受到了影响，将养阴学说发展至温热病及其他疾病的治疗中又是叶天士的一大贡献。

（六）对张景岳学术思想的继承和发展

张景岳是明代的医学大家，其学术思想对后世医学发展影响颇大，被誉为"医门之柱石"(《医门棒喝·论景岳全书》)。张景岳对阴阳学说具有深刻的认识,认为"阳常不足,阴本无余",谨遵《素问·阴阳应象大论》中"从阴引阳,从阳引阴"的治则,创立以左归丸、右归丸为代表的"阴阳相济"(《类经·五实五虚死》)的治疗大法,针对阴阳虚损疾病能灵活化裁,左右施治。叶天士在治疗虚损病证时谙熟张景岳之法,博采众家之长,融会贯通,进而形成了自己治疗虚损病证的治疗方法。通过分析叶天士在《临证指南医案》中遣方用药的特点,不难发现其对张景岳学术思想的继承与发展。

1. 阳中求阴,补而兼清,配以气药

阴虚者阴液亏耗,阳气不制,忌辛燥苦寒之品,以免助虚阳浮越,又折杀真阳,只可用"纯甘壮水之剂"。但在补阴的同时配以阳药,以柔制刚,让浮越的阳气回归于阴中。正是"善补阴者,必于阳中求阴,则阴得阳升而泉源不竭"。在张景岳的左归丸中有熟地黄、山药、枸杞子、山茱萸、川牛膝、菟丝子、鹿角胶、龟甲胶,药性多为甘、温、平。熟地黄、山茱萸、龟甲胶等益肾滋阴,在一列补阴药中加入鹿角胶、菟丝子以温肾助阳、补益精血,取"阳中求阴"之意。鹿角胶味甘咸,气温,被张景岳称为"善助阴中之阳,最为补阴要药"(《景岳全书·禽兽部》)。

张景岳有言"阴虚多热者,宜补以甘凉",又言"凡阴中有火者,大忌辛温……盖恐阳旺则阴愈消,热增则水益涸耳"。这说明补阴剂除了配伍阳药以从阳引阴之外,还要注意阴虚有火的情况。根据虚火的甚微加减药味,若过度补阳,反有伤阴之虞。同时兼以清补之品,如麦冬、白芍、生地黄之类,甚至可以少佐甘寒的清热药。故张景岳立一阴煎(生地黄、熟地黄、白芍、麦冬、丹参、牛膝、甘草)以治水亏火胜。若火更胜者,用加减一阴煎,去牛膝,加知母、地骨皮以增强清虚火之力。

阴液依赖气的气化作用而生成和转化,补阴时配伍补气的药物,可增

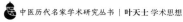

强补阴之效。张景岳在《景岳全书·山草部》中关于人参如是说道："是以阴虚而火不盛者，自当用参为君；若阴虚而火稍盛者，但可用参为佐；若阴虚而火大盛者，则诚有暂忌人参，而惟用纯甘壮水之剂，庶可收功一证，不可不知也。"对于阴虚者不可认为忌用人参，也不可非人参不用，而是应得其两者之中，根据虚火的大小适当用之。

由此可见，张景岳对补阴之法运用纯熟。补真阴益精血，强调顾护阳气，好用甘温甘平之品补虚。但在临证之时并不偏废甘寒、甘凉之品以护阴清热，权衡之下配以补气之药以助阴生。

叶天士颇受此法启发并有所发挥。治疗肾阴虚损时，在熟地黄、杜仲、枸杞子、菟丝子的基础上，扩大了二胶的使用，喜用血肉有情之品，如牛骨髓、羊骨髓、猪骨髓、紫河车、鹿角胶、龟甲胶等；用咸寒之性的秋石以滋阴降火，更甚者加知母、黄柏；遇阴火亢极时，以介类潜阳重镇如生牡蛎、生龙骨之类。此外，无论是肾精外泄抑或肾阳不藏，叶天士认为"大封大固，以蛰藏为要"，故都配伍山药、芡实、五味子、建莲肉等涩敛平补之品。

叶天士深谙脾胃学说，主张培补先后天，兼顾中下焦。用脾肾同治之法，早温肾阳，晚补脾气，指出"阴药中必扶胃气"。如在《临证指南医案·虚劳》吴某案中，叶天士治以"益水源之弱，制火炎之炽"，早服六味丸减牡丹皮、泽泻，加阿胶、龟甲胶、生牡蛎、湖莲肉、秋石以滋阴固涩，潜阳制火。夜服天王补心丹以滋阴清热，宁心安神。此案可见效法张景岳之意，又见叶天士的用药特色。

脾为后天之本，生化气血；肝肾同居下焦，藏血藏精；若虚损日久，脾、肝、肾三脏皆可受损。故叶天士进一步发挥，创立了"平补足三阴"之法。用人参、山药养脾，枸杞子、女贞子补肝，熟地黄、五味子益肾。故其门徒邹滋九称叶天士为"善治虚劳者"，治疗虚损之症时多用"三才、固本、天真、大造等汤，以及平补足三阴，固摄诸法"。

2. 阴中求阳，补而兼暖，配以涩药

阳虚者多寒，忌凉润辛散之品，恐助阴邪下侵，更防伤及真阴，只可用"甘温益火之品"。但在补阳的同时配以阴药，用柔剂补益，让下侵的阴寒回到阳中。"故善补阳者，必于阴中求阳，则阳得阴助而生化无穷"。张景岳的新方右归丸，由《金匮要略》中的肾气丸衍化而来，去了其中三泻之药，加菟丝子、枸杞子、当归、鹿角胶、杜仲补肝肾益精血，使其专致于补。当中大剂量的熟地黄正是用其滋润之性配补一队阳药，以防辛燥伤阴，更是"阴中求阳"之意。

《素问·阴阳应象大论》中提到"壮火散气，少火生气"，故张景岳认为需用"阳和之火"以生万物，"阳虚者宜补而兼暖"。张景岳好用附子、肉桂、杜仲、鹿角胶、肉苁蓉、菟丝子等温热之剂，同时也十分注意避免用药太过刚燥。如在右归丸中虽加大了温肾阳补精血之力，但在温补之余不忘用枸杞子、熟地黄以制"壮火"。

《素问·六节藏象论》中指出："肾主蛰，封藏之本，精之处也。"精藏于肾中有赖肾的封藏作用。肾阳虚时，封藏失施，可见小便失约、精关不固。故补阳时需配以收涩之药，以固摄下元。在右归丸的加减中有："如阳虚精滑，加补骨脂酒炒三两""如肾泻不止，加北五味子三两，肉豆蔻三两"。可以看出，张景岳在补阳剂中配伍收涩药，以治精亏滑脱之证，更助补益之功。

张景岳重视阳气，长于温补，对温热药的度量炉火纯青，擅用阴药化阳制火，涩药敛精生阴，实为温补学派的一代宗师。

叶天士承张景岳之法，补阳时配以补阴与固涩之品。对元阳虚损、阴阳两虚者多结合奇经八脉思想辨证施治，用血肉有情之品温补奇经，如鹿角霜、鹿角胶、鹿茸、紫河车、雄羊肾等，根据药物的归经与奇经八脉的

特性治则有异（具体可参见本书相应篇章）。叶天士认为肉桂、附子性质刚慓雄烈而少用，恐其劫阴精，

喜用柔剂阳药温补肾阳，如肉苁蓉、巴戟天、菟丝子、杜仲。

青囊斑龙丸温补元阳，补精填髓。叶天士常以此方化裁施治。该方由鹿角胶、鹿角霜、菟丝子、柏子仁、熟地黄、茯苓、补骨脂组成。叶天士认为："鹿霜通督脉之气；鹿胶补肾脉之血；骨脂独入命门，以收散越阳气；柏子凉心以益肾；熟地味厚以填肾；菟丝子就少阴以升气固精；重用茯苓淡渗。"此方质地温润，阳中有阴，气血双补，肾精同固，淡渗收敛。张景岳也对此方赞誉有加："此药固本保元，生精养血，培复天真，大补虚损……真王道奇品之方，功难尽述也。"

3. 善用熟地，不拘内外

世人皆知张景岳擅用熟地黄，誉其为"张熟地"，殊不知叶天士也是一位好用、善用熟地黄之人。在《临证指南医案》中使用熟地者有200余例，涉及近40种病证。

张景岳认为，熟地黄"能补五脏之真阴，而又于多血之脏最为要得，实精血形质第一品纯厚之药""诸治之阴血虚者非熟地不可"。可见五脏阴亏，阴虚血虚之证皆可用熟地黄补血滋阴，益精填髓。叶天士在《临证指南医案·虚劳》中使用熟地黄的次数接近三分之一，肾阴亏虚和肾阳虚衰时皆可使用熟地黄，以滋补肾阴，阴中求阳。又熟地黄性味甘温，入肝、肾两经，叶天士在治疗吐血、便血、衄血等失血之证时，若延及肝肾导致精血亏虚，必用熟地黄。

熟地黄之性甘厚，若遇痰饮病，世人畏其滞腻令痰饮不化，故忌用熟地黄。而张景岳认为"脾主湿，湿动则为痰；肾主水，水泛亦为痰""痰之化无不在脾，而痰之本无不在肾"。痰饮是由脾肾虚弱，运化无力，水湿泛滥而成。所以"治痰者求其本，痰无不清"，为治本立金水六君煎以滋肾健

脾化痰。在此法的提示下，叶天士在治疗痰、饮及喘证时，对老年性咳痰，肾虚有痰，肺实肾虚，痰证治疗后期阴虚者灵活使用熟地黄。

这种运用熟地黄来滋阴填精补血的方法，叶天士匠心独运地将其应用在温热病后期。如《临证指南医案·温热》中丁案，患者到后期时"气分之热稍平。日久胃津消乏。不饥不欲纳食"。此时切忌辛香燥烈破气之药，用张景岳的玉女煎以清胃滋阴，用大量的熟地黄配伍生石膏以滋肾水清胃火，疗效颇佳。

无论是内伤杂病，抑或是外感温病，只要是存在阴伤或精血不足的病机，叶天士从治本入手，宗张景岳"凡欲治病者，必以形体为主；欲治形者，必以精血为先"之训。

二、学术特色

（一）温病理论

温病病名最早见于战国时期的《内经》，到隋唐时期，温病皆隶属于伤寒范围，经过宋金元时期的发展，温病始脱离伤寒，至明清时期才逐步形成完整的理论体系和诊治方法。叶天士对温病理论的形成有重大贡献，是温病学的奠基者和集大成者，他辨明了温病与伤寒之异，系统阐述了温病的发生发展规律，创立了卫气营血辨证体系，确立了温病治疗大法，丰富了温病诊断学内容，并且论述了妇人温病与小儿温病的证治特点。

1. 阐明温病病因病机

叶天士通过临床实践，在《温热论》中总结性地提出"温邪上受，首先犯肺，逆传心包"，阐明温病的病因是温邪，感邪途径是从口鼻而入，传变则表现为病邪首先犯肺，然后顺传气分或逆传心包。此条被后世誉为温病大纲，从而使温病从伤寒体系中彻底分离出来，形成了独立的医学体系。

（1）温病病因

对于温病病因，自《内经》提出"冬伤于寒，春必病温"以来，历代医家多认为寒邪是其病因，是"伏寒化温"而导致温病。叶天士则明确提出温病的病因是温邪，这里所谓的温邪是一个广泛的抽象概念，既包括风热病邪、暑热病邪、燥热病邪等温热类病邪，也包括湿热病邪、暑湿病邪等湿热类病邪。叶天士提出的温邪概念，受到了吴又可《温疫论》的启发，吸取了"杂气学说"的一些成就，温邪实质是代表着一类特异的致病因素，但与"杂气学说"不同的是，温邪突出了温病病因的温热性质，而不只是体现病因的特异性。

（2）温病发病

对于温病发病，自张仲景《伤寒论》后，历代医家均以伤寒六经辨证为纲领，认为寒邪从皮毛而入，化热入里后从足太阳膀胱经开始传变。叶天士提出温邪侵袭人体是通过"上受"，也就是病邪从口鼻而入，并且从手太阴肺开始传变入里。肺居上焦，开窍于鼻，外合皮毛而主一身之表，故温邪侵袭多犯肺而出现肺卫表证，正如叶天士在《眉寿堂方案选存》中指出："而温邪感触，气从口鼻直走膜原中道。盖伤寒阳证，邪是太阳传及。至于春温夏热，鼻受气则肺受病，口入之气，竟由脘中，所以原有手经见症，不比伤寒足六经病也。"

（3）温病传变

温病传变不同于伤寒的六经传变，《临证指南医案》中指出："夫温热时疠，上行气分，而渐及于血分，非如伤寒足六经，顺传经络者。"温病初起邪犯肺卫后，如果治疗及时得当可外解，如邪不外解，则有顺传和逆传两种趋势。病邪由肺卫直接内陷心包，出现神昏谵语等神志异常的危重证候，称为"逆传心包"。而逆传是相对顺传而言，病邪按病位由浅到深、病情由轻到重的规律，由卫分传入气分、由气分传入营分、由营分传入血分，即为顺传。叶天士还指出了温病与伤寒在表时传变速度的差异，"伤寒之邪留恋在表，然后化热入里，温病则热变最速"，即伤寒化热传变慢，温病化热传变快。寒为阴邪，其性收引，易伤阳气，寒邪留恋在表郁阻卫阳，必待郁而化热后才逐渐内传，故化热传变的过程较长；而温为阳邪，其性属热，初起即为表热证，容易内传形成里热证，传变较快。

2. 创立温病辨证体系

（1）创立卫气营血辨证

卫气营血理论源远流长，首见于《内经》，主要概括了卫气营血的生理功能，并且对其划分了内外浅深的界限；继见于《伤寒论》，张仲景运用卫气营血理论阐述了疾病的病理变化和病变现象。叶天士立论于《内经》《伤寒论》，在前人论述卫气营血的基础上，创立了卫气营血辨证纲领，在《温热论》中指出："卫之后方言气，营之后方言血。"把温病的发生发展过程按卫、气、营、血划分为四个阶段，以揭示病变浅深、轻重层次，阐明了温病发展过程中的病理变化，揭示了温病传变的一般规律，使温病学形成了一个比较完整的辨证体系。

卫分证是温邪初袭阶段，病变层次最浅，病情较轻，持续时间较短。温病初起，温邪从口鼻而入犯肺，即"温邪上受，首先犯肺"，而《温热论》指出"肺主气属卫""肺主气，其合皮毛，故云在表"，叶天士把这种温邪郁于肺卫而出现的一系列肺卫病变称为卫分证。证候特征是发热，微恶风寒，无汗或少汗，咳嗽，口微渴，舌边尖红，苔薄白，脉浮数等。由于温邪郁阻于肺卫，卫气与邪气抗争，所以发热，微恶风寒；卫气被遏，腠理郁闭，可见无汗；肺气失宣，可见咳嗽；同时温为阳邪，易伤阴液，也可见口微渴等津伤之象。

气分证是热邪亢盛、邪正剧争阶段，病情复杂多变，持续时间长。气分证是温病过程中由于邪热入里后影响气的功能活动所导致的一类病证，病变范围较广，凡温邪不在卫分、又未传入营血分者皆属气分。证候特征是壮热，不恶寒，汗多，口渴，苔黄等。正邪抗争，里热蒸腾，故见壮热、不恶寒；温邪入里，里热亢盛，迫其津液外泄而汗多；热炽津伤而口渴；气分热炽，舌苔由白转黄。

营分证较气分证深，较血分证浅，一般见于温病极期或后期，多为危重阶段。营分证是热邪炽盛、劫灼营阴、扰乱心神所致证候。证候特征是身热夜甚，口干反不甚渴饮，心烦不寐，时有谵语，斑疹隐隐，舌质红绛，脉细数等。热灼营阴，而见身热夜甚，脉细数；营热蒸腾，则口干不甚渴饮，舌质红绛；热扰心神，而见神志异常，轻则心烦不寐，甚则时有谵语；热窜血络，则出现斑疹隐隐。

血分证最深，多出现于温病的极期或末期，病多危重。血分证是指温邪深入血分，引起耗血、动血的一类证候，临床上以出血、神志异常为特点。血分热毒过盛，血络损伤，离经妄行，形成多部位、多窍道急性出血，如吐血、咯血、衄血、尿血、便血、斑疹等；瘀热扰乱心神，则见严重神志异常，如躁扰不安、神昏谵语等。

（2）奠定三焦辨证基础

三焦理论起源于《内经》《难经》。三焦是人体五脏六腑之一，是人体气化的通路，可将人体划分为上、中、下三个部位。汉代张仲景所述三焦的概念开始涉及三焦病理变化。三焦辨证理论则发展于温病学派，完善于吴鞠通的《温病条辨》。

叶天士在创立卫气营血辨证体系、阐明温病病机的同时，论述了三焦所属脏腑病机的变化及三焦分消的治疗方法。他在《临证指南医案》中指出"凡伤寒必究六经，伏气须明三焦""邪气分布，营卫皆受，上中下三焦交病""开上郁，佐中运，利肠间，亦是宣通三焦也"。他在《眉寿堂方案选存》中说"冬病风寒，必究六经；夏暑温热，须推三焦，河间创于宣明论中，非吾臆说也""盖滋清阴药，能救阴液，并能驱逐热邪之深伏。上焦如雾，滑石之甘淡以驱之；中焦如沤，石膏之甘辛寒以清之；下焦如渎，寒水石之甘咸寒以泄之"。他在《幼科要略》中则有更为详细的叙述："须分三焦受邪孰多，或兼别病累瘥，须细体认。上焦药用辛凉，中焦药用苦辛寒，下焦药用咸寒。上焦药，气味宜轻，以肺主气，皮毛属肺之合，外邪宜辛胜，里甚宜苦胜，若不烦渴，病日多邪郁不清，可淡渗以泄气分。中焦药，痧火在中，为阳明燥化，多气多血，用药气味苦寒为宜，若日多胃津消烁，苦则助燥劫津，甘寒宜用。下焦药，咸苦为主，若热毒下注成利，不必咸以软坚，但取苦味坚阴燥湿。"

可见，叶天士虽然没有明确提出三焦辨证的概念，但在辨证中非常重视三焦理论，这些论述为后来吴鞠通创立三焦辨证奠定了基础。

3. 确立温病治则治法

（1）卫气营血治疗法则

叶天士在《温热论》中，确立了温病卫气营血四个阶段的治疗大法，指出"大凡看法，卫之后方言气，营之后方言血。在卫汗之可也，到气才可清气，入营犹可透热转气……入血就恐耗血动血，直须凉血散血……否则前后不循缓急之法，虑其动手便错"。不但确立了卫气营血各阶段的治疗原则，并且明确了治疗顺序，使温病的临床治疗更加完善。

卫分证治以辛凉透表。叶天士指出"在卫汗之可也"。温热邪气在卫分阶段的治疗原则是"汗之可也"。所谓"汗之"，并非是指辛温解表发汗，结合叶天士在《温热论》第2条中所说"温邪则热变最速，未传心包，邪尚在肺，肺主气，其合皮毛，故云在表。在表初用辛凉轻剂，挟风则加入薄荷、牛蒡之属"可知，"汗之"是指通过辛凉清肺、轻清宣透之法，以使肺卫开达，气机畅通，郁热宣透，则自然微微汗出，热邪随汗而解。可理解为用辛凉解表的方法"使之汗出"。正如华岫云注释所说"辛凉开肺便是汗剂"。"可也"是指汗法只适用于卫分证，如邪已进入气分或陷入营血分，皆不可再用辛凉解表法。叶天士在《临证指南医案》中，治疗风温卫分证时也明确提出使用辛凉轻剂，忌用辛温之品。如"风为天之阳气，温乃化热之邪，两阳熏灼，先伤上焦……头胀、汗出、身热、咳嗽，必然并见，当以辛凉轻剂，清鲜为先，大忌辛温消散，劫烁清津"，在用药方面"首用辛凉，清肃上焦，如薄荷、连翘、牛子、象贝、桑叶、沙参、栀皮、蒌皮、花粉等"。

气分证清气泄热。叶天士指出"到气才可清气"。"才可"是针对治疗阶段而言，强调邪在卫分阶段不可清气，不能早投寒凉清气之品，须在温邪确实入气分后才能用之。邪尚在卫表时，若误用寒凉等清气之品，会造成寒凉遏邪，不利于表邪透散。气分证以里热炽盛为特点，叶天士根据《内经》"热者寒之"的原则提出治疗大法为"清气"。气分证病变范围较广，因此在运用清气法时要针对邪气所在部位，选用相应寒凉药物清泄里热。

营分证治以清营透热。叶天士指出"入营犹可透热转气"。"入营"是针对邪热入营分而消耗血中津液的阶段。此阶段的治疗法则是"透热转气"，主要强调"透"字，意指使用轻清宣透气分之品。但营分证的治疗不只是透热转气，参照叶天士在《温热论》第4条中所说"营分受邪，则血液受劫，心神不安，夜甚无寐，或斑点隐隐，即撤去气药，如从风热陷入者，用犀角、竹叶之属；如从湿热陷入者，犀角、花露之品，参入凉血清热方中"。叶天士治疗营分证的法则，是在清营凉血的基础上加入透热转气之品，即清营透热。

血分证治以凉血散血。叶天士指出"入血就恐耗血动血，直须凉血散血"。入血是指病邪深入血分，是温病的深重阶段，叶天士以"就恐耗血动血"强调了血分证的严重性。"动血"是指热邪鼓动血液，迫血妄行，并且灼伤血络，使血溢出脉外，造成人体各部位的出血；而"耗血"则说明血分证不是单纯的热证和实证，其具有阴血不足的虚证一面，实际上是虚实夹杂之证。血分证的治疗法则是凉血散血，并没有针对耗血的虚证提出补血养血。这是由于耗血为热邪炽盛所致，单用补养之品不但不能清除热邪，反而会滋腻恋邪；而使用甘寒凉血之品，不仅可以清热保津，还兼有养阴生津之效。实际是寓养阴于凉血之中，即寓补于清，如叶天士所举药物中的生地黄，不仅清热凉血，而且能养阴生津。散血是针对瘀血的治疗，血分证的瘀血一方面是由于热邪灼伤脉络，迫血妄行，造成瘀血阻滞；另一方面是由于热邪耗伤津液，使血液黏滞而瘀于脉中。在凉血止血的同时散血行瘀，达到止血而不留瘀的目的。

（2）温病养阴治疗思想

温病易消烁阴液，故在温病的治疗中，滋养阴液是重要法则。对于温病的养阴治疗思想，叶天士在《温热论》提出"救阴不在血，而在津与汗"，明确了温病救阴与内伤杂病不同。温病的养阴不在于滋补阴血，而在于滋养津液和防止汗泄过多。

温病的伤阴，多表现为肺阴、胃津、肾液三方面，正如《临证指南医案》中所述："风温干肺化燥""邪烁肺阴""秋暑燥气上受，先干于肺"，《温热论》中所说"热邪不燥胃津，必耗肾液"。在治疗上，叶天士提出用甘寒濡润之品以养胃阴为主，如沙参、天花粉、麦冬、玉竹、梨汁、蔗浆之属；救肺阴主以辛凉甘润，配以甘寒之品；滋肾液则主以咸寒柔润，亦要配入甘寒之品。

（3）温病透邪治疗思想

温病是由感受温邪所致，叶天士强调在治疗温病时要透邪外出，给邪以出路，这一治疗思想在卫气营血各阶段的治疗中均有体现。

卫分阶段，叶天士指出"在卫汗之可也""在表初用辛凉轻剂，挟风则

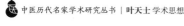

加入薄荷、牛蒡之属……透风于热外"，即是取轻清宣透之品清宣肺卫，透邪外出。

气分阶段，叶天士指出"若其邪始终在气分流连者，可冀其战汗透邪，法宜益胃""再黄苔不甚厚而滑者，热未伤津，犹可清热透表"，即说明邪在气分，可通过清气生津，宣通气机之法，使气分邪热向外透达，从表而解。

营分阶段，治疗大法中"入营犹可透热转气"，即是清营透热之意，用清营泄热之药，配以轻清凉透之品，使郁闭营血之邪热透出气分而解。

血分阶段，热邪迫血妄行，瘀热互结，阻滞气机，可见斑疹密布，叶天士提出"急急透斑为要"，即在清热凉血的同时配以宣通气机之品，使热不与血结，从而达到凉血散瘀透邪的目的。

（4）温病祛湿治疗思想

①温热湿热分别论治

叶天士在《温热论》中，把温病在表阶段分为"挟风""挟湿"两类，这种分类把温病分为温热类和湿热类。对于挟风的温热类温病，提出"透风于热外"的治法，加入"薄荷、牛蒡之属"，使风邪外解；对于挟湿的湿热类温病，提出"渗湿于热下"的治法，加入"芦根、滑石之流"，使湿邪下泄，从而达到风邪、湿邪不与温邪搏结，温邪孤立，病邪解除的目的。

②同时关注里湿外湿

叶天士强调湿邪为患有里湿、外湿之分。在《温热论》中指出："又有酒客里湿素盛，外邪入里，里湿为合。在阳旺之躯，胃湿恒多；在阴盛之体，脾湿亦不少。"对于内湿，多因嗜酒或饮食生冷而造成脾阳受损，脾胃功能失常所致。《临证指南医案》中指出"湿从内生者"是由于"其人膏粱酒醴过度，或嗜饮茶汤太多，或食生冷瓜果及甜腻之物"，还提出"嗜酒必挟湿凝阻其气""酒客湿胜""酒肉之湿助热""酒客中虚""酒客里湿素盛"。对于外湿，是因感受湿热病邪引起，尤其是气候炎热而潮湿的长夏季节，最易感受湿热邪气引起湿热病。正如《临证指南医案》所说："湿为重浊有质之邪气""时令湿热之气""长夏外受暑湿"，并且提出"暑必挟湿"的观点。总之，叶天士认为湿热病是由于"外邪入里，里湿为合"而导致，在治疗过程中，祛除外入湿热病邪的同时要注重调理脾胃功能，消除内在湿邪。

③祛湿须要注重通阳

叶天士治疗温病挟湿提出要顾护阳气，在《温热论》中说："且吾吴湿邪害人最广，如面色白者，须要顾其阳气，湿胜则阳微也，法应清凉，然到十分之六七，即不可过于寒凉，恐成功反弃，何以故耶？湿热一去，阳亦衰微也。"湿为阴邪，易伤阳气，同时由于患者体质等原因，往往更易伤人体阳气，故在治疗湿热类温病时不可过用寒凉，以免寒凉之药再伤阳气，出现湿胜阳微之证。叶天士提出了湿热病通阳的方法："热病救阴犹易，通阳最难……通阳不在温，而在利小便，然较之杂证，则有不同也。"通阳是针对阳气亏虚和阳气郁阻两个方面，阳气的亏虚或郁阻会导致气化不行，则湿邪难祛。因此通阳即宣畅气机，使气化则湿亦化，小便通利则湿浊外泄而阳气外达，是故"通阳不在温，而在利小便"。

④湿滞三焦分消走泄

叶天士在《温热论》中说："再论气病有不传血分，而邪留三焦，亦如伤寒中少阳病也。彼则和解表里之半，此则分消上下之势，随证变法，如近时杏、朴、苓等类，或如温胆汤之走泄。"此条论述了湿热邪气未传入营血分而留滞三焦气分的治法是"分消上下之势"，即分消走泄法，并且列举了具体用药。湿热以脾胃为中心弥漫三焦，阻遏气机，导致三焦气机不畅，气化不行，水道不通。分消是指运用宣上、畅中、渗下的药物使三焦湿热按上、中、下分道而消。上焦用杏仁等辛香芳化、轻清宣透之品，使肺气开通，称为宣上；中焦用厚朴等苦温燥湿、辛温开郁之品，使湿从燥化，称为畅中；下焦用茯苓等淡渗利湿之品，使湿从小便而去，称为渗下。

走泄是指宣畅气机，使气行则湿化，从而达到行气祛湿的目的。正如《临证指南医案》中所说："若湿阻上焦者，用开肺气，佐淡渗通膀胱，是即启上闸，开支河，导水势下行之理也。若脾阳不运，湿滞中焦者，用术、朴、姜、半之属，以温运之。以苓、泽、腹皮、滑石等渗泄之，亦犹低洼湿处，必得烈日晒之，或以刚燥之土培之，或开沟渠以泄之耳。其用药总以苦辛寒治湿热，以苦辛温治寒湿，概以淡渗佐之。"

　　⑤湿热里结下之宜轻

　　叶天士在《温热论》中说："再论三焦不得从外解，必致成里结。里结于何？在阳明胃与肠也。亦须用下法，不可以气血之分，就不可下也。但伤寒邪热在里，劫烁津液，下之宜猛；此多湿邪内搏，下之宜轻。伤寒大便溏为邪已尽，不可再下；湿温病大便溏为邪未尽，必大便硬，慎不可再攻也，以粪燥为无湿矣。"他指出湿热病邪在三焦气分未得外解，而里结于阳明胃肠之证，须用下法，但是不能像伤寒阳明腑实证一样峻下热结，宜用苦寒重剂猛攻急下。湿热里结之证，是由于湿热夹食滞于胃肠所致，湿性黏滞不易速除，且湿为阴邪易伤阳气，用重剂猛攻急下不但不能去除，反而会损伤脾胃之阳，故宜以轻下、缓下、频下。攻下之力缓而不伤正气，连续服药使溏便频下而湿热尽除。

4. 丰富温病诊断方法

　　叶天士在总结前人经验的基础上，在其医案和论著中系统论述了温病的诊法，并且创新性地提出了许多新的诊法，从而使温病诊断学的内容更为系统和完善。在《温热论》37条原文中，有关温病诊法的内容占据了全文的三分之二，其中，论述舌诊的有15条，论述验齿的有4条，论述斑疹的有4条，论述白㾦的有1条。叶天士在论述诊法的同时，还指出了一些病证的治则治法，形成了一定的辨治纲要，对于温病许多病证的诊断和治疗都具有重要的指导意义。

（1）辨舌诊法

①辨舌之润燥定津液存亡

温病易伤人体津液，叶天士注重辨舌之润燥，以确定津液损伤程度。舌润泽者是津液未伤，舌干燥者为津液已伤，其中苔干者为热重伤津，尚可救治；质枯者为阴液耗竭，多难获救。就舌苔而言，白苔薄而干是表邪未解而肺津已伤；白苔厚而干为胃燥气伤；黄苔若不甚厚而滑者为热未伤津，可清热透表；黄苔若虽薄而干者为邪虽祛而津受伤，宜用甘寒轻剂；黑苔而干者为津枯火炽，宜泻南补北；黑苔若燥而中心厚为土燥水竭，宜以咸苦下之。就舌质而言，舌淡红无色或干而色不荣者，是胃津伤而气无化液；舌绛望之若干，手扪之原有津液，此乃是津液受伤，而湿热之邪未祛，将欲酿成痰浊而蒙蔽心包，舌绛而光亮是胃阴衰亡，舌心干绛是胃经热盛，心营被灼，舌干绛扩展至舌尖，是心胃热毒更盛，津液受劫；舌绛而不鲜，干枯而痿为肾阴耗竭。就病程而言，温病初起舌干燥是阴津素亏；温病后期舌紫而干晦为下焦肝肾真阴已竭。

②辨舌之颜色定病邪深浅

病邪在卫分、气分，舌色不绛；如病邪已入营，在营分、血分，舌色必绛。叶天士说："再论其热传营，舌色必绛，绛，深红色也。初传绛色中兼黄白色，此气分之邪未尽也，泄卫透营，两和可也。"

③辨舌之形态定邪正虚实

若舌黑滑而见短缩者，是肾气衰竭所致，为虚证。若舌绛欲伸出口而抵齿难骤伸，是热邪亢盛、内风欲动而痰阻舌根所致，为实证。舌不缩而硬，且牙关咬定难开，此为风痰阻络或热盛动风而致，为实证。舌体肿胀多为实证，如"再有神情清爽，舌胀大不能出口者，此脾湿胃热，郁极化风，而毒延口也""紫而肿大者，乃酒毒冲心"。

（2）验齿诊法

叶天士在《温热论》中指出："温热之病，看舌之后亦须验齿，齿为肾之余，龈为胃之络，热邪不燥胃津必耗肾液。"可见齿与龈在脏腑经络分属上为肾与胃，齿龈病变与肾、胃密切相关。

①验牙齿之润燥

牙齿干燥是由于津液不足或津液不能上承，牙齿失于濡润所致。若牙齿光燥如石，但仍有光泽，为胃热津伤之象，若见于温病初起，而伴有恶寒无汗，则为卫表闭郁而津液不布所致，治宜辛凉透表；若牙齿燥如枯骨，没有光泽，为肾阴枯竭，病情危重；若牙齿上半截润而下半截燥，为肾水下亏而心火上炎，治宜清心火滋肾水。

②验牙龈之出血

牙龈出血即牙衄、齿衄、龈衄、牙宣。多因阳明胃热上攻动血，或肾阴耗伤虚火上炎动血所致。若出血而痛，结瓣后色紫如干漆，此为阳血，是胃火冲激所致，治宜清泻养胃。若出血不痛，结瓣后色黄如酱瓣，此为阴血，是肾水亏虚，虚火上炎所致，治宜滋阴潜阳。

③验齿龈之垢浊

若齿龈部垢浊如灰糕样，为胃气衰竭，津气俱亡，湿浊上泛之象，预后不良。如齿焦无垢，则为肾阴衰竭，预后不良；若齿焦有垢，属胃热炽盛，劫烁肾阴，但气津未竭，可与玉女煎清胃救肾。

④验咬牙与啮齿

咬牙啮齿若同时存在，多属热盛动风之痉病；若咬牙而不啮齿，多属胃热之气走窜经络；若咬牙而脉证衰者，是胃气不足而筋脉失养之故；若咬紧牙关难开者，为风痰阻络或热盛动风之痉病。

（3）斑疹辨治

斑疹是温病过程中在肌肤上出现的红色皮疹，叶天士在《温热论》中对斑疹进行了较为详尽的论述,《临证指南医案》中的有关病案也有对其辨治内容的补充,辨斑疹被列为温病四大特色诊法之一。

①斑疹形态有异

斑属出血性,压之不褪色,《温热论》云:"凡斑疹初见,须用纸捻照看胸背两胁,点大而在皮肤之上者为斑。"《临证指南医案》补充为:"有触目之色,而无碍手之质,即稠如锦纹,稀如蚊迹之象也。"疹属充血性,压之不褪色,《温热论》云:"或云头隐隐,或屑如小粒者为疹。"《临证指南医案》补充为:"痧者,疹之通称,有头粒而如粟象。"

②斑疹病机有别

斑大多为阳明胃热内迫血分外溢肌肤所致,即所谓阳斑,病变较疹深重;疹多是由于风热犯肺波及血络所致,属于气分,病变较斑轻浅。《温热论》谓:"斑属血者恒多,疹属气者不少。"叶天士提出斑并非都由温热所致,也有属虚寒者。虚寒发斑特点为斑点淡红色,并见四肢清冷,口不甚渴,称为虚斑;阴寒内盛,格阳于上也可发斑,特点是仅胸前微见数点,并见下利清谷,面赤足冷,称为阴斑。

③斑疹顺逆判定

斑疹外发说明邪热有外达之机,但若斑疹外发过多过密,则说明营血分热毒较盛,故叶天士提出"斑疹皆是邪气外露之象""宜见而不宜见多"。斑疹透发时病情有顺逆之分,可以从色泽、形态、分布、脉证等情况判定。斑色红为胃热内迫营血,色紫为热势加深,色黑为热毒已极之危证。斑色紫而点小,属心包热盛之重证;斑色紫而点大,属胃热炽盛;夹斑带疹者,属于热毒盛于气营血分,亦属重证。斑色黑而光亮,属热毒深重但尚能抗邪外出;黑而晦暗,属热毒极重而正不胜邪,预后不良;黑而隐隐且旁呈赤色,属邪毒郁伏不能外达。阳斑发出,热势下降,神情清爽者为邪热外达之外解里和佳象,预后良好。若斑出而热不解,或神志昏愦、肢厥、脉

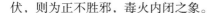

伏，则为正不胜邪，毒火内闭之象。

④斑疹辨证施治

叶天士以辛凉之法轻清宣透太阴风热，并辅以清热凉血活血治疗风温发疹。治疗温热发斑，提出"急急透斑为要"，即清热凉血透斑之法，以犀角、羚羊角、生地黄等清营凉血药为主。对于邪热较浅的营分证，加金银花、连翘、竹叶等透热转气；对于邪热较深的血分证，加牡丹皮、赤芍等凉血活血；兼热毒壅滞而烦躁、大便不通者，加人中黄、金汁等泻火解毒；肾水素亏体质者，加玄参、龟甲等滋养肾阴；兼有湿邪者，加山栀子、滑石、石菖蒲等清热祛湿；素有瘀伤宿血而舌质紫暗潮湿者，加琥珀、丹参、桃仁等活血散血。对斑出而热不解属于"胃津亡"者，宜以甘寒之药为主，重则用玉女煎，轻则用梨皮、蔗浆之类；对斑出后见津液内枯，舌绛不鲜、干枯而痿者，宜急以大剂阿胶、鸡子黄、地黄、天冬等咸寒滋肾补阴之品救之。对于素体虚弱、心肾不足而阴凝不解，或服凉药太过，以致变成阴斑者，叶天士提出"此阴盛格阳于上，当温之"。

（4）白㾦辨治

白㾦是见于皮肤表面的细小白色疱疹，形如粟米，内含浆液，是湿热病过程中气分湿热蕴蒸不解，上蒸于肺而外达肌肤，因汗出不畅，致使湿热郁蒸肌腠而成。叶天士在《温热论》中指出："再有一种白㾦，小粒如水晶色者，此湿热伤肺，邪虽出而气液枯也，必得甘药补之。或未至久延，伤及气液，乃湿郁卫分，汗出不彻之故，当理气分之邪，或白如枯骨者多凶，为气液竭也。"白㾦为湿热病邪外达之象，常随身热汗出而透发，治宜清泄气分湿热。邪气虽外解，但气液也会耗伤，因此治宜甘药增补气液。若气液耗伤过重而致白㾦色如枯骨，则病情危重，预后较差。

5. 论述妇人温病证治

叶天士在《温热论》中论述了妇人温病的诊治特点："再妇人病温与男

子同，但多胎前产后，以及经水适来适断。"指出妇人温病与男子的表现及治疗基本相同，但也有特殊，即在胎前、产后、经水适来适断情况下有其独特之处。

（1）胎前病温保护胎元

胎前病温保护胎元，并且要祛除邪气。叶天士指出："大凡胎前病，古人皆以四物加减用之，谓护胎为要，恐来害妊，如热极用井底泥，蓝布浸冷，覆盖腹上等，皆是保护之意，但亦要看其邪之可解处。如血腻之药不灵，又当省察，不可认板法。然须步步保护胎元，恐损正邪陷也。"妊娠期间病温，邪热亢盛可导致胎动不安，治疗过程中应重视保护胎元。古人治疗多用四物汤加减，热势盛时用井底泥或凉水浸泡蓝布覆盖腹部，以局部降温减少邪热对胎元的影响。同时还要全面辨证，从不同途径祛除邪热，即"亦要看其邪之可解处"。如邪在卫表则予以辛凉宣透，里热亢盛则予以清泄里热。在使用养血和血、滋腻补益之药不见效时，更应详加审察，不可一味滥用，非但不能祛除病邪，反易恋邪滞病，造成病情危重，即"不可认板法"。

（2）产后病温慎用苦寒

产后病温慎用苦寒，并且注意勿犯下焦。产后阴血耗损，阳气不足，历代医家有"胎前宜凉，产后宜温"之说，而苦寒之品会化燥伤阴，还会攻伐阳气，故产后慎用苦寒。但慎用并非禁用。产后病温，若温热邪气在上焦、中焦，可根据病情需要稍佐苦寒之品祛除热邪。在治疗过程中时时注重产后为虚弱之体，由于气血耗伤、正气虚弱，温热邪气易内陷致病。但若只顾祛邪而滥用攻伐，会使正气更虚；若只顾补虚扶正，又易使邪恋不去，即叶天士所说"实实虚虚之禁"。治疗时还要特别注意"勿犯下焦"，即不能损伤下焦肝肾之阴。

（3）热入血室审证定方

热入血室要审证定方，不能只拘一法。叶天士所指热入血室即指妇人月经来潮之时，或即净之时，体质相对较弱而血室空虚，易感受外邪，而且邪气易乘虚内陷血室形成热入血室证。仲景用小柴胡汤治疗热入血室，正如叶天士所说："仲景立小柴胡汤，提出所陷热邪，以参枣扶胃气，冲脉隶属阳明也。"但小柴胡汤并非通治所用热入血室证，治疗时应根据具体情况审证定方，勿局限于小柴胡汤一种治疗方法。正如《临证指南医案》论及："今人一遇是症，不辨热入之轻重，血室之盈亏，遽与小柴胡汤，贻害必多。"

若热邪陷入，与血相结，可用陶氏小柴胡汤去人参、大枣，以防止甘温补益之品助热留邪，同时加生地黄、桃仁、牡丹皮、犀角等清热凉血、散血祛瘀之品。若肝经血结较甚，见少腹满痛者，轻者刺期门，重者小柴胡汤去人参、大枣、甘草等甘味之药，加延胡索、当归尾、桃仁等活血散瘀之药；夹寒者可加肉桂心等散寒；气滞者可加香附、陈皮、枳壳等理气。

热入血室会出现谵语如狂之象，其与阳明胃实之病不同。热入血室有瘀血内阻，因瘀血为阴柔重浊之性，故经络气血运行不畅，可见身体困重，胁及少腹气滞疼痛，胸背部亦拘束不适，治宜祛邪通络。阳明胃实者，因无瘀血内阻，肢体活动轻便。热入血室为下焦热邪与血相结，往往延久而上逆心包，故而胸中痛，成为血结胸证，可用王海藏之桂枝红花汤加海蛤、桃仁，可有表里上下一齐尽解之效。

6. 论述小儿温病证治

叶天士在《幼科要略》中对小儿温病进行了较为系统的论述，他重视小儿体质特点，认为小儿脏腑娇嫩，易感外邪，并且体属纯阳，易于化热。治疗上主张用药轻灵简练，慎用苦寒等攻伐之品。

（1）脏腑娇嫩易感外邪

叶天士根据小儿脏腑特点，概括了小儿外感病的病因病机。他在《幼科要略》中说："婴儿肌肉柔脆，不耐风寒，六腑五脏气弱，乳汁难化。内外二因之病自多，然有非风寒竟致外感，不停滞已属内伤。"明确指出小儿外感的病因是脏腑娇嫩，易外感六淫邪气。小儿襁褓为稚阴稚阳，稚阴导致内守之力不足，稚阳导致卫外之势不固。正如其言："尝思人在气交之中，春夏地气之升，秋冬天令之降，呼出吸入，与时消息。间有秽浊吸入，即是三焦受邪，过募原直行中道，必发热烦躁。倘幼医但执前药，表散消导，清火通便，病轻或有幸成，病重必然颠覆。钱仲阳云粪履不可近襁褓小儿，余言非无据矣。"

（2）纯阳之体易于化热

叶天士从小儿体质及疾病变化规律出发，观察到小儿纯阳之体，以阳为用，外感六淫后在病变过程中易于化热；并且肾水未充而水火少济，则风木易动，相火不宁，五志动极亦多从热化。其在《幼科要略》中指出"襁褓小儿，体属纯阳，所患热病最多""小儿热病最多者，以体属纯阳。六气著人，气血皆化为热也；饮食不化，蕴蒸于里，亦从热化矣"。小儿脾胃虚弱，乳汁难化，蕴蒸于里，使阳明多气多血之腑不清，肝胆疏泄不畅，少火易郁而化火，此即"饮食停留，郁蒸变热"。

（3）用药轻灵慎用攻伐

叶天士根据小儿"肌肉柔脆""五脏六腑气弱""谷少胃薄"等特点，主张治疗小儿温病宜用药轻灵，在强调祛邪外出的同时，重视顾护脾胃之气，慎用攻伐之品。《幼科要略》中指出："幼稚谷少胃薄，表里苦辛化燥，胃汁已伤。复用大黄大苦沉降丸药，致脾胃阳和伤极，陡变惊痫，莫救者多矣。"并指出"平淡无奇，断不败事""治热当令热去而不冷，治冷当令冷去而不热"。

邪在上焦者，其主张"药气味宜以轻"。若系风热为患，常主以微辛宣泄之品，如"薄荷、连翘、牛蒡、浙贝、沙参、桑叶、栀皮、蒌皮之属"；燥邪为患则"以辛凉甘润之方，气燥自平而愈"，凉燥"只宜葱豉汤，或苏梗、前胡、杏仁、枳、桔之属""慎勿用苦燥，劫灼胃汁"；热燥则只宜辛凉轻剂，即病热厥逆，亦须"大忌风药"。若初病暑热伤气，常用竹叶石膏汤或"清肺轻剂"。对于幼儿冬月受寒，主张"轻则紫苏、防风一二味，身痛用羌活，然不过一剂"，并认为"伤风症亦肺病为多，前、杏、枳、桔之属，辛胜即是汗药，其葱豉汤，乃通用之方。若肢冷寒战，呕吐自痢，或身无热，即从中寒里证"，并强调"小儿肌疏易汗，难任麻桂辛温"。

（二）脾胃学说

脾胃学说是中医理论体系的重要组成部分。从《内经》中提出"五脏六腑皆禀气于胃""人以胃气为本"的脾胃理论，张仲景继承《内经》脾胃理论，将顾护脾胃的学术思想贯穿于六经辨证理论体系之中，故《古今医统大全·张仲景者外感伤寒深知脾胃元气之旨》曰："汉仲景著《伤寒论》，专以外伤为法，其中顾盼脾胃元气之秘，世医鲜有知之者。"《伤寒论》当中蕴含了脾胃分治观、阳明胃腑宜通宜降、时时顾护胃气、脾无阳不运、注意保存胃津、土虚木乘论、胃气资助营卫、药后饮食调摄等理论。易水学派的著名医家李杲著《脾胃论》一书，阐发脾胃的生理、病理及辨证论治法则，倡导补脾胃升清阳泻阴火之法，特色鲜明、疗效卓著。至张仲景《伤寒论》形成其雏形，再到李杲《脾胃论》形成较完整的体系，直至叶天士的补充发挥，形成了完整的中医脾胃学说理论体系。

1. 脾胃分治观

脾胃虽同居中焦，但一脏一腑，一阴一阳，具备表里关系，但功能各有特点，病理表现亦有差异。仲景认为脾胃当分析而论，在《伤寒论》六经辨证中，将其分属阳明和太阴二经。在太阴和阳明病脉证并治篇，首条即以提纲形式揭示出太阴病与阳明病所表现出的虚寒与实热的不同证候。如"太阴之为病，腹满而吐，食不下，自利益甚，时腹自痛""阳明之为病，胃家实是也"。太阴病总的证候特征是脾气虚寒证，治宜温中健脾，宜服"四逆辈"，阳明胃属阳燥之土，其病多表现为热证、实证，采用清下二法，其主方为白虎汤、承气汤之类。

叶天士认为，脾与胃虽同属中土，但其功能有别，喜恶不同，故提出了"胃喜润恶燥"的观点。他指出："太阴湿土，得阳始运，阳明燥土，得阴自安，以脾喜刚燥，胃喜柔润也。""阳土喜柔，偏恶刚燥，若四君、异功等竟是治脾之药。腑宜通即是补，甘濡润，胃气下行亦有效验。"华岫云在评述中讲："今观叶氏之书，始知脾胃当分析而论。盖胃属戊土，脾属己土。戊阳己阴，阴阳之性有别也。脏宜藏，腑宜通，脏腑之体用各殊也。若脾阳不足，胃有寒湿，一脏一腑，皆宜于温燥升运者，自当恪遵东垣之法。若脾阳不亏，胃有燥火，则当遵叶氏养胃阴之法。观其立论云：纳食主胃，运化主脾，脾宜升则健，胃宜降则和。又云：太阴湿土，得阳始运。阳明阳土，得阴自安。以脾喜刚燥，胃喜柔润也。仲景急下存津，其治在胃。东垣大升阳气，其治在脾。"这些论述指出了脾与胃的不同特性，也奠定了叶天士脾胃分治的理论基础。纵观叶天士医案中的脾胃论治受张仲景和李杲影响最大，胃阳虚治以张仲景大半夏汤、附子粳米汤为主，脾阳虚治以附子理中汤、四逆汤，脾虚气陷治以李杲补中益气汤，在加减变化和立法上多取法张仲景之说。

2. 对张仲景顾护胃气思想的继承和发展

张仲景《伤寒论》中，顾护脾胃的思想随处可见。笔者认为胃气不同于胃阳，它本身的属性略偏于阳而藏阴。充实胃气的药物，在张仲景《伤寒论》中首推"参、草、枣"。根据邪正的多寡，或三药同用，或配用其中一二味，灵活多变。《伤寒论》所载112方中，用顾护胃气之药甘草、生姜、大枣中一、二味的方剂就有 69 首，约占 61.6%；同用甘草、生姜、大枣配伍组成的方剂有 28 首，约占 25%。如张仲景《伤寒论》中："伤寒，发汗，若吐，若下，解后，心中痞硬，噫气不除者，旋覆代赭汤主之。"叶天士对此方的理解是："夫噫嗳一症，或伤寒病后，及大病后，多有此症。盖以汗、吐、下后，大邪虽解，胃气弱而不和。三焦因以失职，故清无所归而不升，浊无所纳而不降。是以邪气留连，嗳酸作饱，胸膈不爽，而为心下痞硬，噫气不除。乃胃阳虚而为阴所格阻，阳足则充周流动，不足则胶固格阻矣。仲景立旋覆代赭汤，用人参、甘草养正补虚，姜、枣以和脾养胃，所以安定中州者至矣。更以旋覆花之力，旋转于上，使阴中格阻之阳升而上达。又用代赭石之重镇坠于下，使恋阳留滞之阴，降而下达。然后参甘大枣，可施其补虚之功。而生姜半夏。可奏其开痞之效。而前贤治噫嗳一症，无出仲景右矣。"从以上论述可以看出，叶天士对张仲景顾护脾胃的思想有深刻理解，对于参、草、枣的认识也与张仲景一致。《伤寒论》中，在顾护胃气方面与旋覆代赭汤相类似的方子，还有半夏泻心汤、厚朴生姜甘草半夏人参汤。其中，厚朴生姜甘草半夏人参汤证中，由于出现了"发汗后，腹胀满"的症状，故去大枣。叶天士把握住了张仲景顾护胃气的思想，并且灵活运用，师古而不泥古。如对半夏泻心汤的运用，由于叶天士所治疗的痞满案中涉及中虚的较少，更多的是解决由于湿滞、痰阻、气郁、阳虚浊阴上逆、气火失调等原因导致的中焦痞满，所以去掉滋腻守中的甘草、大枣，而在兼有中虚的病案中保留了人参。而且在保留辛开苦降的半夏、黄芩、黄连、干姜的基础上根据肝虚乘胃、痰热内阻、暑湿伏邪夹食、湿热内阻、阳结阴衰等不同病机随证化裁。

3. 对张仲景脾胃之气资助营卫思想的继承和发展

在《伤寒论》中，体现脾胃之气资助营卫思想的代表方剂，是桂枝汤和小建中汤。如成无己在《注解伤寒论》中指出："生姜味辛温，大枣味甘温，二物为使者，《内经》所谓风淫于内，以甘缓之，以辛散之……姜、枣味辛甘，故能发散，而此又不特专于发散之用，以脾并为胃行其津液，姜、枣之用，专行脾之津液而和荣卫者也。"这里的生姜、大枣，不仅仅体现辛甘发散为阳的规律，而有资助脾胃之气而化生营卫的思想。而对小建中汤的注释中明确指出："建中者，建脾也。《内经》曰：脾欲缓，急食甘以缓之。胶饴、大枣、甘草之甘以缓中也。辛润散也，荣卫不足，润而散之，桂枝、生姜之辛，以行荣卫。"反映了脾气对营卫之气的资助作用。

叶天士在《临证指南医案》中，体现了对张仲景这一思想的继承，在虚劳门、汗门及诸多涉及营卫交损病机的医案中，都使用小建中汤化裁。如治虚劳门汪某案："脉左小右虚，背微寒，肢微冷，痰多微呕，食减不甘。此胃阳已弱，卫气不得拥护。时作微寒微热之状，小便短赤，大便微溏，非实邪矣。当建立中气以维营卫。"在虚损门的评释中，其门人指出："虚损之症，经义最详，其名不一。考内经论五脏之损，治各不同。越人有上损从阳，下损从阴之议。其于针砭所莫治者，调以甘药。金匮遵之而立建中汤，急建其中气，俾饮食增而津血旺，以致充血生精，而复其真元之不足，但用稼穑作甘之本味，而酸辛咸苦在所不用。"这些都体现了叶天士对脾胃之气资助营卫思想的继承和发展。

4. 对张仲景存胃阴思想的继承和发展

《伤寒论》中就体现了张仲景注意保存胃阴的思想，如阳明热盛立白虎汤，方中以石膏、知母清阳明亢盛之热，佐以粳米健脾益胃、生津血，为资养阴津生化之源。再如阳明腑实证，治用三承气汤，其中调胃承气汤中佐以甘草和中，以达护胃存阴之目的。尤其是阳明急下之证，胃津枯竭急用大承气汤，力挽竭阴，充分体现了张仲景顾正护胃之学术观点。

叶天士继承了张仲景的护胃阴思想，而且考虑到李杲补气升阳的治法适用于脾阳不足、气虚下陷证，而对于脾阳不虚、胃有燥火的患者，应该

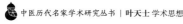

另辟治疗途径。正如《临证指南医案·脾胃》:"故凡遇禀质木火之体,患燥热之症,或病后热伤肺胃津液,以致虚痞不食。舌绛咽干,烦渴不寐,肌燥熇热,便不通爽。此九窍不和,都属胃病也,岂可以芪、术、升、柴治之乎?"于是,叶天士从张仲景麦门冬汤中领悟发挥,创立了胃阴学说。

叶天士的胃阴学说,针对的患者群体是"脾阳不虚,胃有燥火",或病后伤及肺胃之津液,以致虚痞不食、舌绛咽干、烦渴不寐、便不通爽。叶天士强调不宜苦降或苦寒下夺之品,而应以甘平或甘凉濡润之品,以养胃阴,使津液来复,通降自行。其治法和方药脱胎于张仲景的麦门冬汤。

由于麦门冬汤原方治疗的是胃中津液枯竭,虚火上炎犯肺,所以叶天士应用麦门冬汤最多的病症为咳嗽和吐血,占应用麦门冬汤总病例的 90%,而以胃阴虚为主要证候的医案也接近 90%。叶天士在麦门冬汤的基础上加减化裁分别创立了甘凉濡润法、清养胃阴法、滋胃益气法、通降阳明法、金水同治法以及滋水清热法,我们将在后文中详述。

5. 通补阳明法对张仲景脾胃学说的继承和发展

通补阳明法,是叶天士脾胃分治的重要理论之一,其学术地位可与胃阴说相媲美。所谓通补阳明,是指通过补胃气、温胃阳、建中气等手段,治疗胃失和降,达到通降胃气的目的。叶天士通补阳明的思想来源于张仲景的大半夏汤,原方以半夏为主,人参为辅,佐以白蜜之柔润,治疗中虚胃反。叶天士指出"大凡脾阳宜动则运,温补极是,而守中及腻滞皆非,其通腑阳间佐用之",所以去腻滞的白蜜,加茯苓淡渗通阳,这种巧妙的变化使原方变为辛温淡渗的通降之剂,成为叶天士通补阳明的基本方药。

以化裁后的大半夏汤为基本方,《临证指南医案》中又展现出多种变化。典型的变化,如胃阳虚加生姜、姜汁、益智仁;寒凝于胃加川椒通破;热壅于上,故少佐生姜、黄连以泻心;肝木来犯,参入白芍、乌梅以柔之;胃弱肝强,见肝风肝热上扰,加钩藤、霜桑叶清降;胃阴不足,加麦冬、石斛、粳米；脾液外越，去半夏加山药、扁豆、薏苡仁；兼见气逆血瘀，可加桃仁、当归、柏子仁；如肾阳虚衰，可加附子；如督脉虚损，可与鹿茸、补骨脂、巴戟天等药间隔服用。各种变化均切中病机，别开生面。

叶天士在脾胃分治中，还有一个经典的化裁，就是把理中汤和附子理中汤中的白术换成茯苓，这一变化充分反映叶天士脾胃分治和通补阳明的思想，他认为白术是脾药而茯苓是胃药，以茯苓之"走"易白术之"守"，正是阳明宜通降的体现。

6. 对张仲景土虚木乘理论的继承和发展

在《伤寒论》和《金匮要略》中，始终贯穿着张仲景治肝必先安胃的思想。如《金匮要略·脏腑经络先后病脉证并治》中就明确提出："见肝之病，知肝传脾，当先实脾……脾实，则肝自愈。"《伤寒论》："伤寒，阳脉涩，阴脉弦，法当腹中急痛，先与小建中汤，不瘥者，与小柴胡汤主之。"在此方中，张仲景先以小建中汤温中健脾，建立中气，重用饴糖，佐以甘草、大枣之甘缓以补中，意在使脾气充实则肝气不犯，重用芍药，与芍药甘草汤同意，缓肝之急，益肝体泻肝用，体现治肝先治脾的思想。如邪仍不解，再以小柴胡汤主之。小柴胡汤本身也是肝胃同治之方，少阳枢机不利，疏泄失常，以柴胡、黄芩解少阳之热，佐以人参、甘草、大枣补中益气，则脾气实，三焦和。再如，柴胡桂枝干姜汤证，既有胸胁满微结、但头汗出等肝气郁证，又有小便不利、渴而不呕的水饮内停之证，用柴胡桂枝干姜汤以柴胡、黄芩和解少阳的同时，用桂枝、干姜温通脾阳以化水饮。此外，吴茱萸汤、乌梅丸等都是肝胃同治的名方。

《临证指南医案》中的肝胃相关理论，也有充分体现。从生理上认为肝体的柔和，肝用的畅达，离不开"中宫敦阜之土气以培之"。从病机上指出"阳明胃土，独挡木火之侵辱""胃土大虚，中无砥柱，俾厥阴风木之威横冲震荡""胃是阳土，以阴为用，木火无制，都系胃汁之枯"等。在治疗

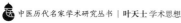

上，胃阳大虚肝逆犯胃证，叶天士多以吴茱萸汤为底方加减；胃阴虚肝木不用因而犯胃，以麦门冬汤加减或酸枣仁汤去川芎加人参滋水平肝；脾阳虚衰，中土不足，用人参、白术、黄芪，或加白芍、乌梅、木瓜，或用理中汤、附子理中汤加白芍；柔肝安胃、清肝安胃、平肝安胃、泻肝安胃等法。这些都是对张仲景学说的继承和发展，对后世影响极深，王旭高治肝之法多本于此。

纵观叶天士的脾胃学说，以继承张仲景学术思想为主，吸收了李杲补脾升阳的理论，结合临床实际，发展创新了新方、新法，明确提出了脾胃分治和清养胃阴的学术观点，为后学者在临床中指明了道路。

（三）阳化内风学说

阳化内风学说，是叶天士对中风病的重要学术贡献。在唐宋以前，对中风多从"外中风邪"论。《灵枢·刺节真邪》："虚风之贼伤人也，其中人也深，不能自去。"《金匮要略·中风历节病脉证并治第五》："夫中风之为病，当半身不遂，或但臂不遂者，此为痹。脉微而数，中风使然。"亦认为中风系"脉络空虚"，外中风邪所致。《诸病源候论·中风候》则认为"由血气偏虚，则腠理开，受于风湿"。治法以侯氏黑散、大小续命汤为主。

到宋金元时期，刘完素提出："平时衣服饮食，安处动止，精魂神志，性情好恶，不循其宜而失其常，久则气变而为病也。或心火暴甚，而肾水衰弱，不能制之，热气怫郁，心神昏冒，则筋骨不用，卒倒而无所知，是为僵仆也。甚则水化制火，热盛生涎，至极则死，微则发过如故，至微者但眩瞑而已，俗云'暗风'。由火甚则制金，不能平木，故风木自甚也。"（《素问玄机原病式·六气为病·火类》）

李杲引《内经》曰："中风者，非外来风邪，乃本气自病也。凡人年逾四旬，气衰者多有此疾。壮岁之际无有也。若肥盛，则间有之，亦形盛气衰如此。"（《医学发明·卷九·中风有三》）此明确否定了关于中风病机的

"风邪外中"之说，强调了发病因素在"内"而不在"外"，"气衰"才是中风发病的主要原因。

朱丹溪又提出：《内经》以下，皆谓外中风邪。然地有南北之殊，不可一途而论。惟刘守真作将息失宜，水不能制火，极是。由今言之，西北二方，亦有真为风所中者，但极少尔。东南之人，多是湿土生痰，痰生热，热生风也。"（《丹溪心法·卷一·中风一》）此明确否定"外中风邪"，认为中风病机是湿痰化热，热甚生风。

至明代张景岳，则明确提出"中风非风"之论，提出"非风"病名。"非风一证，即时人所谓中风证也。""凡病此者，多以素不能慎，或七情内伤，或酒色过度，先伤五脏之真阴，此致病之本也。再或内外劳伤，复有所触，以损一时之元气，或以年力衰迈，气血将离，则积损为颓，此发病之因也。盖其阴亏于前，而阳伤于后，阴陷于下，而阳乏于上，以致阴阳相失，精气不交。"（《景岳全书·杂证谟·非风》）

叶天士继承了前人对中风的认识，结合自身临床经验，创立了"阳化内风说"。叶天士认为，眩晕、耳鸣、心悸、不寐等都与内风有关，是"身中阳气之变动"；而身中阳气之变动，又与厥阴肝木有关；而厥阴肝木的风动，又与其自身及全身脏腑有关。如其门人华岫云总结："肝为风木之脏，因有相火内寄，体阴用阳，其性刚，主动主升，全赖肾水以涵之，血液以濡之。肺金清肃下降之令以平之，中宫敦阜之土气以培之，则刚劲之质得为柔和之体，遂其条达畅茂之性，何病之有？"叶天士对阳化内风的辨证类型有以下几种。

1. 肝肾阴亏，阳亢不潜证治

叶天士对此证的治法是介以潜之，酸以收之，厚味以填之，或用清上实下之法。这是因为叶天士认为"肝为刚脏，非柔润不能调和"，病机是肝肾阴亏，阳亢不潜，治法应以填镇固摄，养肝阴，滋肾水，填精补虚，"攻风劫痰"只能劫夺肾液，都是误治。

在具体治疗过程中，叶天士根据临床实际情况，常用张仲景的复脉汤去生姜、桂枝，刘完素的地黄饮子，朱丹溪的大补阴丸、虎潜丸，以及《医方集解》中的固本丸等方。

如中风门沈某案："脉细而数，细为脏阴之亏，数为营液之耗。上年夏秋病伤，更因冬暖失藏入春地气升，肝木风动，遂令右肢偏痿，舌本络强言謇，都因根蒂有亏之症。庸俗泄气降痰，发散攻风，再劫真阴，渐渐神惯如寐。倘加昏厥，将何疗治？议用仲景复脉法。复脉汤去姜、桂。"丁某案："因萦思扰动五志之阳，阳化内风，变幻不已。夫阳动莫制，皆脏阴少藏，自觉上实下虚，法当介以潜之，酸以收之，味厚以填之，偏寒偏热，乌能治情志中病。熟地、萸肉、五味、磁石、茯神、青盐、鳖甲胶、龟版胶，即溶胶为丸。"叶天士用复脉汤治疗肝风往往去掉人参、生姜、桂枝、清酒等温燥、动药，仅保留滋阴养血的静药就充分反映了这一思想。

华岫云在《临证指南医案》当中对此种证型的病机以及方剂的选择，都做了总结，认为肝为风脏，因精血衰耗，水不涵木，木少滋荣，故肝阳偏亢。内风时起，治以滋液息风，濡养营络，补阴潜阳，可选用虎潜丸、固本丸、复脉汤。若阴阳并损，无阴则阳无以化，当以温柔濡润之通补，可选用地黄饮子、还少丹之类。

2. 营阴不足，血虚生风证治

叶天士对于此证的认识，源于心营与神智的关系。其借鉴了刘完素心火暴亢，肾水枯竭，水衰不能制火的理论，但在选方上仍然选用张仲景的复脉汤、甘麦大枣汤、黄连阿胶汤、酸枣仁汤等方剂化裁。总体把握的原则是：养心营、滋肾液、清心火。

如中风门某妪案："夏月进酸苦泄热，和胃通隧，为阳明厥阴治甚安。入秋凉爽，天人渐有收肃下降之理。缘有年下亏，木少水涵，相火内风旋转，熏灼胃脘，逆冲为呕，舌络被熏则绛赤如火。消渴便阻，犹剩事耳。凡此仍属中厥根萌，当加慎静养为宜。生鸡子黄（一枚）、阿胶（一钱半）、生白芍（三钱）、生地（三钱）、天冬（去心，一钱）、川连（一分，生），上午服。""又，心火亢上，皆为营液内耗。先以补心汤。理心之用。人参（同煎，一钱）、川连（水炒，六分）、犀角（二钱，镑）、元参（二钱）、鲜生地（五钱）、丹参（一钱）、卷心竹叶（二钱）。""又，苦味和阳，脉左颇和。但心悸少寐，已见营气衰微。仿金匮酸枣仁汤方，仍兼和阳，益心气以通肝络。酸枣仁（炒黑，勿研，五钱）、茯神（三钱）、知母（一钱）、川芎（一分）、人参（六分，同煎）、天冬（去心，一钱）。"连续三诊的医案，先后治以黄连阿胶汤、补心汤、酸枣仁汤，方随症变，切中病机。本法与前法同为养阴，前者以滋肝肾为主，后者以养营血为主。

3. 中土虚衰，肝胃失调证治

叶天士对本证采用肝胃同治的思想，源于对张仲景脾胃学说的继承。此证中土虚衰，肝失其养，肝阳无制而亢动，也是形成内风的重要病机。此类患者多表现为肢体麻木或痿废，缓纵不收，口眼㖞斜，头风疼痛，不饥不纳等。在治疗上，多以"理阳明"为主，再根据不同病情采用以下治法。

（1）清养阳明

此法适用于胃阴不足，肝风内动而偏热者。

案例

江左胁中动跃未平，犹是肝风未熄，胃津内乏，无以拥护，此清养阳明最要。盖胃属腑，腑强不受木火来侵，病当自减，与客邪速攻，纯虚重补迥异。酸枣仁汤去川芎加人参。（《临证指南医案·肝风》）

按语：本案胃津不足，土虚不御其所胜，故叶天士提出清养阳明法，言"腑强不受木火来侵"。酸枣仁汤原方为酸枣仁、知母、川芎、茯苓、甘草。酸枣仁酸平，应少阳木化，生心血，养肝血，以酸收之，以酸补之；知母崇水，清热除烦；甘草缓急；茯苓安神、益胃、降逆除痰。川芎性温而散，与胃阴亏虚，肝风肆虐的病机不相吻合，故叶氏果断裁去，使方证相合。《临证指南医案》中，肝胃阴虚，知饥少纳，漾漾欲呕，胃逆不降，则用桑叶、钩藤清肝平肝，石斛益肝胃之阴，二陈加菖蒲、远志降胃化痰止呕。两案同为肝胃阴虚，症状略有差别，遣方用药随机而变，可以互参。

（2）甘温益气

适用于脾阳虚衰，中气不足者。

案例 1

唐六六，男子右属气虚，麻木一年，入春口眼歪邪，乃虚风内动，老年力衰，当时令之发泄，忌投风药，宜以固卫益气。

人参　黄芪　白术　炙草　广皮　归身　天麻　煨姜　南枣（《临证指南医案·中风》）

案例 2

刘七三，神伤思虑则肉脱，意伤忧愁则肢废，皆痿象也。缘高年阳明脉虚，加以愁烦，则厥阴风动。木横土衰，培中可效，若穷治风痰，便是劫烁则谬。

黄芪　於术　桑寄生　天麻　白蒺藜　当归　枸杞　菊花汁

加蜜丸。（《临证指南医案·中风》）

按语： 甘温益气法，源自于叶天士对李杲"气虚中风说"的继承。案例 1 为典型的补中益气汤化裁，保留了原方中针对脾胃不足，元气亏损的药物，而根据时令开泄，以及肝风内动证，去掉了升散的柴胡、升麻，易以息风的天麻。案例 2，其实仍用的是李杲之法。但案例 1 是气虚为主，案例 2 是胃虚与肝阳升并重，所以在用药上补中用黄芪、白术，但针对肝阳上亢则用了清肝柔肝息风等药物，是在李杲理论的基础上，随临症病情变换而做出的正确应对，是在继承的基础上灵活变通，有所发展。

（3）封固护阳

适用于阳气不藏，内风动越，见汗泄烦躁，里虚欲暴中者。

案例

周，大寒土旺节候，中年劳倦，阳气不藏，内风动越，令人麻痹。肉䐃心悸，汗泄烦躁，乃里虚欲暴中之象。议用封固护阳为主，无暇论及痰饮他歧。

人参　黄芪　附子　熟术（《临证指南医案·中风》）

按语：本案患者见汗泄烦躁，肉䐃心悸，都是阳气欲脱之象。此时当以封固护阳，用独参汤或参附汤回阳救逆。

（4）化痰息风

适用于湿痰挟风或痰热生风之证。

案例 1

孙氏胃虚，肝风内震，呕痰咳逆，头痛眩晕，肢麻，汗出寒热。二陈汤加天麻钩藤。（《临证指南医案·肝风》）

案例 2

汪，如寐舌喑，面赤亮，汗出。未病前一日，顿食面颇多。病来仓猝，乃少阴肾脏阴阳不续，厥阴肝风突起，以致精神冒昧。今七八日来，声音不出，乃机窍不灵。治法以固护正气为主，宣利上焦痰热佐之。若地冬养阴，阴未骤生，徒使壅滞在脘。急则治标，古有诸矣，挨过十四十五日，冀有转机。

人参　茯苓　半夏　竹沥　石菖蒲　姜汁。（《临证指南医案·肝风》）

按语：以上两案，是叶天士治疗痰湿生风和痰热生风的两则典型案例。从医案中可以明显看出是对朱丹溪治疗中风法的继承和发展。前者对于湿痰挟风者多用二陈汤化裁加天麻、钩藤之类。后者病情较为复杂，患者素有少阴肾脏阴阳不续，舌喑如寐是地黄饮子证。但未病前一日，顿食面颇多，面赤亮，汗出，声音不出，机窍不灵，为痰热阻滞，正气欲脱，所以叶天士明确指出治法：以固护正气为主，佐以宣利痰热。若用地冬养阴，阴未骤生，徒使壅滞在脘。所以急则治标，固护正气用人参。宣利痰热，用半夏、茯苓、竹沥、石菖蒲、姜汁之类。后续治疗自有变法。

（5）解郁和中

适用于阳化内风之肝胃不和者。

案例

沈五六，色苍形瘦，木火体质，身心过动，皆主火化。夫吐痰冲气，乃肝胆相火犯胃过膈纳食自少，阳明已虚。解郁和中，两调肝胃。节劳戒怒，使内风勿动为上。

枸杞子　酸枣仁　炒柏子仁　金石斛　半夏曲　橘红　茯苓

黄菊花膏丸。(《临证指南医案·肝风》)

按语：患者肝肾阴虚，相火妄动，肝胆相火犯胃，胃虚素有痰湿停聚，冲气上犯引动痰涎。治以滋肝和胃法，以枸杞子、酸枣仁、柏子仁滋养肝血，使肝火不易过动，以二陈和胃化痰，木土同调，两不相犯。

4. 五志化火，烦劳扰动

七情过极，五志化火导致内风的主要病机，是内生火热，损伤阴液，阴不制阳，阳亢化风，即叶氏所谓"阴虚阳亢"。操持积劳，劳倦过度导致内风的机制，主要是"神耗精损，阴不上朝"，致气阴两虚，虚风内作；或烦劳扰动，阴虚血热，风阳亢动。叶天士治疗此类病证，除强调"安静勿劳"外，常采用以下方法。

（1）滋阴清热，养血息风

案例

某操持惊恐，相火肝风上窜，目跳头晕，阴弱欲遗，脉左弦劲，右小平。

生地　白芍　丹皮　钩藤　天麻　白蒺藜　黄菊花　橘红（《临证指南医案·眩晕》）

按语：滋阴清热，养血息风法，适用于五志过极，火热内生，阴液受伤，阴虚风动证。养血滋阴，药如阿胶、生地黄、天冬、白芍之类。清热息风，药如菊花、钩藤、白蒺藜，甚则犀角、羚角之类。

（2）生津益气，养血息风

案例

沈，操持经营，神耗精损，遂令阴不上朝，内风动跃，为痱中之象。治痰攻劫温补，阴愈损伤，枯槁日甚，幸以育阴息风小安。今夏热益加发泄，真气更虚，日饵生津益气勿息。大暑不加变动，再商调理，固本丸去熟地加北味。

天冬　生地　人参　麦冬　五味（《临证指南医案·中风》）

按语：生津益气法，适用于气阴两虚者。生津益气，用生脉饮、固本丸。养血息风，用女贞子、白芍、天冬、首何乌、黑芝麻之类。

（3）清热息风，化痰开窍

案例

陈，夏季阳气暴升，烦劳扰动，致内风上阻清窍，口喝舌强，呵欠，机窍阻痹不灵，脉数，舌苔。忌投温散，乃司气所致，非表邪为病也。

犀角、羚羊角、郁金、菖蒲、胆星、钩藤、连翘、橘红、竹沥、姜汁

又，清络得效，火风无疑，忌投刚燥。

犀角　羚羊　郁金　菖蒲　连翘　生地　元参　广皮　竹沥　姜汁

又，脉数面赤，肝风尚动，宜和阳息风。

鲜生地　元参　羚羊角　连翘　菖蒲根　鲜银花　麦冬（《临证指南医案·肝风》）

按语：本法适用于阴虚风动，兼阳气暴升，机窍闭塞者，当急用清热

息风，化痰开窍之法；再用滋阴息风。本案连续三诊反映的这一治法，初诊时痰热阻窍明显，治宜清热化痰开窍息风；二诊时络热得减，加生地黄、玄参养阴；三诊痰热均减，变为和阳息风，以养阴清热为主。

结语： 叶天士在继承张仲景学说的基础上，对河间、易水、丹溪之学兼收并蓄，创立化痰息风、通络息风、解郁和中等法，最终完善了"阳化内风"的理论。但是叶天士对中风病中外风的认识似乎不够，大、小续命汤、风引汤等治疗中风的名方均未见使用，也许是因为时代、地域有所不同而致。

（四）奇经辨证思想

奇经八脉，即督、任、冲、带、阴维、阳维、阴跷、阳跷八条别道奇行的经脉。最早散见于《内经》各篇，其中不仅记载了任、督、冲等部分奇经的起止位置，还指出了所主证候。如论述任、督、冲三脉循行者，《素问·骨空论》"任脉者，起于中极之下……至胸中而散""督脉者，起于少腹以下骨中央……此生病，从少腹上冲心而痛，不得前后，为冲疝；其女子不孕，癃、痔、遗溺、嗌干"。论述任、督、冲三脉所主病症者，《素问·骨空论》"任脉为病，男子内结七疝，女子带下瘕聚""冲脉为病，逆气里急""督脉为病，脊强反折"等。另外，《素问·上古天真论》："二七天癸至，任脉通，太冲脉盛，月事以时下，故有子……七七天癸竭，地道不通，形坏而无子。"阐述了冲、任二脉与天癸、月经周期之间的关系，对后世影响甚广。作为《内经》的理论延伸，《难经》中首次提出"奇经八脉"的概念。如《难经·二十七难》："脉有奇经八脉者，不拘于十二经，何也？然，有阳维，有阴维，有阳跷，有阴跷，有冲，有督，有任，有带之脉。凡此八脉者，皆不拘于经，故曰奇经八脉也。"《难经·二十九难》对奇经所主证候及特点，有了更为完整详细的记述，如"奇经病如何？然，阳维维于阳，阴维维于阴……溶溶不能自收持""阳维为病苦寒热，阴维为病苦心痛……此奇经八脉之为病也"。

《内经》《难经》之后，历朝历代医家对奇经八脉多有补充与发挥。其中较为重要的是，《脉经》完备了奇经八脉的证候。如督脉病候补充了"癫、痫、卒中"等神志病；任脉补充了"脾胃病、心肺病"等；冲脉补充了"生育、小溲、胃肠病"等。唐代王冰注解《内经》，曾有"冲为血海，任主胞胎"的经典论述。明代李时珍《奇经八脉考》，总结前人经验的同时，亦有自己的发挥，认为奇经八脉与十二正经不同，但有联系，正经如沟渠，奇经如湖泽，即"正经之脉隆盛则溢于奇经"。自明以后，奇经辨证在临床上的应用逐渐受到医家们的重视，如清代沈金鳌《杂病源流犀烛》、王泰林《环溪草堂医案》等，就有以奇经论治的医案记载，但其中以叶天士奇经辨证论治之说对后世影响最为深远。

叶天士在继承《内经》《难经》奇经理论的基础上通古博今，结合自身临床经验总结出理法方药较完备的奇经辨证理论体系，填补了奇经辨证论治内伤杂病的空白。叶天士著作中虽未见奇经专门篇章，但从叶天士 165 例以奇经理论辨治的医案来说，《临证指南医案》载有 89 例是治疗内科疾病，45 例是治疗妇科疾病，《叶氏医案存真》载有 31 例多数是治疗内科疾病。这些医案分别散见于虚劳、遗精、疝气、痿躄、久疟、久痢、淋浊、不寐、诸痛、经带及胎产疾病等不同章节中。现将叶天士奇经辨证的主要内容，分为奇经理论部分、奇经用药特点及奇经辨治规律三大部分，概要阐述如下。

1. 奇经理论

（1）对奇经的认识

叶天士认为，八脉各司其职，功能相互影响。如《临证指南医案·崩漏》："任脉为之担任，带脉为之约束，刚维跷脉为之拥护，督脉以总督其统摄。"总的来说，奇经具有"担任""约束""总督""护卫""包举"人体气血的作用。八脉虽各司其职，但生理、病理上相互影响。奇经既可单独受病，又可相互影响，造成多脉同时受病。实考叶天士奇经医案，则常见多经同病的医案，病在单经的却为少数，可见八脉联系之紧密。如《临证指南医案·泄泻》治某泄泻案："阴疟久伤成损，俯不能卧，脊强，脉垂，足跗浮肿，乃督脉不用，渐至伛偻废疾，近日暑湿内侵泄泻，先宜分利和中。"此为单一督脉为病的案例。再如《临证指南医案·崩漏》治罗氏崩漏案："病属下焦，肝肾内损，延及冲任奇脉，遂至经漏淋沥，腰脊痿弱，脉络交空，有终身不得孕育之事。"此即为奇经合病，冲任皆已虚损之例，所治之法及益气温通之余添补奇经之空虚。

（2）奇经与脏腑的联系

叶天士在秉承《内经》《难经》奇经八脉理论的基础上，认为奇经与脏腑之间虽关系紧密，但有所区别。两者区别主要体现在辨证角度不同，奇经辨证理论以奇经八脉的生理病理特点为研究对象，而非脏腑十二经。如《临证指南医案·调经》治朱某月经一案："经水一月两至，或几月不来，五年来并不孕育，下焦肢体常冷，是冲任脉损，无有贮蓄。"叶天士认为，此人月经不调、下肢常冷是病在奇经，冲任督损，所以以暖益肝肾、填补奇经为法。两者联系上有以下几点：第一，奇经八脉与脏腑在生理病理上相互联系。《临证指南医案·调经》就有"八脉隶乎肝肾"之说。深究叶天士奇经医案，不难发现奇经为病，大多为气血阴阳虚损较重的患者，叶天士辨证时认为"肝肾下病，必留连于奇经"，这与李时珍"十二正经为沟渠，奇经为湖泽"的观点相一致；第二，奇经与脏腑可以同病。肝肾或脾胃久病，可使奇经受累。脏腑元气受损与奇经空虚相并，亦会出现脏腑与奇经同病。如前例朱某月经一案，肝肾久虚，损及奇经，奇脏同病；第三，奇经病可以治在脏腑。在叶天士奇经案中，可见通过治疗脏腑而治疗奇经的案例。如《临证指南医案·虚劳》："病损不复，八脉空虚，不时寒热，间或便溏，虽步履饮食如常，周身气机，尚未得雍和，倘调摄失慎，虑其反复，前丸药仍进，煎方宗脾肾双补法。"此为温脾益肾治奇经之法。再如，《临证指南医案·调经》治秦氏月经失调一案："气冲，心痛呕涎，气坠少腹为泻，经来后期，其色淡紫，并在冲脉，从厥阴阳明两治。"此为治肝胃以治奇经之例。

　　①奇经与肝肾

　　叶天士提出"奇经八脉，隶于肝肾为多""肝肾内损，渐及奇经诸脉""肝血肾精受戕，致奇经八脉中乏运用之力""肝肾损伤，八脉无气"等，都阐明了奇经八脉和肝肾的关系尤为密切，若肝肾久损，必然累及奇经。叶天士还指出"只知治肝治肾，不知有治八脉之妙"和"肝肾下病，必留连奇经八脉，不知此旨宜乎无功"，表明八脉为病相系于肝肾，但绝不等同于肝肾，叶天士治疗奇经病症有别于肝肾。有学者认为肝肾为根本与奇经为枝叶，两者有着相互依存又相互影响的密切关系，见到下元精血不足的各种病证，叶天士除归咎于肝肾虚亏之外，还要进一步责之八脉的受损、奇经的虚怯。所以叶天士在治疗时，往往"久病宜通任督"，因为久病者一因血气必虚，二因穷必归肾，肾精不涵。如《临证指南医案·淋浊》治夏氏淋浊案中，因"案牍神耗，过动天君"，以致"阳燧直升直降，水火不交，阴精变为腐浊"，因思虑久耗，损及肝肾，肝肾久虚而使"水火不交""精浊与便浊异路"以致"宣利清解无功"，案中"其病伤已在任督"，故直接以通补奇经为法，而非治肝治肾。

　　②奇经与脾胃

　　脾胃为后天之本，气血生化之源，无论脏腑十二经还是奇经，都依赖脾胃的后天涵养。叶天士对奇经与脾胃之间关系的探讨，主要集中在冲脉、任脉与脾胃之间的关系上。冲脉主经水，经水来源脾胃所生之气血，故有"冲脉隶于阳明，阳明久虚，脉不固摄"；任主胞胎，而胞胎又为阳明所养，故有"夫冲任血海，皆属阳明主司"。胃的水谷精微之气，对人体的生长发育起着重要作用，而冲脉同样起着"渗诸络而温肌肉"的作用，可见两者在功能上密切相连，任脉与阳明之间关系主要体现在经络循行方面。总之，八脉为病也不可忽视后天脾胃，脾胃旺盛则八脉由此而充实，脾胃虚衰则八脉为之空虚。

奇经虚证居多。笔者认为谈及奇经辨证和脏腑辨证关系，主要以奇经虚证而言。首先，奇经辨证与脏腑辨证的证候之间，有相互覆盖相互交叉之处，损肝肾不可能一点也不累及奇经，奇经久耗干涸，肝血肾精亦不会充足坚固；其次，奇经辨证与脏腑辨证分属于两个不同层次，有学者就曾提出过"气血精神"辨证体系，其义在于将病证"在气""在血""在精""在神"的不同阶段，以深浅之层次划分。前人早有奇经如湖泽，十二经如沟渠之说，实际也是在讨论奇经与十二经的不同层次分属。叶天士"肝肾内损，渐及奇经诸脉""肝肾下病，必留连及奇经八脉"观点的切实含义，是借助奇经的特点将疾病在时间、空间、程度上层次化，以便更清晰地认识病证的性质和程度，从而立法辨证施治。

案例

顾二四，败精宿于精关，宿腐因溺强出，新者又瘀在里，经年累月，精与血并皆枯槁，势必竭绝成劳不治，医药当以任督冲带调理，亦如女人之崩漏带下，医者但知八正厘清，以湿热治，亦有地黄汤益阴泻阳，总不能走入奇经。

鹿茸　龟甲　当归　杞子　茯苓　小茴　鲍鱼（《临证指南医案·淋浊》）

按语：此案为叶天士奇经案中较经典的一案。败精湿浊，累月经年，肝肾耗久，已动任督。精者性阴，败精者属湿属浊，经年后，迁腐生内热，八正散为清热良方，可清化其中湿热，但对亏损的本质无法改变。此案可否使用六味、八味之属？可以，下焦气化不利，肝肾亏损，败精不走，新精不生。地黄汤虽然可以使下焦气化功能恢复，肝肾得到一定充养，但究其本质，"肝肾"这一脏腑概念与"任督冲带"的奇经概念分属层次不同，滋补肝肾而谋求药到病除，某种程度上讲与杯水车薪无异。形不足者补之以味，所以叶天士提出用有情之品通补任督才是此案治疗大法。也正因奇经与脏腑及十二经不同，才产生叶天士分走奇经各脉的用药。

（3）通补奇经

叶天士曾提出"奇经为病，通因一法，为古圣贤之定例""久病宜通任督"等观点，从中可以浅窥叶天士在秉承古人奇经实宜通脉络，奇经虚宜温补兼通的"通络"基础上，结合自身丰富治验，提出"奇经有损，必通补之"这一治疗大法。诊治奇经与正经治法不同，叶天士运用苦辛相合，能通能降，结合芳香达窍走窜，治疗奇经病症。他认为"奇脉之结实者，古人必用苦辛和芳香，以通脉络；其虚者，必辛甘温补，佐以流行脉络，务在气血调和，病必痊愈。"所谓"通因"之法，实指流通气血，疏行脉络之法。叶天士治奇经法则，不外通补二字，以补为主，以通为用。在《临证指南医案·产后》一案中，病妇"必头垂脊痛，椎尻气坠，心痛冷汗"，叶天士认为属奇脉病，责之"督任气乖，跷维皆不用"。方中除采用柔剂阳药，如鹿茸、鹿角霜通督脉之气外，柏子仁滑利使补而不滞，枸杞子、沙苑子一添一涩，茯苓淡渗使诸药得运，均深刻体现了通补奇经之旨。

（4）奇络并治

奇络，即指奇经八脉与络脉的合称，两者在发病与治疗上关系密切。叶天士曾明确提出治奇经与治络病的相互关系，是奇络并治的先驱。他推崇古人"奇经结实用苦辛芳香通络"，进而提出"通络兼入奇经""病在奇经，以辛香治络"的观点。以《临证指南医案·产后》朱氏产后浮肿一案为例，认为"此乃冲任先虚，跷维脉不为用。温养下元，须通络脉，然取效甚迟，恪守可望却病"。可见，叶天士治疗缠绵难愈的顽固病证多结合"通络"之法，常"奇络同治"。此案中用药鹿角霜、小茴香、牛膝、当归之属，即走奇脉予"通补"，又入络脉以"通络"。《临证指南医案·产后》

治程某一案"脉濡，恶露紫黑，痛处紧按稍缓"，叶天士认为"此属络虚，治在冲任，以辛甘理阳"，方用炒归身、炒白芍、肉桂、茯苓、小茴香、杜仲。总而言之，奇经实证多用甘辛芳香来通络，奇经虚证则用辛甘温补来和络；反观络病也可从奇经论治。

另外，也有学者研究，在现存叶天士医案中，疝气、月经不调、痛经、产后腹痛、癥瘕等，均属于奇经实证范畴，为奇经气血痹阻所致。叶天士常用许叔微苦辛偶方交加散，以辛芳走泄之法疏通奇经之痹阻。

2. 用药特点

在叶天士奇经理论及其分经用药提出之前，奇经辨证尚未形成系统的理法方药，有医家则借肝肾治奇经。如《柳选四家医案》中曾说："古无专属奇经之病，亦无入奇经之药，考内经八脉行度及前贤议论，均谓十二经气血有余则滋入奇经，有病亦必日久病深，由正经而侵入之，然则用经治病，自当仍以正经为主。"叶天士为奇经用药做出了以下卓越贡献：其一，提出"通补奇经"的治疗大法；其二发展了奇经药物归经学说及重用有情之品以填补奇经。"通补奇经"已在本文奇经理论综合研究中有所论述，现就后二者的研究现状加以分析。

（1）归经理论

孙思邈的《备急千金要方》中，首次记载了一些归属奇经药物的用法，如小牛角散等。叶天士在其启发下，逐渐完善了奇经药物归经理论。他认为"冲脉奇经在下焦，须固摄奇脉之药，乃能按经循络耳""黏腻涩药，未能走入奇经""萸、味之酸，酸能柔阴，且不能入脉""医人不晓八脉之理，但指其虚，刚如桂、附，柔软如地、味，皆非奇经治法""当血肉充养，取其通补奇经"。龚商年在总结叶天士奇经用药时说："先生于奇经之法，条分缕析，尽得其精微，如冲脉为病用紫石英以镇逆，任脉为病用龟甲以为静摄，督脉为病用鹿角以为温煦，带脉为病当归以为宣补。"现将叶天士医案中药物归属奇经总结如下。

督脉：为阳脉之海，起着总督统摄作用。鹿茸、鹿角胶、鹿角霜为其主药，其他，如紫河车、羊肉、猪骨髓、牛骨髓、羊骨髓、枸杞子、肉桂、黄芪、羊内肾等皆入督脉。

任脉：为阴脉之海，担任调节一身阴经气血的作用。"龟体阴，起任脉"，龟甲为其主药。其他，如阿胶、鳖甲、鱼胶、淡菜、覆盆子、丹参、紫河车、艾叶等。

冲脉：为血海，主十二经气血，并有调节气机升降的作用。"冲脉为病，逆气里急"，叶天士多用石英收镇冲脉，故以紫石英为其主药。其他，如熟地黄、枸杞子、沙苑子、五味子、赭石、肉苁蓉、当归、河车、鳖甲、杜仲、山药、丹参、巴戟天、白术、莲子、川芎、附子、香附、木香、吴茱萸、黄芩、黄柏等。

带脉：起约束作用，"脉遂气散不收必引之收固之，震灵丹意，通则达下，涩则固下，惟其不受偏寒偏热，是法效灵也。"震灵丹是其主方，由禹粮石、赤石脂、紫石英、赭石、乳香、没药、朱砂、灵脂组成。其他，如当归、乌贼、龙骨、牡蛎、熟地黄、白芍、五味子等。

维脉：起维系作用，分阳维和阴维两脉。阳维为病苦寒热，阴维为病苦心痛，治在中焦。叶天士常用当归桂枝汤加鹿角霜、沙苑子、枸杞子等治疗。入阳维脉的主要药物，有白芍、桂枝、黄芪等；入阴维脉的主要药物，有龟甲、鳖甲、山茱萸、五味子等。

跷脉：起到维护作用，分阳跷、阴跷两脉。阳跷为病阴缓而阳急，阴跷为病阳缓而阴急。叶天士常用白芍、山茱萸、熟地黄、龟甲、淡菜、淮小麦、大枣、炙甘草、五味子等。

（2）重用有情之品

有情之品，是指诸如鹿角胶、紫河车、阿胶、羊肉、羊肾、羊骨髓、牛骨髓、猪骨髓等血形肉身之品，与人之肉身同属同求。《素问·阴阳应象大论》："形不足者温之以气，精不足者补之以味。"前人也有诸如"奇经八脉皆隶于下"及"填精血务在有情"等论述。叶天士基于《内经》理论及孙思邈等先贤宝贵经验，明确指出"草木药饵，总属无情，不能治精血之惫""以草木无情之物为补益，声气不相应""后人不晓八脉之理，但指其虚，刚如桂附，柔如地味，皆非奇经治法"的观点，主张以血肉有情之品填补下焦，以补奇经有形精血。血肉有情之物，皆通灵含秀，不但善于培补人身之元气元精之虚，而且能还少阴封藏固缩之本，对奇经病证常能取得奇效。纵观叶案，叶天士喜欢"以柔剂阳药通奇脉不滞""甘辛润补肝肾，不与燥热，以肾恶燥，肝忌刚也"，推崇柔补肝肾忌用刚烈，"桂附刚愎，气质雄烈，精血主藏，脏体属阴，刚则愈劫阴矣"。

（3）苦辛芳香，温通脉络

叶天士对寒凝气滞，奇脉虚实夹杂并见之证，常用苦辛芳香之品，宣通奇经络脉。常见用药：桂枝、当归、葱白、香附、川楝子、乌药之属苦辛芳香而性温之品。在《临证指南医案·癥瘕》谭氏案中，"瘕聚有形高突，痛在胃脘心下，或垂岭腰少腹，重按既久，痛势稍定，经水后期，色多黄白，此皆冲脉为病，络虚则胀，气阻则痛，非辛香何以入络，苦温可以通降"。药用延胡索、川楝子、香附、郁金、茯苓、降香汁、茺蔚子、炒山楂、乌药。"瘕聚"本是气血湿痰聚集的病理产物，叶天士以其为"冲脉为病，络虚则胀"，以辛香入络，苦温通降治之。

（4）清热宣通，调畅奇脉

对于奇经为病之偏热证，或阴虚兼热者，常用方药如黄芩、青蒿根、生地黄、牡丹皮、白芍等甘苦寒之品，宣通奇经。如《临证指南医案·崩漏》文氏案，"产育频多，冲任脉虚，天癸当止之年，有紫黑血如豚肝，暴下之后，黄水绵绵不断，三年来所服归脾益气，但调脾胃补虚，未尝齿及奇经为病，论女科冲脉即是血海，今紫黑成块，几月一下，必积贮之血，久而瘀浊，有不得不下之理，此属奇经络病，与脏腑无异，考古云：久崩久带，宜清宜通，仿此为法"。药用柏子仁、细生地、青蒿根、淡黄芩、泽兰、樗根皮，接服青囊斑龙丸。此案虚瘀并见，奇经为病，以清热宣通八脉为用，再以斑龙丸填滋。

3. 奇经辨治规律

（1）审查原委，辨识体质

叶天士通过辨识体质，以把握患者八脉盈亏程度，犹如纲维在握，为进一步辨证提供了基础。奇脉亏虚多见以下的因素。

①先天不足

禀赋怯弱，见形体瘦弱，骨小肉脆，神色憔悴，食少、遗精，妇女天癸晚通，不能孕育。叶天士还注意到询问家族病史，认为父母弱症对子女有影响（《临证指南医案·虚劳》范案）。

②后天受损

主要原因有：色欲过度，耗泄阴精；产育过密或多次堕胎，致冲任奇脉精血受伤（如《临证指南医案·崩漏》文案）；成婚过早，精源未充先泄（如《临证指南医案·遗精》吕案）；久病为患，如久泻久痢、久淋、久疟、久崩久漏等；失血过多（如《临证指南医案·虚劳》卢案）；过度烦劳，或悲忧惊恐，内伤情志。叶天士认为"理烦治剧，曲运神机，都是伤阳之助"。

③机体的某个生理阶段

年老精枯，叶天士认为"向老下元阳惫""男子有年，下先虚也"；经绝期状态，多因阴衰阳动，冲任交损，"凡女人天癸经绝之后，其阴经空乏"；产后调摄不当，叶氏认为"产后八脉空隙""都属下焦先损"。

（2）细询症状，深入辨证

奇脉阳虚的症状繁多，就手头医案分析，可归纳为如下几个方面。

①特征

骨小肉脆，神色憔悴，面黑或萎黄无华，唇淡。

②虚寒虚热症状

形寒怯冷，暖护良久乃温；或微寒微热，遇劳而发；或寒热倏起，时节时寒，头巅欲冷；或寒甚于背；或寒起腰髀背脊；或下焦常冷。

③和奇经循行路线有关的症状

脊椎变形凸出、佝偻，尾闾痛连脊骨，或脊、腰、髀、尻、胯；酸痛牵掣，或跗膝常冷而骨髓热灼，或足肿畏冷，或头重脊痛，椎尻气坠，或足膝痿弱不用。

④与经、产有关的症状

如产后或月经期病发更甚，或得病于产后，久治不愈。

⑤生殖系统的症状

男子阳痿遗精，女子天癸晚通，发育迟缓，不得孕育；或经闭、经行后期，量少色淡，或产后无乳。

⑥治疗情况

平素常服温肾方药有效，或病久按照常法调治不愈，或经攻、清病更甚。如产后门朱案右腿冷痛，针刺泄气，其病反加。

⑦与时令有关的症状

叶氏认为春夏发泄主令，精气亏虚者大多不禁大气之泄越，故可见春夏病加，冬季稍安的现象。

（3）欲通奇脉，务在有情，通补升固

叶天士认为，奇脉宜通，他说："奇脉为病，通固一法，为古贤之定例。"又说："奇脉之结实者。古人必用苦辛和芳香以通脉络，其虚者，必辛甘温补，佐以流行脉络，务在气血调和，病必全愈。"又奇经八脉有赖精血之涵养，方能运输贯布，故欲通奇脉必填补精气精血。而欲补精血务在有情。叶天士有段议论甚精采，其曰："夫精血皆有形，以草木无情之物为补益，声气必不相应。桂附刚愎，气质雄烈，精血主脏，脏体属阴，刚则愈劫阴矣。至于丹溪虎潜法，潜阳坚阴，用知柏苦寒沉著，未通奇脉。余以柔剂阳药，通奇脉不滞，且血肉有情，栽培身内之精血，但王道无近功，多用自有益。"常用药有以下四类。

通类：如鹿角、鹿角霜、当归、桂枝、大茴香、小茴香、沙苑子、杜仲等，用于奇脉亏虚气滞不和见腰脊髀胯酸痛，腹中瘕聚及疝气等。

升类：如鹿茸、人参、当归、菟丝子，用于肾督阳衰，元真不摄之证。

补类：如鹿角胶、羊肉、雄羊内肾、肉苁蓉、乌骨鸡、枸杞子、当归身、胡桃等，用于精血内夺，奇脉少气之证。

固类：如鹿角霜、补骨脂、覆盆子等，用于奇脉不摄的滑泄、带下、崩漏等。

叶天士在实际运用中，常常视病机而配合应用，使通中有补，补中兼通，升而兼固，固中有升。另外，紫石英镇冲暖宫，龟甲静摄任阴，桑螵蛸补肾固涩，均为常用的加减药物。

（4）重视胃气，因时制宜

胃为水谷之海，五脏六腑之大源，叶天士认为，多纳谷食是治损之要着，多次强调"填养精血，庶几不夺胃气"。滋填精血形气，适宜于胃旺能食者，一旦脾胃不健，又失于调治。如中气受损，便溏食少，叶氏宗"有形精血难复，急培无形之气"之旨，予钱氏异功散健脾益胃。如胃阴不足，又以甘寒或甘平之品养育胃阴，待胃旺能食，方予滋填。又兼中气虚馁，叶天士在用血肉有情之品的同时，配用参术膏。营虚督损，朝进斑龙丸峻补玉堂关元，暮服归脾膏涵养营阴（《临证指南医案·便血》陈案）。在剂型的使用上，总以不损胃气为前提，常在丸、膏等剂型中加入一些养胃和中的食物或中药，如山药、扁豆、湖莲、芡实、南枣、蜂蜜、紫衣胡桃等。

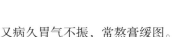

又病久胃气不振，常熬膏缓图。

叶天士十分注意时令季节对人体的影响。他根据《内经》"春夏养阳，秋冬养阴"的原则，主张对奇脉亏虚的患者，"秋冬助其收藏，预为春夏升发之用"，常在秋冬季节大剂滋填。春夏脾胃主令，大气发泄，叶氏主张"夏之月，必佐胃药"。这些都是很可取的。

叶天士是明清以来完善和运用奇经辨证理论的集大成者，限于篇幅，本文仅能简而论之，还有很多观点与理论有待未来发掘。叶天士在奇经辨证上的学术成就虽受到中医学主流的肯定，但也有持反对观点者。如徐大椿等认为叶天士"好为立异"，又有近人恽铁樵"叶天士之流无理取闹"的批判。对于叶天士奇经辨证理论及不同观点，我们要客观对待：一方面继续研究叶天士理论的深刻内涵，提高对奇经辨证的认识；一方面要结合其他观点，认识到叶天士因年代及地域等因素所产生的不足及局限性。这样才能真正深刻体会到叶天士奇经理论的精髓所在，才能学好并灵活运用叶天士的学术经验。

（五）络病学说

1. 络病学说的发展

络病学说，是主要研究络病的发生、发展和诊断治疗规律的一门应用理论，络病是广泛存在于多种内伤疑难杂病和外感重症中的一种病理状态。络病理论是伴随经络学说创建和发展的，纵观络病几千年的发展史，共有三次大发展。

其一，是在中医学奠基之作《内经》中首次提出"络"的概念。《灵枢·脉度》"经脉为里，支而横者为络，络之别者为孙"，把从经脉分出的络脉称为十五别络或大络，把最细小的络脉称为孙络，分布于体表的称为浮络。此外，《内经》对络脉的循行和分布规律作了描述。《灵枢·经脉》："经脉者，伏行分肉之间，深而不见……诸脉之浮而常见者，皆络脉也。"

指出经脉是直行于分肉的主干，络脉是经脉的分支，络脉之间可以相互吻合，形成布散于全身的络脉系统，并论述了络脉的生理功能，指出其有渗濡灌注，沟通表里经脉，贯通营卫以及津血互渗等作用。在络脉的生理基础上提出了其病理变化，成为后世络病理论的学术渊薮。据《内经》记载，络脉的病理变化主要有络脉瘀阻、络脉绌急、络邪传经和络脉损伤。如《灵枢·百病始生》："阳络伤则血外溢，血外溢则衄血；阴络伤则血内溢，血内溢则后血。"说明了络脉损伤的病证。《内经》还总结了"病理性络脉"，如血络、盛络、结络、横络、虚络等针对络脉形态学改变命名的"病络"。《内经》又针对络病提出了治疗方法，《素问·调经论》："病在脉，调之血，病在血，调之络。"《素问·三部九候论》："经病者治其经，孙络病者治其孙络，血病身有痛者治其经络。其病者在奇邪，奇邪之脉则缪刺之，留瘦不移，节而刺之。上实下虚，切而从之，索其结络脉，刺出其血，一见通之。""络病治血"的论述，成为后世活血化瘀、通络治疗之滥觞。"一见通之"的治疗目的，也成为后世络病治疗重在"通"的渊源。

其二，是中医学临床奠基之作《伤寒杂病论》，体现了"络病证治"。张仲景重视"经络"在内伤杂病发生和传变中的作用。《金匮要略·脏腑经络先后病脉证治》"经络受邪，入脏腑，为内所因也""四肢九窍，血脉相传，壅塞不通，为外皮肤所中也"。前者指出病邪通过经络传入到脏腑引起疾病，诸如疟母、虚劳、肝著等内伤疑难杂病，后者指出经脉壅塞不通而导致的病变，均强调"经络不通"是病变的主要原因，并且在治疗上首开辛温通络、虫药通络的用药先河，并组大黄䗪虫丸、旋覆花汤等化瘀通络经方，"络病证治"理论初露端倪，但并不完善。在张仲景之后很长的历史时期内，络病学说并没有重大发展。

直到清代，络病学说才有了第三次大发展，叶天士承《内经》络病之说及张仲景络病证治的用药经验，提出了"久病入络""久痛入络"的理论，标志着络病已成为中医学重要的病机概念，也使络病学说成为指导内伤疑难杂病和外感重症辨证治疗的重要学术理论。正是由于叶天士疾呼"遍阅医药，未尝说及络病""医不知络脉治法，所谓愈究愈穷矣"的观点，并深入研究、阐发、运用络病学说，才使络病学说较此前取得了重大的突破与发展。

2. 叶天士对络病诊治的贡献

（1）对络脉的新认识

叶天士对络脉的新认识，源自叶天士《临证指南医案》"积聚"门，第七例，王案："初病胀痛无形，久则形坚似梗，是初为病气结在经，久则血伤入络。盖经络系于脏腑外廓，犹堪勉强支撑，但气钝血滞，日渐瘀痹而延瘕痕。怒劳努力，气血交乱，病必旋发，故寒温消克，理气逐血，总之未能讲究络病功夫。"络脉是络病的病位所在，叶天士所指络脉愈分愈小，漫布全身，体表有，内脏也有，浅部有，深部也有，这是其对络脉的独到认识。

①络脉分阴阳

叶天士依托"络脉"，针对络病提出自己的见解。《灵枢·百病始生》："阳络伤则血外溢，血外溢则衄血；阴络伤则血内溢，血内溢则后血。"而叶天士在《临证指南医案·便血》中指出"阴络乃脏腑隶下之络"，把"阴络"称之为"脏络""腑络"，如《临证指南医案》中"肝络凝瘀，胁痛""悬饮流入胃络""胆络血滞"等关于阴络的案例，都把相应脏腑的络脉归结于阴络。仔细揣摩《临证指南医案》发现，叶天士所言"阳络"当多分布于体表，位浅而属表。

②络脉与奇经的关系

叶天士重视奇经八脉理论，认为奇经与络关系密切，"通络兼入奇经"，两者有一致性。在《临证指南医案》中，首次提出了"奇络"一词。奇络含义有二：一是指奇经，奇经包括督、任、冲、带、阴维、阳维、阴跷、阳跷八脉。由于八脉既有经的特点，又有络的特点，故叶天士有时直接称其为络或奇络；且叶天士经常运用《内经》的奇经八脉理论，如"督脉为病，脊强反折"，举例论证病在督脉而引起的脊柱凸出变形，或头垂欲俯，或椎尻气坠等症状。医案中亦有根据"任脉为病，男子内结七疝，女子带下瘕聚"的理论诊治的案例。二是指奇经八脉及络脉的合称。奇经与络的生理功能、病理变化及治疗方面关系密切，在叶天士医案中有许多奇络并治的病例。由于"初病在经，久病入络，以经主气，络主血"，经络为气血运行之通道，络病主要涉及的病证为气血失常，奇经八脉中冲脉为血海，又络病多久病，故常伴有奇经损伤，因而奇经八脉与络病紧密相关。

③络脉与脏腑的关系

络脉与五脏六腑也有密切关系。叶天士认为"初病在经，久病入络，以经主气，络主血"。络所主之血的正常生成输布与五脏六腑密切相关，脏腑功能盛衰是经络气血盛衰之源泉，而心主血、肝藏血、脾统血、阳明胃多气多血，冲脉为血海，其中叶天士非常重视络脉与脾胃肝肾的关系。

心主血，指心既可推动血液在人体的运行，也可以"奉心化赤"，影响血液的生成，心脏的生理功能不仅可以使络脉之中气血运行正常，还可以使络脉充养。

肝为藏血之脏，络为聚血之所，肝具有贮藏血液和调节血量的作用，全身络脉血液的充盛，都需肝的正常输布，肝自身又需要络脉所聚之血的濡养。对于肝与络脉之间的关系，叶天士在《临证指南医案》中指出"肝肾下病，必留连奇经八脉"，八脉多起于下焦，隶属于肝肾，肝肾亏虚则奇络充养无源，因此奇络虚证的主要原因尤以肝肾阴血亏损为主，故治疗奇络病时多从下焦肝肾着手。并且八脉之冲脉为血海，与络脉的关系更加密切。

脾胃为气血生化之源，脾胃功能正常则气血生化有源，络脉充养，同时脾的统血功能也正常，可以使血液在络脉中正常运行。叶天士认为，经络气血受后天脾胃水谷精微充养，且阳明胃多气多血，故强调阳明是"中流砥柱"，阳明不荣则乏"坐镇之真气"。

（2）络病病因病机

络脉由经脉支横别出，形成一个纵横交错的网状循环系统，是运行气血的通路，也是邪气由表入里、循经入络的必经之路。若邪气犯络，客于络脉，或本正气不足，如气虚推运无力，血虚充盈不足，阳虚不能温煦，阴虚脉道涩滞，都可影响络中气血的运行和津液的输布，进而导致络中气机不畅、血行瘀滞等病变。

①络病病因

叶天士所言"外来之邪，著于经络，内受之邪，著于腑络"，可以看出络脉受病，内因外因皆有。叶天士认为，络病病因不外乎四个方面，即外感六淫、温、疫之气，内伤七情与饮食，痰瘀阻络，跌仆金刃伤。

首先，外感六淫、温、疫之气。叶天士不限于《内经》所论"寒中于络"的病因，主张外感六淫之邪，风、寒、暑、湿、燥、火皆可伤络。《临证指南医案》痹证篇，有"暑伤气，湿热入络""湿热伤气，及温热入血络""寒湿入络""卫阳疏，风邪入络"发为痹证的医案，说明六淫外邪皆可伤络而致络脉病变。尤其暑、燥、火以及外感疫疠之气，表现为有热无寒而具有强烈传染性和流行性的皆属于温热之邪，叶天士认为，温邪上受，从鼻而入先犯肺络，《临证指南医案》指出"暑由上受，先入肺络""夏令受热，昏迷若惊，此为暑厥，即热气闭塞孔窍所致，其邪入络"，由此可见温热之邪可致络脉损伤。

其次，为内伤七情，饮食。七情，即指人体的喜、怒、忧、思、悲、恐、惊七种情志变化。而心藏神，在志为喜，肝藏魂，在志为怒，肺藏魄，在志为忧，脾藏意，在志为思，肾藏志，在志为恐。内伤七情则使相应脏腑的气机失调，日久则气病及血，即叶天士所言"经主气，络主血""初为气结在经，久则血伤入络"。饮食五味各有相应脏腑所主，酸入肝，苦入心，甘入脾，辛入肺，咸入肾。饮食不节有两个方面，一是过食五味，会伤及五脏气血，进而损伤络脉。另一方面进食过少，气血生化不足，则可致络虚不荣。

再次，为痰瘀阻络。叶天士的《临证指南医案》中载有"肝络凝瘀""胆络血滞""伤及肝脾之络，致血败痰留""痰血积于胃络"，足见痰浊和血瘀是络病的一方面原因。患者病久或痛久不愈，络脉失和，脉道损伤，血行不畅，为痰为瘀，瘀痰并行，导致络脉气血运行不畅而生络病。同时络病又会影响气血津液的运行，进一步加快痰瘀的形成。因此痰、瘀引起的疾病复杂而日久，成为多种疑难内伤杂病与外感重症的病理因素。

此外，跌仆金刃伤。跌打损伤、金刃虫兽都可损伤络脉而致出血，伤及阳络则创伤出血，伤及阴络则内脏出血。

②络病病机

叶天士在《临证指南医案》中，多处提到"大凡经主气，络主血，久病血瘀""初病在经，久病入络，以经主气，络主血""初为气结在经，久则血伤入络""病久痛久则入血络""经年宿病，病必在络"。此即著名的"久病入络"及"久痛入络"理论的要点，成为中医学重要的病机概念。同时，"久病入络"的论点，也揭示了多种病证发展的一种趋势，各种病证发展到一定阶段均存在络脉病变。更重要的是揭示了一个思路，即对于久病或久痛，应该想到存在络阻的可能，应该尝试运用通络法。

"初为气结在经，久则血伤入络"，病久邪气深入血分是络病的特点。疾病日久，脏腑久病，阳气虚弱，络中气血运行无力，而致络血瘀阻。除此之外，由初病气机郁滞、瘀血痰凝等原因形成的瘀血，也会阻碍经络的血行，导致络血瘀阻。病久正气不足，后天亏损，气血生化乏源，阳气虚弱不能推动血的运行，血不达络从而导致络血不足；又因营血暗耗，经血不充络血，从而导致络血不足而虚。所以络病的病因病机特点为易瘀、易滞、易虚，即经中气易滞，络中血易瘀。因此通过对叶天士的理论论述的总结，络病的病机主要包括：络脉瘀阻，热毒滞络，络虚不荣三个方面。

络脉瘀阻：络脉运行气血津液，并依靠其中的气血濡养。叶天士在《临证指南医案·痹》中提及："经年累月，外邪留着，气血皆伤，其化为败瘀凝痰，混处经络，盖有诸矣。"所述为痰血壅塞经络，即若发生病变，可使气血津液的输布发生障碍，产生痰凝、血瘀的病理产物，这些病理产物可以直接阻滞气血津液的输布，而阻滞脉络，导致络脉的闭塞不通、气血无法运行而致络病。

热毒滞络：外感温热火毒疫疠之邪气，或脉络瘀阻化热之温热邪气皆可滞于脉络，损伤络体，热毒既可迫血妄行而致吐衄发斑，又可煎熬津血致其涩少，还可使其运行不利而出现血凝脉络，三者都可致络病。正如叶天士在《临证指南医案·温热》所说"温邪误表劫津，邪入包络内闭""吸及温邪，鼻通肺络，逆传心包络中"。

络脉空虚：络脉空虚为导致络病的重要病机，叶天士认为"血虚不萦筋骨，内风袭络""有年色脉衰夺，则络虚则痛"。络脉本身具有流动经气、渗灌气血、津血互化、贯通营卫的作用，而气血阴阳是其作用的物质基础，若气血阴阳充足平衡则可荣养五脏六腑、四肢百骸，若络虚不充，而无论虚在气、血、阴、阳，均可导致络阻。因为气虚推运无力，血虚失于充盈，阳虚乏于温煦，阴虚脉道涩滞，这些低下与匮乏的状态均能致络病。

除此之外，若七情过极、饮食不节、虫兽金刃、跌仆损伤等导致络体损伤，使其残断或阻断不通，气血津液不能在络体正常运行，不能发挥其作用而致络病。

3. 络病临床特征

（1）络病的病变特点

《临证指南医案》所载络病有 18 种病变特点，分别为动络、入络、中络、传络、袭络、乘络、犯络、流络、聚络、阻络、灼络、蒸络、伤络、络虚、络血不宁、脉络逆并、脉络渐驰、络脉混处。上述常见者解释如下。

动络：是指病不在络脉，或因虚风，或因相火，或因咳逆，或因失血，或因外感客邪，或因七情内伤，致络脉变动失常，这是一类他病为本、络病为标的疾病，可分为震络、扰络、络血妄动、络脉空动几种临床表现。

入络：是指凡病不在络脉，因他处患病而伤及络脉者。有邪风入络、木火入络、寒气入络、温邪入络、暑邪入络、瘀热入络、饮气逆攻入络、悬饮充入胃络、疟邪入络、气攻入络、血伤入络、血结入络、败血入络的诸多临床表现。

中络：《中风篇》中专指风邪伤人，其他篇章则用入络。

传络：是指邪气的转移，由经传络。初病在经在气，久则入血入络。

袭络：特指风邪温热犯络轻证，临床表现可分为内风袭络、热邪袭络、阳邪袭络的表现。

乘络：谓邪凌"我克"脏腑之络脉。包括肝风乘胃络、阳动乘络、木火乘腑络、阳气乘络、厥阳乘络、虚冷乘络。

犯络：犯与乘同类，唯乘则克其所胜，犯则以下逆上，亦涵克其所不胜，又乘轻而犯重。分为肝风上犯阳络、肝阳直犯胃络。

流络：指的是病邪（如水饮、风湿、火热）游走或者由上及下侵入络脉。分为风湿流络，火热流络。

聚络：聚则有形，散则无形，邪气聚络，往来不定，故名聚络。常见鼓胀、疝气、气逆胃痛。分为浊阴聚络、浊气聚络。

阻络：顾名思义，由气或血，或痰或饮，阻隔络脉气血不通，症多见中风、痰逆，分为痰火阻络、厥气阻络、瘀血阻络。

灼络：阴液大虚，阳亢火燔，灼伤络脉，症见络部红肿剧痛，重则络伤出血。分为阳亢灼络、痹热灼络。

蒸络：脏阴受伤，脾失统输，湿热化气，熏蒸络脉，分为虚热蒸络、郁热蒸络、痹热蒸络。

伤络：因络虚而热乘孔隙，或瘀滞结血，或相火燔炎，或用药苦辛燥热，均致络脉受创，破而血溢大抵伤络皆有血溢血渗之症。

络虚：是指久病体虚或年老体弱者，气虚血少而致络脉失养，则病络虚。络虚之患，临床轻重，根据程度分为脉络不旺，脉络失养等表现。

络血不宁：指出血诸疾，络血动则沸溢，络血上溢，症见咳血吐血；络血下溢，症见便血、尿血、崩漏等；还可见于络血外出，以及离位却未溢出体外的斑疹。

脉络逆并：是指两种逆气并存于脉络中，属于络气为病的范畴，尤其是气攻入络。如嗔怒动肝乘胃，肝胃之气上升并攻络，见胃痛拒按，胁中拘急，少腹瘕聚，冲气上逆，上呕下胀。

脉络渐弛：是指脉络逐渐废弛，其气血俱不主事。

络脉混处：指的是多种邪气混处络中，有瘀血、凝痰混处，风湿热混处，湿热混处，风寒混处，可导致络病，证候随邪气的不同而有异，但多属于重证痼疾。

（2）不同病因导致的络病的临床表现

六淫、温、疫之气侵袭人体，易导致入络、袭络的表现，有寒气入络、温邪入络、暑邪入络。

寒气入络，因寒入络脉，络被气乘，填塞阻逆，可见右胁疼痛、有形攻心、呕吐清涎、周身寒凛，但痛止则症状寂然无踪。此外，络空冷乘也可致胃肠之络挛急而成腹痛。温邪入络，温病日久，气分邪热逆传深入营络，伤及血液，热证暂止而反膝骨痛甚，剧则引发内风而致瘛疭痉厥，若邪逼心包络，则见神昏。暑邪入络，暑由上受，先入肺络，气分窒塞日久，热邪侵入营血，瘀热聚络，在肺不解，可见瘀血。暑邪深陷，可见痉厥，热逼心包，可发神昏。而温热之邪亦可袭络，外感暑热时疫之邪，同样可犯及心包，同温邪入络之表现通论，但症状轻者为温邪袭络。风湿流络，半身以上属阳，风湿雨露从上而受，流入经络，与气血交混处，发为痹痛，症见四肢游走疼痛。疫疠秽邪，从口鼻吸入，逐渐侵袭心胞络，病情从咽干舌燥，咽喉疼痛，逐渐深入转为神昏。

由内伤七情以及饮食引起的络病亦有多种表现。络因情志扰动而失常，而导致诸多络病的临床症状。如因情志之动，厥阳上燔扰络而致吐血；思虑劳心，耗伤营气，脾阳不升而扰动络血，发为心悸神烦，头眩脘闷；思虑伤脾，素禀郁怒，嗔怒拂逆肝胆，阳络被相火所扰，引发脸色苍白，能食，胃脘积气，呕血、便血；嗔怒动肝乘胃，见于脉络逆并，即肝胃两逆气并存于脉络之中，症见胃痛拒按，胁中拘急，少腹癥积，冲气上逆，上吐下胀；木火入络同样由于肝胆郁怒化火入络，犯及中焦大肠、小肠，甚至上焦肺金，症可见腹胀溺赤、喉痛声嘶、痰中带血；犯及胃络，则可见噎膈初期，心下痛，久而不愈，食入不畅。郁热蒸络，则是由于忧郁化热，蒸迫络脉，而见吐血。

痰瘀阻络者，更是多见，如瘀热入络、血结入络、败血入络和饮气逆攻入络、悬饮充入胃络，其中瘀热入络可致神昏；血结入络，气滞血瘀而致络血瘤结成痛，主要成内痛，如肺痛、肝痛、肠痛早期。败血入络则是由于产后恶露流入经络，发为寒战发热，腹胀绞痛，腰肢不能转侧伸缩，小便涩少而痛。后者则是痰饮入络阻络，饮气逆攻入络，可见面色明亮，腹痛日久，痛扰腹中和胸背俞穴，左胁有形。悬饮充入胃络，可见左胁疼痛，胃痛吐酸，痰多，大便或溏或秘。此外亦有阻络之痰火阻络和瘀血阻

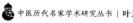

络，痰火搏结阻络，可见痰多气乱，肢麻不仁，舌歪言謇。大凡聚血、瘀血、结血、败血、恶血皆可有阻滞不通的表现。伤络之积聚伤络，由于积聚有形痹阻，症可见疼痛发绀，少腹疝痛，久溃不敛。

素体气血阴阳虚衰，邪气易于侵袭人体络脉，导致各种病证。叶天士认为"最虚之处，便是容邪之处"及"络虚则痛"，并指出络虚则热、络虚则痿、络虚则胀、络虚聚气、络虚招风等络虚而致病的临床症状。其中动络之络脉空动和伤络之血去伤络，皆是各种原因导致阴血不足，分别表现为出血；咽喉干燥，脘腹疼痛，胸胁胃痛。而根据不同脏腑的阴虚，症状又有不同，如袭络之内风袭络是由于肝肾阴虚，发为类中风和小儿惊风，症见眩晕、仆倒、肢体瘫软、麻木无力、口眼㖞歪斜、舌强语謇，小儿惊风见肢体掣动。而乘络之虚冷乘络，则是由于阳气久虚，见脐周微痛，手按则痛止。

跌打损伤、金刃虫兽而致的症状，包括动络之闪动络脉和袭络之阳邪袭络，前者即是跌打损伤、金刃虫兽而致外伤，可见络脉损伤诸症；后者则是由于灸毒火针灼伤，见循经胀痛，或偏瘫。

（3）络病临床表现的共性与特点

络病具体临床表现，常见为疼痛、痹病、麻木、痿废、中风、癥积、出血等，而络病的临床特征可概括为久、痛、瘀。

"久病入络"，"久病"为络病特点，对于络病的诊断，叶天士把病程长短作为络病的重要诊断依据。络病一般病程较长，根据疾病发展规律，疾病后期均有入络的可能，但在遵循这个规律的前提下，也要注意某些特殊情况下，病程相对短暂的新病也有络病的发生。

疼痛是络病的另一个主要临床表现，有实痛与虚痛之别，络病多伴有疼痛出现。疾病日久不愈，又有发疼痛，特别是刺痛、钝痛或刀割样疼痛，部位固定不移，日轻夜重，多是"久病入络"之征。

"瘀"是久病入络后络中的基本病理变化，它一般有征象反应于外，如面目黧黑，肌肤甲错，脉络暴露，爪甲青紫，舌边紫暗或有瘀点、瘀斑，脉涩滞不利，或胸闷，呕恶，咯痰，苔腻，脉濡滑等。

4. 络病辨证

（1）络病分虚实

络病分虚实，由风、寒、湿、热等外感六淫或瘀血、凝痰蕴结脉络，痹阻不通者当属实。因久病气虚血少，络脉空虚，脉道失养而为病者当属虚。络实多为邪聚络中，气血凝结，其临床表现主要为：初期的肌肤麻木不仁或肌肤弛缓无力，疼痛主要表现为微痛、刺痛或剧痛；后期疼痛由剧转为微，以微痛、酸痛为主，可见皮下瘀斑、舌质暗等表现。络虚多为气血虚衰，脉络失养，其临床表现主要为：久病久痛后，皮肤干涩，脱屑，瘙痒，局部肌肤麻木不仁，或寒或热等感觉异常；久病久痛后，病变部位以疲乏无力感为主要临床表现。

（2）络病辨证当分气血

络主血。络脉既是气血津液运行的通道，也是留邪场所和传病之通路。邪入于络，既可使络中之血病，又可使络中之气病。若邪气闭阻脉络，致使络中血行不畅，机体失养，则可出现疼痛、瘫痪、抽搐等症。若阻滞日久，甚至可形成有形之异物，如疟母、癥瘕之类。虽然络病以病血者为多，但病气者亦有不少。如叶氏云："寒来喜热汤，发热后反不渴……初病舌白干呕，湿邪中于太阴脾络。湿郁气滞，喜热饮，暂通其郁……当薄味缓调，令气分清肃……此病却专伤气分。炒半夏、生益智仁……"此条详细论述了湿邪中于太阴脾络气分之病机特点及治疗法则。

（3）络病与其所属脏腑相关

络病有其所属脏腑，《临证指南医案》中指出"阴络乃脏腑隶下之络"，即相应脏腑有其相应络脉布散，气血津液通过脏腑络脉渗灌到脏腑组织，若某一脏腑发生郁滞、瘀阻、绌急、成积、损伤、不荣病变致使脏腑功能失调，则代表布散于该脏腑的络脉损伤。

5. 络病治法方药

叶天士在继承《内经》和张仲景学术的基础上，进一步完善了络病治法及用药。针对"不知络脉治法，所谓愈究愈穷"的状况，创立了诸多治络之法。叶天士认为，治疗络病需分寒热、虚实、浅深，后世对叶天士的《临证指南医案·诸痛》所作注解指出"络中气血，寒热虚实，稍有留邪，皆能致痛"，又宗《素问·至真要大论》"疏其血气令其条达"之旨，在"络以通为用"的原则下，总结归纳出许多具有直接通络的药物和临床运用方法。具体而言，属实者宜攻之，有辛温通络、辛润通络、辛香通络、虫蚁通络的不同，属虚者，叶天士提出"大凡络虚，通补最宜"，又有辛甘通补和滋润通补的区别。

（1）属实者宜攻之

实邪阻络者要以通络为基本治法。关于通络之法，叶天士认为"辛散横行入络""非辛香无以入络""酸苦甘腻不能入络"，并且根据《内经》"辛甘发散为阳"，利用辛味药的宣通行散作用疏通痹阻不通的络脉，并且提出著名的"络以辛为泄"的观点，创立辛味通络之大法。辛味药多能行气、散结、止痛，辛香走窜，在表能散，在络能通，还能引诸药直达络中，使之透达外出。

①辛温通络

本法以辛温或辛热之品为主，并合用活血化瘀通络之药物，适用于寒入络脉或阴邪聚络者。寒入络脉或阴邪聚络，则气滞血瘀，脉络凝痹，治疗非温则寒邪不散，非通则血瘀不化。叶天士运用辛温通络法，将通达瘀血与祛散寒邪相结合，在运用辛味药物的同时加入温阳散寒的药物，常用五灵脂、川楝子、桃仁、蒲黄、延胡索、当归须等辛通活血之品，配以蘸白、桂枝、小茴香、肉桂、高良姜、附子、丁香、干姜、吴茱萸等散寒之品，两类药物合用，共奏祛瘀散寒之功。

②辛润通络

辛润通络，以辛香或辛咸与柔润之品为主，配合活血通络之品，适用于邪入络久，化热伤阴者，主要用于治疗病久入络，努力郁怒伤络而致胁痛、癥瘕、积聚、胀满、发黄等病证。叶天士认为"肝体本刚，相火内寄""若以刚治刚，一派苦、辛、燥，势必劫伤营络"，所以主张用柔药，用润血通络之品配合疏肝理气，以防伤阴劫液，所谓"肝为刚脏，必柔以济之，而自臻效验"，常用旋覆花、新绛、葱管、当归须、桃仁、柏子仁、郁金等治之。旋覆花、新绛、葱管三味来源于张仲景《金匮要略·五脏风寒积聚病》之旋覆花汤，叶天士常基于原方，随症加减，其轻者加当归须、桃仁、柏子仁、郁金、泽兰等，重者加肉桂、小茴香、肉苁蓉、鹿角霜等，诸药合用，通达络脉而不滞，濡润血络而不凝，故名辛润通络之法，共奏化瘀通络之功。

③辛香通络

本法以辛温芳香之品为主，并加用活血化瘀通络之品，适用于阴寒之邪入络者，常用于胃痛、心痛、胁痛、癥瘕、头痛等病证，因寒气凝结，络脉壅闭，突发剧痛，甚或绞痛，并伴其他寒性症状。叶天士在治疗过程中，不仅运用辛温之品入络散寒，还利用芳香药物走窜之性宣通脉络瘀滞，常用香附、木香、薤白、小茴香、荜茇、降香汁、葱白等辛香透散之品宣通气机，并配伍当归、丹参、桃仁、穿山甲、乳香、没药、延胡索等活血化瘀药，两类药物同用共成辛香通络之剂。

④虫蚁通络

本法以虫类祛瘀之品为主，适用于病久入络，血瘀不宣，经久不愈者。因邪留伏较深，为顽证痼疾，一般植物药难取效，叶天士每取"虫蚁迅速飞走诸灵",诸如蜣螂、䗪虫、全蝎、水蛭、蛴螬等蠕动之物,轻灵流通,松透病根,搜剔络中之邪,俾"飞者升,走者降,血无凝着,气可宣通",功专"追拔沉混气血之邪"及"搜剔络中混处之邪",使虫类通络治疗成为络病治疗的特色。考虑到虫蚁通络药虽有药性峻猛,走窜搜络力强,但患者为慢性久病,病情深伏,此时治疗,不可速效,叶天士还提出"新邪宜急散,宿邪宜缓攻"的原则,对慢性久病,主张缓通的方法,不主张急攻、峻攻,言"急攻必变胀病"特别是癥瘕已聚,"非峻通可拔"。

在具体治疗时,叶天士又将辛温通络、辛润通络、辛香通络、虫蚁通络与其他方法配合应用。如将辛润通络与虫蚁通络相结合并广泛运用。治疗"风湿客邪,留于经络,上下四肢流走而痛,邪行触犯,不拘一处"之周痹,即用辛润与虫蚁药组方以酒煮黑大豆汁泛丸服用。《临证指南医案》中,此类几法配合的典型案例比比皆是。

(2)大凡络虚,通补最宜

对络虚诸证,叶天士认为"至虚之处,便是容邪之处",承《素问·阴阳应象大论》"形不足者,温之以气,精不足者,补之以味",主张"大凡络虚,通补最宜"。常用益气补血,养阴润燥,荣养脉络之品,适当配伍通络祛瘀的药物治疗络虚诸证。

①辛甘通补

本法以辛味、甘味之品为主,并略参化瘀通络的药物,叶天士常以此治疗中焦气虚,失于温煦的胃痛、脐腹疼痛等病证。用辛甘之品,温通助阳,补气养荣,常用人参、炮姜、桂枝、炙甘草、大枣等,再配上当归须、桃仁,润血通络,两类药物同用而成温补阳气兼有活血通络功效之剂。

②滋润通补

本法以滋阴之品为主,并配合活血通络之药物,滋润滑利,清化瘀血,适用瘀血久留,络脉枯涩,干血内着之症,多因虚实夹杂,以阴虚为主。

叶天士在治疗瘀血久留，伴络脉枯涸等阴虚证候时，善以寓通于补，以滋阴之药为主体，常用阿胶、地黄、枸杞子、白芍、麦冬、柏子仁等滋阴之品，以活血化瘀药物为辅助，如牡丹皮、丹参、泽兰、桃仁等，前者增液润燥，使干者得润，着者得行，后者活血通络，两组药物合用共成能补、能润、祛除瘀血之滋阴通络之剂。

叶天士《临证指南医案》中，第一次全面总结和发挥络病辨治特色，是对中医学理论发展的突出贡献。络病理论比较恰当地以中医学的方式，概括了疾病的发生、发展在微观领域中的特点。络病理论在临床已具有广泛的应用，其将会被更多医家所重视研究，取得更深远的发展。

叶天士

临证经验

一、对经方的运用规律

《临证指南医案》中，使用《伤寒论》方 42 首、《金匮要略》方 27 首，明确提出用张仲景方或张仲景法，以及虽未明确指出但印迹明显的病例，共有 500 例以上。通过分析可以看出，叶天士对经方探索精深，善于活用张仲景方，是师古而不泥古的典范。现在研究叶天士医案，不但有助于对其学术思想的理解，同时对加深理解经方，提高对经方的运用水平都大有益处。

（一）复脉汤

复脉汤，是张仲景《伤寒论》当中的重要方剂。原文："伤寒，脉结代、心动悸，炙甘草汤主之。甘草（炙，四两）、生姜（切，三两）、人参（二两）、生地黄（一斤）、桂枝（去皮，三两）、阿胶（二两）、麦门冬（去心，半升）、麻仁（半升）、大枣（擘，三十枚）。上九味，以清酒七升，水八升，先煮八味，取三升，去滓，内胶烊消尽，温服一升，日三服。一名复脉汤。"孙思邈在《千金翼方》第十五卷《补益》中指出："主虚劳不足，汗出而闷，脉结，心悸，行动如常，不出百日，危急者二十一日死方。"所载方药与张仲景大体相似，但改清酒煮为水煮。王焘在《外台秘要》中记载："又疗肺痿涎唾多，心中温温液液者，炙甘草汤方。"所载方药与张仲景大体相似，服用量减"为每服七合，日三夜一"。

叶天士在《临证指南医案》中，大大扩展了复脉汤的使用范围，用于治疗中风、肝风、头风、虚劳、咳嗽、吐血等共 25 个病种，相关医案 60

余首。本文从叶天士医案入手，分析其运用复脉汤的规律。

1. 以脏腑为核心的加减规律

王旭高在《西溪书屋夜话录·治肝卅法》中指出："肝气、肝风、肝火，三者同出异名。其中侮脾乘胃，冲心犯肺，挟寒挟痰，本虚标实，种种不同，故肝病最杂而治法最广。"《临证指南医案·肝风》指出肝阳化风的病机是："肝为风木之脏，因有相火内寄，体阴用阳，其性刚，主动主升，全赖肾水以涵之，血液以濡之。肺金清肃下降之令以平之，中宫敦阜之土气以培之，则刚劲之质得为柔和之体，遂其条达畅茂之性，何病之有？"叶天士以复脉汤加减变化，用于治疗的上述诸多疾病，都是牢牢把握住肝体阴亏虚而肝用失和这一基本病机，以"缓肝之急以息风，滋肾之液以驱热"为治疗大法，兼及其他脏腑则随症加减。

（1）肝肾亏虚，肝风内动证

案例

沈四九，脉细而数，细为脏阴之亏，数为营液之耗。上年夏秋病伤，更因冬暖失藏，入春地气升，肝木风动，遂令右肢偏痿，舌本络强言謇，都因根蒂有亏之症。庸俗泄气降痰，发散攻风，再劫真阴，渐渐神惯如寐。倘加昏厥，将何疗治？议用仲景复脉法。复脉汤去姜、桂。（《临证指南医案·中风》）

按语：本案为《临证指南医案》中应用复脉汤的首个病案，通览全书可知其中包含了应用复脉汤的多个重要指征。

首先，与"冬暖失藏，入春地气升"相类似的描述，书中还有虚劳门陈某案"稚年阴亏阳亢，春阳化风地升"；虚劳门某案"脏液已亏，当春气外泄"；咳嗽门费某案"冬季温舒，阳不潜藏，春木升举，阳更泄越"；木乘土门卜某案"有年冬藏不固，春木萌动，人身内应乎肝。水弱木失滋荣，阳气变化内风，乘胃为呕，攻胁为痛"等，说明复脉汤的使用具有季节因素和体质因素，"下虚之人不耐升提"是使用炙甘草汤的重要指征之一。其次，书中指出"肢体偏废""舌本络强言謇"都属根蒂有亏，不应盲目攻风劫痰，明确了内风证的底板是肝肾亏虚，由此可知为何复脉汤加减变化后能够用于治疗肝风证。

再者，仲景原文中提出复脉汤主症为"脉结代"，而本案为"脉细数"，并明确解释"细为脏阴之亏，数为营液之耗"。纵观《临证指南医案》中关于复脉汤的脉象描述还有：肝风门某妪案"脉右虚左数"，头风门朱某案"阳明脉弦大而坚，厥阴脉小弦数促"，虚劳门"脉数虚""脉虚细"，咳嗽门"脉小数"，以及痢门"脉促细坚"等。为何脉象描述与张仲景原文不符？细细品味各个医案可知，叶天士运用复脉汤，都是以脏阴亏虚为主症或兼风、兼热可有变化，但虚必然是应用炙甘草汤的基础。《古今名医方论》引柯韵伯曰："仲景于脉弱者，用芍药以滋阴，桂枝以通血，甚则加人参以生脉，未有地黄、麦冬者，岂以伤寒之法，义重扶阳乎？抑阴无骤补之法欤？此以心虚脉代结，用生地为君，麦冬为臣，峻补真阴，开后学滋阴之路。地黄、麦冬味虽甘而气大寒，非发陈蕃莠之品，必得人参、桂枝以通脉，生姜、大枣以和营，阿胶补血，酸枣安神，甘草之缓不使速下，清酒之猛捷于上行，内外调和，悸可宁而脉可复矣。酒七升，水八升，只取三升者，久煎之则气不峻，此虚家用酒之法，且知地黄、麦冬得酒良。"由"脉结代"到"脉细数"正是张仲景复脉汤阴阳两虚、不相交通证到叶天士阴液亏虚证变化的体现。复脉汤在叶天士手中，多用来解决肝肾阴虚、营液损耗及温病阴伤重症伴有化风之象的问题，所以叶天士用复脉汤从不用清酒，到参、姜、桂也多弃之，就容易理解了。

这里还应该强调张仲景的复脉汤立方原旨，并不是针对肝阴不足。莫枚士在《经方例释》中指出："本方地黄为君，《本经》地黄主络脉绝伤，此方君地黄，故名复脉。《本经》麦冬、麻仁，亦皆主续绝伤，是以三味并能复脉，故以麦、麻佐地黄为用也。"王子接在《绛雪园古方选注》中指出："复脉汤，生地一斤，麦冬八两，急救肝阴也。"这两条论述了复脉汤中养阴药的作用，但抛弃了参、姜、桂、清酒，就不再是张仲景的复脉汤，也解决不了"脉结代，心动悸"的问题。而且，对于心阳不振的患者来说，如此量多、质重的养阴药反而能引阳气下潜，继而加重心阳受损，这是临床中应该慎重的。

（2）心营亏损，肝风内动证

对于营液亏损，肝风内动证，叶天士常对复脉汤进行如下加减。

①加小麦，取甘麦大枣汤与复脉汤合方意

案例

某姬，脉右虚左数，营液内耗，肝阳内风震动。心悸，眩晕，少寐。

生地　阿胶　麦冬　白芍　小麦　茯神　炙草（《临证指南医案·肝风》）

按语：本案症见心悸、眩晕、少寐。脉右虚左数。此属营液内耗，肝阳内风震动。方用生地黄、阿胶、麦冬、白芍为加减复脉汤滋养肝肾，合甘麦大枣汤滋心营以息风合阳。

②加鸡子黄，取意黄连阿胶汤

案例 1

朱五四，阳明脉弦大而坚，厥阴脉小弦数促，面赤，头痛绕及脑后，惊惕肉瞤，絷絷汗出，早晨小安，入暮偏剧。此操持怫郁，肝阳挟持内风直上巅顶，木火戕胃为呕逆，阳越为面赤汗淋。内因之病，加以司候春深，虑有暴厥瘈疭之患。夫肝为刚脏，胃属阳土。姑议柔缓之法，冀有阳和风熄之理。复脉去参姜桂加鸡子黄白芍。（《临证指南医案·头风》）

案例 2

黄二六，阴伤劳损。

清阿胶　鸡子黄　生地　麦冬　麻子仁　炙甘草　南枣（《临证指南医案·虚劳》）

案例 3

张，进甘药颇安，奈阴液已涸，舌强音缩，抚之干板。较诸以前，龈肉映血有间，小便欲解掣痛，犹是阴气欲绝。欲寐昏沉，午间烦燥，热深入阴之征，未能稳许愈期也。

生白芍　炙甘草　阿胶　鸡子黄　人参　生地　麦冬　炒麻仁（《临证指南医案·温热》）

按语： 以上三案都属阴虚重症，虚及少阴，加入鸡子黄，《临证指南医案》评注部分指出："复脉之纯甘壮水，胶黄之柔婉以息风和阳，俾刚亢之威一时顿熄。"阿胶与鸡子黄同为血肉有情之品，柔婉息风是叶天士一法。

③加酸枣仁，接受柯韵伯观点，大胆化裁

案例 1

某氏，心中烦热，正值经来，而热渴不已，若清肺气大谬，用复脉法。

炙甘草　生地　阿胶　麦冬　枣仁　蔗浆（《临证指南医案·调经》）

案例 2

某，阳升风动，眩晕心悸，鼻衄，经停两月。

生地　阿胶　麦冬　白芍　柏子仁　枣仁　茯神　炙草（《临证指南医案·燥》）

按语： 关于复脉汤的组成，柯韵伯提出火麻仁应易为酸枣仁，起到安神止惊悸的作用。这一观点也得到了一部分医家的支持。从叶天士的《临证指南医案》中，可以看出叶天士对这一观点并不排斥，在应用复脉汤的过程中涉及需要安神宁心、止惊悸时，即采纳柯氏的加减变化，并用柏子仁增效。

（3）肝胃阴虚，肝风内动证

胃阴学说和脾胃分治，是叶天士学术思想的核心，叶天士的养胃阴思想本身来源于《金匮要略》的麦门冬汤。而复脉汤中重用麦冬本身，即包含了肝胃同治的思想。而在王旭高的《退思集录方歌注》中对复脉汤有如下论述："脉资始于肾，资生于胃，而会于肺。"因而重用生地黄、麦冬又大有意义。对于肝胃阴虚证，叶天士在应用复脉汤时，沿用了养胃阴的惯用套路，多加石斛、茯苓、小麦、甘蔗汁，以贯彻肝胃同病"阳明胃土，独当厥阴风木"，以及"治肝不应，当取阳明"的治疗思想。

案例

顾氏，天癸当绝仍来，昔壮年已有头晕。七年前秋起胃痛若嘈，今春悲哀，先麻木头眩，痛发下部，膝胫冷三日，病属肝厥胃痛。述痛引背胁，是久病络脉空隙，厥阳热气，因情志郁勃怫逆，气攻乘络，内风旋动，袭阳明，致呕逆不能进食。

九孔石决明　清阿胶　生地　枸杞子　茯苓　桑寄生　川石斛（《临证指南医案·胃脘痛》）

按语： 患者久病络脉空隙，因情志郁勃，肝风旋动，袭扰阳明。病虽在胃，实属肝气犯胃，而肝气厥逆又因肝肾有亏，体用失和。故重在治肝兼以治胃，用阿胶、生地黄、枸杞子、桑寄生滋补肝肾，九孔石决明潜阳息风，石斛、茯苓滋胃降逆。

（4）热伤肺阴证

在对热伤肺阴证应用复脉汤时，叶氏酌加知母、天冬、天花粉、黄芩。在养肝阴、滋肾液的基础上清肺之急、润肺之燥。

案例

王，先寒后热，咳呛，是春月风温肺病。风为阳邪，温渐变热，客气著人，即日时气。怀妊九月，足少阴肾脉养胎。上受热气，肺痹喘急，消渴胸满，便溺不爽。皆肺与大肠为表里之现症，状若绘矣。芎、归辛温，参、术守补，肉桂、沉香辛热，皆胎前忌用。致大热烦闷，势属危殆。议以清肺之急，润肺之燥。俾胎得凉则安，去病身安，自为不补之补，古人先治其实，实者邪也。

泡淡黄芩　知母　鲜生地　花粉　阿胶　天冬

又，喘热减半，四肢微冷，腹中不和，胎气有上冲之虑。昨进清润之方，絷絷有汗。可见辛燥耗血，便是助热。今烦渴既止，问初病由悲哀惊恐之伤。养肝阴，滋肾液为治，稳保胎元，病体可调。复脉去桂、麻、姜、枣，加天冬、知母、子芩。(《临证指南医案·胎前》)

按语： 本案系风温引起咳嗽，法当清肺润肺，但妊娠九月，少阴肾脉养胎使患者具有特殊性，也就提示我们某些特殊生理阶段，可以出现少阴亏虚，这在《临证指南医案》当中并不少见，加之追问病因起于悲哀惊恐之伤。所以，叶天士以养肝阴，滋肾液为治，稳保胎元，用复脉汤去温药、腻药，加天冬、知母、黄芩，使之变为清热润燥的方剂。

（5）热伤少阴咽痛证

对于阴亏涉及少阴的咽痛证时，叶天士应用复脉汤，除了加入鸡子黄外，以天冬易麦冬，加玄参以崇肾水。

案例

伍四六，咽喉痛痹，发时如有物阻膈，甚至痛连心下，每晚加剧。是阴液日枯，肝脏厥阳化火风上灼。法以柔剂，仿甘以缓其急耳。

细生地　天冬　阿胶　生鸡子黄　元参心　糯稻根须(《临证指南医案·咽喉》)

按语： 本案见咽喉痛痹，如有物阻隔，甚至痛连心下，每晚加剧。此肾液亏虚，肝阳化火风上灼。方用变通复脉汤法，以细生地、天冬、阿胶滋阴生津；合黄连阿胶汤滋阴和阳息风；玄参滋肾凉血解毒；糯稻根须清热敛阴。

2. 其他加减规律

（1）敛肝多用芍药、木瓜、乌梅

吴鞠通对叶天士复脉汤加减的继承与发展，主要是提出了加减复脉汤和一甲、二甲、三甲复脉汤以及大、小定风珠。其中，加减复脉汤的变化，即是在叶天士用复脉汤常去参、姜、桂的基础上加白芍。这在《临证指南医案》中经常出现。《临证指南医案·吐血》："顾（二八），脉左坚，阴伤失血致咳。复脉去参、桂、姜，加白芍。"

吴鞠通在加减复脉汤中加芍药，义在收三阴之阴。这一点也是取法叶天士，与真武汤中用芍药以解虚阳上冒之"头眩，阵阵欲擗地"症有异曲同工之妙。但在复脉汤中加白芍，叶天士另有心得，而吴鞠通并未论及。

案例1

陈十二，稚年阴亏阳亢，春阳化风地升，暮热晨汗，肌柔白，脉数虚。非客邪清解，仿仲景复脉法。本方去姜、桂，加甘蔗汁。(《临证指南医案·虚劳》)

案例2

某，脉虚细，夜热晨寒，烦倦口渴，汗出。脏液已亏，当春气外泄。宗内经凡元气有伤，当与甘药之例，阴虚者用复脉汤。

炙甘草七分　人参一钱　阿胶二钱　火麻仁一钱　生地二钱　麦冬一钱　桂枝三分生白芍一钱半(《临证指南医案·虚劳》)

按语：两案对比，"晨汗"与"晨寒"一字之差，前为阴虚，故用复脉汤去姜、桂，加甘蔗汁。后为阴阳并虚，但可知阴虚为主，故去姜留桂，加白芍，或有桂枝汤合营之意，而非吴鞠通用白芍收三阴之意。

（2）潜肝阳多用介属

叶天士在应用复脉汤时，针对阳亢不潜的病机，常选用牡蛎、石决明、鳖甲等介属潜阳之药，亦是吴鞠通一甲、二甲、三甲复脉汤的方源。

案例1

金女，温邪深入营络，热止，膝骨痛甚。盖血液伤极，内风欲沸，所谓剧则瘛疭，痉厥至矣。总是消导苦寒，冀其热止，独不虑胃汁竭、肝风动

乎？拟柔药缓络热息风。复脉汤去参、姜、麻仁，生鳖甲汤煎药。（《临证指南医案·虚劳》）

案例2

又，阴液枯槁，阳气独升，心热惊惕，倏热汗泄。议用复脉汤，甘以缓热，充养五液。复脉去姜、桂，加牡蛎。（《临证指南医案·脱》）

案例3

龚三一，诸厥皆隶厥阴，疝瘕，心热胁胀，中消便难。乃肝阳内风，妄动消烁，犯及阳明矣。经言治肝不应，当取阳明。肝胃一脏一腑相对，不耐温补者，是肝用太过，肝体不及也。

九孔石决明　淮小麦　清阿胶　细生地　天冬　茯神（《临证指南医案·痉厥》）

（3）人参多用秋石拌

叶天士在复脉汤中用参时，共有两处用秋石拌。

案例1

张氏，勉强攻胎，气血受伤而为寒热，经脉乏气，而为身痛，乃奇经冲任受病，而阳维脉不用事也。内经以阳维为病，苦寒热。维者，一身之刚维也。既非外感，羌、苏、柴、葛三阳互发，世无是病。又芩、栀、枳、朴之属，辛散继以苦寒，未能中病。胃日屡伤，致汤饮皆哕出无余，大便不通，已经半月。其吐出形色青绿涎沫，显然肝风大动，将胃口翻空，而肠中污水，得风翔如浪决，东西荡漾矣。息风镇胃，固是定理，但危笃若此，不易图也。

淮小麦百粒　火麻仁一钱　阿胶二钱　生地二钱　秋石拌人参一钱　南枣肉一钱（《临证指南医案·呕吐》）

案例2

余，脉细促，神迷，舌缩言謇，耳聋，四肢牵引，牙关不紧，病已月余。乃温邪劫液，阳浮独行，内风大震，变幻痉厥危疴。议以育阴息风法。必得痉止神清，方有转机。

阿胶_{二钱} 鸡子黄_{一枚} 人参_{秋石拌烘，一钱} 天冬_{一钱} 细生地_{二钱} 白芍_{一钱半}（《临证指南医案·痉厥》）

按语： 两案都系内风大振，欲用参以补之，又恐其燥热之性难治，如用童便之咸寒又与用参之原意相违，故用童便变化得来之秋石咸温之性以制人参。《本草通玄》中记载："愚谓肺家本经有火，右手独见实脉者，不可骤用。即不得已用之，必须咸水焙过，秋石更良。"可为佐证。

3. 存疑讨论

其一，在《临证指南医案》中，叶天士运用复脉汤的加减变化，虽然以养肝阴滋肾液为核心，但却舍去其惯用的养肝血药枸杞子、当归。对于这一问题，笔者窃议，当归为性温而味甘、辛。《神农本草经疏》：虽能活血补血，终是行走之药。枸杞子的性味历来有争议，宋以前本草多从地骨皮论及枸杞子，认为性微寒，明清的本草逐渐将枸杞子的论述转为性平或微温，举谚语"离家千里，勿食枸杞"，论其助火兴阳。其中，以汪昂的《本草备要》为代表，昂按"古谚有云，出家千里，勿食枸杞。其色赤属火，能补精壮阳"。反观叶天士用复脉汤一派静药，正欲静以制动，故避当归、枸杞子不用。

其二，叶天士用复脉汤治虚多邪少，论治虚劳阳虚用小建中汤，阴虚用复脉汤。而《临证指南医案·咳嗽》："王（二六），脉小数，能食，干咳暮甚。冬藏失纳，水亏温伏。防其失血，用复脉法。复脉汤去参、姜、桂。"此案中明显有外邪兼有阴虚，用一派纯阴之药虽云防其出血，似乎不合叶天士用复脉汤的思想，特此提出，以俟高明。

（二）小建中汤

小建中汤是张仲景的重要方剂。《伤寒论》第 100 条："伤寒，阳脉涩，阴脉弦，法当腹中急痛，先与小建中汤。不瘥者，小柴胡汤主之。"第102条："伤寒二三日，心中悸而烦者，小建中汤主之。"《金匮要略》："虚劳里急，悸，衄，腹中痛，梦失精，四肢疼，手足烦热，咽干口燥，小建中汤主之。"

叶天士在《临证指南医案》中，大大扩展了小建中汤的使用范围，用于治疗虚劳、咳嗽、吐血、汗证、脾胃、喘证、伤风、温热、泄泻、便血、调经、产后诸多病种，相关医案57首。今从叶天士医案入手，分析其运用小建中汤的规律。

1. 小建中汤的适应范围

（1）劳力所伤，非酒色所伤

案例1

汪三九，此劳力伤阳之劳，非酒色伤阳之劳也。胃口消惫，生气日夺，岂治嗽药可以奏功。黄芪建中汤去姜。（《临证指南医案·虚劳》）

案例2

任五六，劳力伤阳，自春至夏病加。烦倦神羸不食，岂是嗽药可医。《内经》有劳者温之之训，东垣有甘温益气之方，堪为定法。归芪建中汤。（《临证指南医案·咳嗽》）

按语：以上两则医案为代表，叶天士阐明小建中汤治疗的虚劳为劳力所伤阳气，重在脾胃，与酒色所伤之阳不同，治法也异。

（2）外感误用辛散、苦寒

案例

某，色白肌柔，气分不足，风温上受而咳。病固轻浅，无如羌防辛温，膏知沉寒，药重已过病所。阳伤背寒，胃伤减谷，病恙仍若，身体先惫，问谁之过欤？小建中汤。（《临证指南医案·咳嗽》）

按语：此案"色白肌肉"，反映患者素体阳虚表不固。风温上受而咳，误用羌防表散，耗泄阳气，又用石膏知母败伤脾胃。出现"阳伤背寒、胃伤减谷"，故予小建中汤培补脾胃之气，亦是培土生金之法。

（3）思虑劳烦，久虚不复

案例1

张二九，馆课诵读，动心耗气。凡心营肺卫受伤，上病延中，必渐减食。当世治咳，无非散邪清热，皆非内损主治法。黄芪建中汤去姜。（《临证指南医案·咳嗽》）

案例2

杜二八，积劳思虑，内损失血，久病秋季再发。乃夏暑气泄，劳则气愈泄不收，络空动沸，此与阴虚有别。色脉胃减，凉降非法。人参建中汤。（《临证指南医案·吐血》）

按语： 上两则医案，系思虑劳烦耗伤心脾肺阳气，肺卫气虚可见嗽、汗泄，心脾两虚，不能统血，劳烦振动阳气，血络沸溢而吐血。叶氏统以建中汤加减治其本。

（4）素体不足，产后亏虚

案例1

冯四二，产后两月，汗出身痛。归芪建中汤。（《临证指南医案·产后》）

案例2

金三八，经后即背寒不热，逾月不愈，嗽痰有血。自秋令产蓐，屡屡若伤风咳嗽，正月至谷减。思产后不复是下虚，形寒减食，先调脾胃，即和营卫法。人参建中汤。（《临证指南医案·产后》）

按语： 以上两则医案均为素体不足，加之产后气血两亏而发病。叶天士指出"产后不复是下虚"，但因出现"形寒减食"，所以先以人参建中汤调理脾胃，助其营卫之气。叶天士这种临证权变之法值得学习。

2. 小建中汤的病机

（1）营卫交损，表虚不固

案例

汪，脉左小右虚，背微寒，肢微冷，痰多微呕，食减不甘。此胃阳已弱，卫气不得拥护。时作微寒微热之状，小便短赤，大便微溏，非实邪矣。当建立中气以维营卫。东垣云：胃为卫之本，营乃脾之源。偏热偏寒，犹非正治。

人参　归身_{米拌炒}　桂枝木　白芍_{炒焦}　南枣（《临证指南医案·虚劳》）

按语：营卫交损，表虚不固，是小建中汤的主要病机，临床表现为畏寒、肢冷、纳食减少，急以小建中汤建立中气以维营卫。

（2）脾胃虚衰，土不生金

案例

姜，劳烦哮喘，是为气虚。盖肺主气，为出气之脏，气出太过，但泄不收，则散越多喘，是喘症之属虚。故益肺气药皆甘，补土母以生子。若上气散越已久，耳目诸窍之阻，皆清阳不司转旋之机，不必缕治。人参建中汤去姜。（《临证指南医案·喘》）

按语：脾胃气衰致土不生金，肺气亦虚，或咳或喘。此案以小建中汤补母生子。

（3）上损及中

案例

仲，久嗽，神衰肉消，是因劳倦内伤。医不分自上自下损伤，但以苦寒沉降。气泄汗淋，液耗夜热，胃口得苦伤残，食物从此顿减。老劳缠绵，讵能易安。用建中法，黄芪建中汤去姜。（《临证指南医案·虚劳》）

按语：肺卫受邪，或因辛温耗散，或因苦寒败胃，导致上病损及中。叶天士从扶正祛邪的角度，用建中汤建立中气以图复原。

（4）下损及中

案例

某，由阴损及乎阳，寒热互起，当调营卫。参芪建中汤去姜糖。(《临证指南医案·虚劳》)

按语：下焦虚损日久，损及中焦脾胃阳气，叶天士用建中汤权变立法，中气建立，下虚亦可稍回。

3. 小建中汤的主要症状

通过对叶天士《临证指南医案》中应用小建中汤（包括黄芪建中、归芪建中）的医案进行统计分析，全部 57 个医案当中，排在前三位的主症分别是：饮食减少、畏寒、汗出。这充分说明叶天士应用小建中汤，抓住的是中虚以及营卫交损这两个要点。

4. 小建中汤的加减规律

小建中汤的常见化裁，如气虚加黄芪、人参，血虚加当归，这些在《临证指南医案》中都有体现。这里着重探讨一下叶天士独特的加减规律。

（1）关于姜的使用

从《临证指南医案》中，可以总结出以下规律：叶天士使用小建中汤多去姜或易生姜为煨姜。叶天士为何会有这样的化裁规律呢？张山雷《本草正义》曰："干姜（注：附生姜、煨姜、姜炭），味辛、微苦，性温、热。生者能散寒发汗，熟者能温中调脾，善通神明，去秽恶，通四肢关窍，开五脏六腑，消痰下气，除转筋霍乱，逐风湿冷痹、阴寒诸毒、寒痞胀满、腰腹疼痛、扑损瘀血、夜多小便。孙真人曰：呕家圣药是生姜。故凡脾寒呕吐，宜兼温散者，当以生姜煨熟用之；若下元虚冷而为腹疼泻痢，专宜温补者，当以干姜炒黄用之……若阴虚内热、多汗者，皆忌用姜。"从《临证指南医案》小建中汤去姜的医案中，可以发现基本上包含汗出、咳喘、动血、血虚等，这些症状或有内热，或为阴虚，都忌姜之表散、动阳、耗阴的特性，故叶天士弃姜不用。

用煨姜代替生姜，最典型的是以下治疗汗证的两个医案。

案例 1

张五六，脉弦大，身热，时作汗出。良由劳伤营卫所致，经云劳者温之。

嫩黄芪三钱　当归一钱半　桂枝木一钱　白芍一钱半　炙草五分　煨姜一钱
南枣三钱（《临证指南医案·汗》）

案例 2

某二一，脉细弱，自汗体冷，形神疲瘁，知饥少纳，肢节酸楚。病在营卫，当以甘温。

生黄芪　桂枝木　白芍　炙草　煨姜　南枣（《临证指南医案·汗》）

按语： 以上案例中应用黄芪建中汤为底方，生姜全部代以煨姜，就是要避生姜辛散之性，而要用煨姜取义"劳者温之"，与诸甘味药同用，甘温以补营卫之虚。

（2）加茯苓或茯神

从医案中总结出小建中汤加茯苓或茯神的目的，在于缓解中虚，增强脾胃运化，消除痰饮。

案例

陆，脉细形瘦，血后久咳不已，复加喘促，缘内损不肯充复。所投药饵，肺药理嗽居多。当此天令收肃，根蒂力怯，无以摄纳。阴乏恋阳，多升少降。静坐勉可支撑，身动勃勃气泛。所纳食物，仅得其悍气，未能充养精神矣。是本身精气暗损为病，非草木攻涤可却。山林寂静，兼用元功，经年按法，使阴阳渐交，而生生自振。徒求诸医药，恐未必有当。建中汤去姜加茯苓。（《临证指南医案·吐血》）

按语： 本案症见咳血不已，复加喘促，病属劳损，非寻常治法。叶天

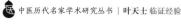

士建议以静养为主，以建中汤复其阴阳，因咳血阳动而阴乏，多升少降，胃纳不加，故去生姜，防温燥发散动血，加茯苓健脾胃、助运化、降逆气。

（3）关于饴糖的去留

仔细分析叶天士在运用小建中汤时，对于饴糖的处理有三种态度：第一，是明确要用的，如泄泻门中虚腹痛案、吐血门劳伤中虚案，取甘能缓急意。虚劳门营虚案、调经门营虚干血劳案，均用饴糖甘味助营血。第二，是明确不用的，如虚劳门中虚案，及咳嗽门中气虚案。两案的共同特点是，出现了"食减"症状，咳嗽门案还出现痰多证。此时减饴糖是为了避免"甘以助痰湿"，腻治中焦。第三，是不明确去留的。这类医案也很多，只要不涉及上面所谈的宜忌问题，对于饴糖的使用，叶天士还是非常灵活的。

（三）麦门冬汤

麦门冬汤，是张仲景《金匮要略·肺痿肺痈咳嗽上气病脉证并治》中的重要方剂。原文："大（火）逆上气，咽喉不利，止逆下气者，麦门冬汤主之。"在《临证指南医案》中，叶天士大量化裁使用了麦门冬汤，把麦门冬汤作为清养肺胃之阴的重要方剂，且以养胃阴为中心，兼及其他脏腑。其加减变化灵活多样，把应用范围由《金匮要略》中的劳复、肺痿病，扩展到虚损、咳嗽、吐血、肺痿、三消、郁、疟、温热、疮疡等病证。在《临证指南医案》中，麦门冬汤化裁运用经验的总结，对于加深对麦门冬汤的理解以及提高临床疗效大有裨益。

1. 麦门冬汤以养肺胃之阴为核心

麦门冬汤本身是以肺胃作为主要治疗脏腑。对于原文一直有两种争议，一种认为原文应是"大逆"，一种认为原文应是"火逆"，明代以后的文献持"火逆"观点的学者占了上风。两派学者的观点各有所长，并不矛盾。持"大逆"观点的医家认为：此证胃气先虚，脾不能生肺，气不能归原，故而大气上逆而喘鸣。持"火逆"观点的医家，如《古今名医方论》

引喻嘉言曰:"此方治胃中津液干枯,虚火上炎,治本之良法也。夫用降火之药而火反升,用寒凉之药而热转炽者,徒知与火热相争,弗知补正气以生津液,不惟无益而反害之矣。凡肺病有胃气则生,无胃气则死。胃气者,肺之母气也。《本草》有知母之名,谓肺借其清凉,知清凉为肺之母也。又有贝母之名,谓肺借其豁痰,豁痰为肺之母也。然屡施于火逆上气,咽喉不利之证,而屡不应者,名不称矣。孰知仲景妙法,于麦冬、人参、甘草、大枣、粳米大补中气以生津液队中,又增入半夏辛温之味,以开胃行津而润肺,岂特用其利咽下气哉!顾其利咽下气,非半夏之功,实善用半夏之功也。"

从《临证指南医案》中可以看出,叶天士对于麦门冬汤的认识是倾向于"火逆"的,把使用麦门冬汤的重要指征放在养胃阴上。最有说服力的证据在于,叶天士应用麦门冬汤最基本的化裁之一是去半夏。因半夏辛温,燥湿化痰,降逆止呕,与叶氏使用麦门冬汤清养胃阴的意图不符,故多去之。如《临证指南医案·虚损》记载:"胡(四三),补三阴脏阴,是迎夏至生阴。而晕逆,欲呕,吐痰,全是厥阳犯胃上巅,必静养可制阳光之动。久损重虚,用甘缓方法。金匮麦门冬汤去半夏。"又如《临证指南医案·虚损》记载:"华(三七),春深地气升,阳气动,有奔驰饥饱,即是劳伤。《内经》:'劳者温之。'夫劳则形体震动,阳气先伤。此温字,乃温养之义,非温热竞进之谓。劳伤久不复元为损,《内经》有'损者益之'之文。益者,补益也。凡补药气皆温,味皆甘,培生生初阳,是劳损主治法则。春病入秋不愈,议从中治。据述晨起未纳水谷,其咳必甚,胃药坐镇中宫为宜。金匮麦门冬汤去半夏。"

由于麦门冬汤原方治疗的是胃中津液枯竭、虚火上炎犯肺,所以叶天士应用麦门冬汤最多的病证为咳嗽和吐血,占应用麦门冬汤总病例的 90%,而以胃阴虚为主症的医案也接近 90%。叶天士对麦门冬汤的第二个重要突破就是以北沙参替换人参，将原来治疗胃阴虚虚火上逆证的麦门冬汤演变为清养肺胃阴的方剂。如《临证指南医案·咳嗽》记载："久嗽因劳乏致伤，络血易瘀，长夜热灼，议养胃阴。北沙参、黄芪皮、炒麦冬、生甘草、炒粳米、南枣。"又如《临证指南医案·咳嗽》记载："上年夏秋病伤，冬季不得复元，是春令地气阳升，寒热咳嗽。乃阴弱体质，不耐升泄所致。徒谓风伤，是不知阴阳之义。北参、炒麦冬、炙甘草、白粳米、南枣。"

2. 麦门冬汤的加减规律

（1）甘凉濡润法

主要适宜于燥热或木火升腾，灼烁胃阴的病证。常用麦门冬汤去半夏，以沙参易人参，加石斛、玉竹、甘蔗汁。

（2）清养胃阴法

主要适用于温病后期胃阴不复、胃气不醒。常用麦门冬汤去半夏，以沙参易人参，加生扁豆、佩兰叶，养阴之中兼化湿醒胃。

（3）滋胃益气法

对于在胃阴虚的基础之上，由于久嗽、气泄、热伤元气等原因导致卫气不固者，可加生黄芪。肺胃气虚的患者，往往北沙参与人参同用。

（4）通降阳明法

阳明胃腑以通降为顺，麦门冬汤原方有半夏一味降药、燥药，目的是为了解决阴虚火逆问题。而纵观叶天士《临证指南医案》应用麦门冬汤涉及胃阴虚胃阳上逆证，出现如"食物不下""脘中阳逆""热上冲咽"，每加茯苓以降之，或是半夏、茯苓并用。通补阳明是叶天士治胃的大法，常由小半夏汤、大半夏汤加减变化，其通补的核心药对即是半夏、茯苓、人参。

（5）金水同治法

对于胃阴、肾阴兼虚者，用金水同治之法，以摄纳肾阴、滋养柔金。在麦门冬汤去半夏的基础上可加生地黄、熟地黄、天冬、阿胶，如出现少阴咽痛者加鸡子黄。

（6）滋水清热

对于肺胃阴虚内有伏热的病证，医案中也有法可循。热伏于心下，出现心烦、暮热、咳血等证时可加生鸡子白、地骨皮、知母。

3. 应用麦门冬汤的指征

为了能够更好地掌握叶天士应用麦门冬汤的规律，特从以下几方面总结应用麦门冬汤的指征。

其一，从形体而言，在医案中有如下描述。"阴虚体质""形瘦色苍，体质偏热，而五液不充""形体日损""形瘵""形色衰夺""六旬又三，形体虽充，而真气渐衰""木火易燃，营液久耗"。由此可见，阴虚或劳损是应用麦门冬汤的体质基础。

其二，从脉象而言，在医案中有如下描述。"脉数""脉左尺坚""脉臾""脉搏大""脉来虚芤""脉细数""脉象细涩""脉左坚右弱""诊脉左手平和，尺中微动，右手三部，关前动数，尺脉带数"等。所有脉象的描述，反映的均是阴虚血少或阴虚血少夹热，这是与麦门冬汤的病机相吻合的。

其三，从症状而言，医案中多有"食少餐""进食颇少""痰多食少""食减不肌"等描述。胃主受纳，脾主运化，结合整个《临证指南医案》涉及胃阴不足证的病案，多数都有"不饥不食"的症状，所以饮食减少可以作为麦门冬汤的一个主要症状。由于前面已谈到过麦门冬汤是以治疗肺胃阴虚为基础的方剂，所以结合《临证指南医案》，可以看出，咳嗽、吐血等阴虚火逆症状，也是临床上使用麦门冬汤的重要指征。

综上所述，叶天士宗张仲景心法，在《临证指南医案》中把握住张仲景麦门冬汤所主的病机，善于抓主症，临证大胆化裁，大大扩展了麦门冬汤在临床上的治疗范围。叶天士对麦门冬汤的化裁应用经验，对临床有很大的参考价值，值得深入学习。

（四）真武汤

真武汤是张仲景的重要方剂。《伤寒论》第 82 条："太阳病发汗，汗出不解，其人仍发热，心下悸、头眩、身𥆧动，振振欲擗（一作僻）地者，真武汤主之。"第 316 条："少阴病，二三日不已，至四五日，腹痛、小便不利，四肢沉重疼痛，自下利者，此为有水气。其人或咳，或小便利，或下利，或呕者，真武汤主之。"

从张仲景原文分析，真武汤在太阳病中出现，针对的是少阴病误认为表证发表过汗亡阳证；在少阴病中出现，针对少阴肾阳虚衰，不能制服本水，客邪得深入而动其本气，上凌心而成眩悸，中侮脾胃而成呕泄。叶天士在《临证指南医案》中扩大了真武汤的使用范围，但大体上也是从这两方面进行发挥的。遗精门、脱门、汗门、疟门医案应用真武汤，即是过汗亡阳证的延伸；肿胀门、呕吐门、吐蛔门、哮门、痰饮门、泄泻门医案，则是少阴病的延伸。今从叶天士医案入手分析其运用真武汤的规律。

1. 真武汤的病因病机

（1）素体阳虚的基础上暴寒或误汗亡阳

案例

孙五八，肉𥆧筋惕，心悸汗出，头痛愈甚畏风怕冷，阳虚失护。用真武汤。（《临证指南医案·汗》）

按语：本案患者素体阳虚，暴寒骤加或汗出亡阳，表现出心悸、头眩、身𥆧动等症，急以真武汤收摄溃散之阳，以防脱变。

（2）误服寒凉攻下，伤及脾阳

案例 1

徐，攻痞变成单胀，脾阳伤极，难治之症。

生白术　熟附子　茯苓　厚朴　生干姜（《临证指南医案·肿胀》）

案例 2

顾四三，脉微而迟，色衰萎黄。蟹为介属，咸寒沉降，凡阳气不足者，食之损阳，其致病之由，自试二次矣。久利久泄，古云无不伤肾。今浮肿渐起自下，是水失火而败，若非暖下，徒见泄泻有红，为脾胃湿热，必致中满败坏。

生茅术　熟地炭　熟附子　淡干姜　茯苓　车前子（《临证指南医案·肿胀》）

按语： 如上所述，痞乃寒热错杂，升降失常之症，清浊相混而成痞。误用攻下，徒伤脾阳而成单腹胀。食蟹咸寒沉降，脾肾阳气素亏，而成肿胀泄泻。均以真武汤加减，恢复脾肾阳气。脾阳已伤减芍药之酸寒，附子干姜与厚朴相配，以消太阴腹胀，非为逐水饮，所以去走之生姜易守之干姜。

（3）酒湿内蕴，脾阳衰微

案例 1

杨五十，饮酒聚湿，太阴脾阳受伤，单单腹胀，是浊阴之气锢结不宣通，二便不爽，治以健阳运湿。

生茅术　草果　附子　广皮　厚朴　茯苓　萆薢　猪苓（《临证指南医案·肿胀》）

案例 2

韩三一，冷酒水湿伤中，上呕食，下泄脂液。阳气伤极，再加浮肿作胀则危。人参、茯苓、熟附子、生於术、生白芍、生姜。又，酒湿类聚，例以分利。诊脉微，阳气已败。湿壅生热，至胃痈脓。清热则阳亡即死，术苓运中祛湿，佐附迅走气分，亦治湿一法。

茯苓　熟附子　生白术　左牡蛎　泽泻　车前子（《临证指南医案·肿胀》）

按语： 如上所述，酒湿内蕴，脾阳衰微，浊气不得通降，在上则生膜胀；湿久内蕴可见呕泄，郁而化热可生痈疡，叶天士以真武汤化裁，健脾肾之阳，以运水湿。

（4）脾肾阳虚，水饮内停

案例1

王三四，脉沉，背寒，心悸如坠，形盛气衰，渐有痰饮内聚。当温通补阳方复辟，斯饮浊自解。

人参　淡附子　干姜　茯苓　生於术　生白芍（《临证指南医案·肿胀》）

案例2

冯，阳虚则形寒汗出，痰饮痞聚，都是阴浊成形，乘阳气衰微，致上干窍髎。古人法则，必通其阳以扫阴氛，但宿病无急攻方。况平素忧郁，气滞血涩，久耗之体，不敢纯刚，防劫液耳。

人参　熟附子　淡干姜　炒川椒　川桂枝　乌梅肉　生白芍

另真武丸三两。（《临证指南医案·肿胀》）

按语：如上所述，脾肾阳虚导致水饮内停，形寒、心悸皆因阳虚水犯，遵仲景"病痰饮以温药和之"，以真武汤温肾助阳，以散水饮。

2. 真武汤的主要指征

纵观应用真武汤的各则医案，从体质而言，大多阳虚畏寒；从面色而言，面白或萎黄。医案中关于脉的描述非常多，如"脉沉小弦""诊脉细软""脉微而迟""诊脉微""脉沉""脉弦右濡"，众多的脉象可以归纳为以"沉、微、迟、软、细"为主的正虚，特别是阳虚的脉象，和以"弦、濡"为主的饮邪、湿邪内停、气郁气滞的脉象。医案中关于舌的描述只有两处，都指出真武汤的舌色是白，这也符合临床实际。但是医案中对于舌体的大小并没有论及，张仲景原文也没有论及，很多人从真武汤的病机看，认为舌体应该是胖大而白，符合阳虚水泛，饮邪内停。但在临床上观察到很多应用真武汤的患者舌体小者不在少数，以本人理解，到了真武汤的地步，阳虚的同时阴也早就虚了，这可能是舌体小的原因。从症状表现看，叶天士医案中的症状，基本上与张仲景原文一致，也可看出张仲景所论真武汤众多或然证，在临床上都可出现。

3. 真武汤的加减规律

真武汤原方："茯苓（三两）、芍药（三两）、白术（二两）、生姜（切，三两）、附子（炮，去皮，破八片，一枚）。上五味，以水八升，煮取三升，去滓。温服七合，日三服。若咳者，加五味子半升，细辛一两，干姜一两；若小便利者，去茯苓；若下利者，去芍药，加干姜二两；若呕者，去附子，加生姜，足前为半斤。"

对于原文的加减变化，叶天士应用的并不多。对真武汤的化裁，叶天士主要的特点有二：一是姜的变化，二是茯苓、白术的加减。而这两个特点，恰恰反映叶天士脾胃分治的思想。

（1）关于生姜与干姜的使用

叶天士在《临证指南医案》中应用真武汤，使用生姜针对的病机是胃阳衰弱，见痰饮水湿内停并有上逆趋势，出现"呕""喘"等，立法为辛温通阳。如原文所述："阴霾冲逆肆虐，饮邪滔天莫制。议以仲景熟附配生姜法，扫群阴以驱饮邪，维阳气以立基本。"而在《临证指南医案》中，应用真武汤时以干姜易生姜，此病机发生了变化，病机由胃阳虚衰为主，转变为脾阳虚衰为主；症状上从"呕""喘"转为"胀""泄"；立法从"辛温通阳"转为"温运中阳"，其中微妙变化，反映出生姜与干姜"一走一守"的不同，也反映了叶天士脾胃分治的思想。

（2）茯苓与白术分入胃脾两脏

茯苓和白术，在真武汤原方中是同时出现的。在真武汤的加减法中，小便利者去茯苓，而白术则不在加减之列。而从《临证指南医案》中看叶天士对真武汤的加减是发展的。"茯苓是胃药，白术是脾药"，这是叶天士一贯坚持的观点，也是他脾胃分治在用药上的特色体现。在真武汤的应用中，有水饮内停或阳明胃腑不能通降，叶天士保留茯苓；而在没有泄泻、便溏、腹胀等太阴脾证时，是去掉白术的。当上述脾胃证并存时，茯苓、白术同时使用，此可从医案中得到证实。

案例1

某，脾肾虚寒多泻，由秋冬不愈，春木已动，势必克土。腹满，小便不利，乃肿病之根。若不益火生土，日吃疲药，焉能却病？

人参　白术　附子　生益智　菟丝子　茯苓（《临证指南医案·肿胀》）

按语：本案为脾肾阳虚，腹泻伴有小便不利，治以温补脾肾。

案例2

陈，脉虚微，春阳地升，浊阴上干，喘不得卧。治在少阴。人参、淡熟附子、猪胆汁。又，前方加淡干姜一钱半。又，脉弦，暮夜浊阴冲逆，通阳得效。议真武法，以撤其饮。人参、淡附子、生白芍、茯苓、姜汁。又，真武泄浊，脘通思食，能寐。昨宵已有渴欲饮水之状。考《金匮》云：渴者，饮邪欲去也。当健补中阳，以资纳谷。

人参　生於术　淡附子　茯苓　泽泻

又，早服肾气丸四五钱，晚用大半夏汤。（《临证指南医案·痰饮》）

按语：这是《临证指南医案》当中为数不多的连续复诊病案，五诊的症状不同，病机发生转变，叶天士的用方也发生了相应的变化。一、二诊，是下焦阴寒太盛逼阳外脱，叶天士用通脉四逆加猪胆汁，回阳救逆；三诊，阳气稍得挽回，用真武汤镇水邪而止上逆；四诊，随着"渴欲饮水"症的出现，说明水饮已不是当务之急，立法转为健补中阳，所以"生於术"出现；五诊，用肾气丸与大半夏汤朝夕交替服用，温肾镇水，通降胃气，是善后之法。

（3）真武汤的其他加减规律

叶天士运用真武汤变化很多，如治脾阳伤极，由误攻寒痞而成单腹胀，脾阳受损用真武汤去芍药以避中寒，以干姜易生姜温运太阴，加厚朴除满；脾阳伤重，可酌加荜茇、胡芦巴扶助脾阳；浊阴内聚可用真武汤与冷香丸合方，加草果以散脾湿，厚朴、广陈皮理气宽中；兼有湿邪肿胀、小水不利可在茯苓基础上加猪苓、泽泻以利水；脾肾虚寒可加人参、益智仁、菟丝子；久泻久利，肾虚泄泻见红可与熟地黄炭、车前子同用。

（五）大半夏汤

大半夏汤是张仲景的重要方剂，见《金匮要略·呕吐哕下利病脉证并治》："胃反呕吐者，大半夏汤主之。"原方以半夏辛燥消痰、开结降逆为主药，佐以人参甘温益气，白蜜甘润补虚润燥，达到补虚降逆的目的。叶天士在临床中大大扩展了大半夏汤的使用范围，用于治疗咳嗽、呕吐、腹胀、泄泻、疟、噎膈、痰饮、痞满、黄疸等诸多疾病。《临证指南医案》中记载了叶天士对大半夏汤的多种化裁形式，每种化裁都切合病机变化，值得深入探讨研究。

1. 大半夏汤是叶天士"通补阳明"法的核心方

通补阳明法是叶天士脾胃分治的重要理论之一，其学术地位可与胃阴说相媲美。胃属阳腑，主受纳、传导，以通降为顺。所谓叶天士的通补阳明法，指通过补胃气、温胃阳、建中气、滋胃阴等手段，治疗胃失和降，达到通降胃气的目的。

叶天士通补阳明的思想，来源于张仲景的大半夏汤，原方以半夏为主，人参为辅，佐以白蜜之柔润，治疗中虚胃反。叶天士指出："大凡脾阳宜动则运，温补极是，而守中及腻滞皆非，其通腑阳间佐用之。"叶天士还指出："胃虚益气而用人参，非半夏之辛，茯苓之淡，非通剂矣。"所以，叶天士对大半夏汤最基本的化裁，是去腻滞的白蜜，加茯苓淡渗通阳。这种巧妙的变化，使原方变为辛温淡渗的通降之剂，成为叶天士通补阳明的基本方药。

2. 大半夏汤的加减规律

（1）温阳散寒法

案例 1

周四二，脉缓弱，脘中痛胀，呕涌清涎。是脾胃阳微，得之积劳。午后病甚，阳不用事也。大凡脾阳宜动则运，温补极是，而守中及腻滞皆非，其通腑阳间佐用之。方用人参、半夏、茯苓、生益智、生姜汁、淡干姜。（《临证指南医案·脾胃》）

案例 2

朱，痛固虚寒，吐痰泄气稍缓。当通阳明，勿杂多歧。阳虚痰滞人参、半夏、姜汁、淡附子、茯苓、淡干姜。（《临证指南医案·胃脘痛》）

按语：高年气衰或平素食饮不节，导致脾胃阳气虚衰，清阳不肯转旋，脘中不得容纳。可见食少、不饥、脘痞、痰多、或呕或泻、午后腹胀明显等症。叶天士在大半夏汤的基础上加益智仁、生姜或姜汁、附子。

（2）通阳逐饮法

案例

又，脉弦略数，不渴不思饮，此饮浊未去，清阳不主运行。前方甘温，主乎开阖，能令胃喜。次法开太阳以撤饮邪，亦主阳通。据自述心下胃口若物阻呆滞，其浊锢阳微大著。其治咳滋阴，适为阴浊横帜矣。议用大半夏汤法，大半夏汤加炒黑川椒。（《临证指南医案·痰饮》）

按语：由于阳气衰微，浊阴锢结于中焦不得转运，造成痰饮内聚的病案，叶天士由温胃散寒转为通阳逐饮，用辛温通阳之剂助大半夏汤降逆逐饮，常与生姜、川椒、附子同用。

（3）苦辛通降法

案例

冯六七，有年阳微，酒湿厚味，酿痰阻气，遂令胃失下行为顺之旨。脘窄不能纳物，二便如昔，病在上中。议以苦降辛通，佐以养胃。方用半夏、人参、茯苓、姜汁、川连、枳实。（《临证指南医案·噎膈反胃》）

按语： 对于寒热错杂导致的胃失和降、心下痞闷的病案，叶天士采用苦辛通降法，选方用大半夏汤合泻心汤化裁。

（4）滋液润燥法

案例1

姚某，寒热呕吐，胁胀脘痹，大便干涩不畅。古云：九窍不和，都属胃病。法当平肝木，安胃土。更常进人乳、姜汁。以益血润燥宣通。午后议用大半夏汤。

人参　半夏　茯苓　金石斛　广皮　菖蒲（《临证指南医案·木乘土》）

案例2

某，胁痛入脘，呕吐黄浊水液。因惊动肝，肝风震起犯胃。平昔液衰，难用刚燥。议养胃汁以息风方。

人参　茯苓　半夏　广皮白　麦冬　白粳米（《临证指南医案·胃脘痛》）

按语： 大半夏汤的原方中即有白蜜一味，意在胃喜润而恶燥。胃津枯涸导致通降不利。叶天士针对这类病案多采取滋液、养血润燥法，益胃阴选用大半夏汤与麦门冬汤合方，麦冬与粳米相配伍，还常选用人乳、石斛养血润燥。

（5）安肾降胃法

案例1

徐，色萎脉濡，心悸，呛痰咳逆。劳心经营，气馁阳虚，中年向衰病加。治法中宫理胃，下固肾真，务以加谷为安，缕治非宜。煎药用大半夏汤，早服附都气丸。（《临证指南医案·咳嗽》）

案例2

尤，口中味淡，是胃阳虚。夫浊饮下降痛缓，向有饮湿为患。若不急

进温通理阳，浊饮必致复聚。议大半夏汤法。(《临证指南医案·痰饮》)

按语：因肾虚不能纳气，或因肾阳虚衰无力运化水饮，都可出现挟胃中痰浊上逆冲犯心肺，而见咳喘、心悸等症。对于这类病案，叶天士采用固肾降逆之法，同时使用大半夏汤与温肾纳气之药，使肾安胃降。

（6）肝胃同调法

肝胃同治的思想，是叶天士《临证指南医案》中的特色之一。叶天士指出："治肝不应，当取阳明。盖阳明胃土，独当木火之侵侮。"故脾胃一虚，肝木来乘，必须肝胃同治。根据病情不同又可分为柔肝安胃、清肝安胃、平肝安胃、泻肝安胃等法。

①柔肝安胃法

案例

朱，上冬用温通奇经，带止经转，两月间纳谷神安。今二月初二日，偶涉嗔忿，即麻痹、干呕、耳聋，随即昏迷如厥。诊脉寸强尺弱，食减少，口味淡，微汗。此厥阴之阳化风，乘阳明上犯，蒙昧清空。法当和阳益胃治之。

人参一钱　茯苓三钱　炒半夏一钱半　生白芍一钱　乌梅七分，肉　小川连二分　淡生姜二分　广皮白一钱 (《临证指南医案·木乘土》)

叶天士自按："此厥阴阳明药也。胃腑以通为补，故主之以大半夏汤。热拥于上，故少佐姜、连以泻心。肝为刚脏，参入白芍、乌梅，以柔之也。"肝气上逆导致胃降失和，叶天士在大半夏汤的基础上佐以酸柔之品，此即柔肝安胃法。常用柔肝药有乌梅、白芍、木瓜。

②清肝安胃法

案例 1

朱，胃弱痰多，补虚宜通。肝阳易升，左颊赤，佐泄少阳。

人参　炒半夏　茯苓　钩藤　经霜桑叶　煨姜　南枣 (《临证指南医案·

木乘土》）

案例 2

某，头痛损目，黎明肠鸣泄泻，烦心必目刺痛流泪。是木火生风，致脾胃土位日戕。姑议泄木安土法。

人参　半夏　茯苓　炙草　丹皮　桑叶（《临证指南医案·泄泻》）

按语： 以上两则医案，都属木火生风上扰，见头痛、目赤、刺痛流泪，同时侮脾犯胃可见呕泄等症。叶天士均用清肝安胃法，用大半夏汤佐以清透肝热之品，常用桑叶、钩藤、栀子、丹皮等。

③平肝安胃法

平肝安胃与清肝安胃法不同，清肝法以木火上攻导致目赤、颊热等为主要适应证，治以清透辛凉之剂。平肝安胃法针对的是肝阳不潜，上冲于胃的病机，治以息风潜阳降逆之品。

案例

秦，两年初秋发伤，脉络气血不为流行，而腹满重坠，卧则颇安，脐左动气，卧则尤甚，吐冷沫，常觉冷气，身麻语塞。肝风日炽，疏泄失职。经以肝病吐涎沫，木侮土位，自多膜胀。丹溪云：自觉冷者，非真冷也。两次溃疡之后，刚燥热药，似难进商，议以宣通肝胃为治。有年久恙，贵乎平淡矣。

云茯苓三钱　三角胡麻捣碎滚水洗十次，三钱　厚橘红一钱　嫩钩藤一钱　熟半夏炒黄，一钱半　白旋覆花一钱（《临证指南医案·泄泻》）

按语： 本案用钩藤平肝息风，佐以亚麻子（胡麻）滋补肝肾，温润通下，旋覆花一味助大半夏汤降逆。由于脾胃虚弱不耐滋腻，所以叶天士避开枸杞子、何首乌、地黄一类的滋腻之品，补肝肾只用亚麻子一味，佐以陈皮理气宽中，去大半夏汤中人参恐助肝阳上冲之势，组方颇费心思。

④泻肝安胃法

案例

董氏，产后三年，经水不转。胃痛，得食必呕，汗出形寒，腰左动气闪烁，大便七八日始通。脉细弦，右涩，舌白稍渴，脘中响动，下行痛缓。病属厥阴顺乘阳明，胃土久伤，肝木愈横。法当辛酸两和厥阴体用，仍参通补阳明之阳。俾浊少上僭，痛有缓期。

人参同煎，一钱　开口吴萸滚水泡洗十次，一钱　生白芍三钱　良姜七分　熟半夏醋炒焦，二钱　云茯苓切块，三钱（《临证指南医案·泄泻》）

按语： 泻肝安胃法适用于胃土久衰，肝木体用失和，横侮阳明胃土。用辛散酸收，两和厥阴体用，达到泻肝安胃的效果，常吴茱萸与白芍伍用。

结语： 综上所述，叶天士对于大半夏汤的运用，重点把握了胃腑"通降"的特点。他把大半夏汤作为通补阳明的基本方，与四君子、异功散这些治脾之药有显著差异，体现了其脾胃分治的思想。叶天士对大半夏汤的加减化裁规律，反映了以胃为治疗核心的脏腑相关理论，值得我们在临床上借鉴。

（六）泻心汤

张仲景泻心法，乃为治疗心下痞而设。其证以心下胃脘部痞满不舒，按之濡软或硬，但不疼痛为特征。缘于太阳少阳并病，误攻导致中气受损，邪热壅聚心下，气机窒塞不行。张仲景所设五首泻心汤，除大黄黄连泻心汤纯系苦寒之品，但取其气而不取其味，用于治疗热痞外，其余皆寒热并用，苦辛并施，补泻兼顾，用于寒热夹杂，虚实互呈之痞证。叶天士深得张仲景辨证论治之精髓，根据泻心法组方特点，从临床实际出发，知常达变，广泛运用于吐血、肿胀、痞证、噎膈胃反、呕吐、吐蛔、温热、暑、湿、痰饮、郁、脾瘅、痢、痉厥等病证的治疗。

1. 大黄黄连泻心汤

大黄黄连泻心汤治疗热痞，伤寒热邪误下入里而痞塞于心下，虽按之濡但属无形之气痞，非有形之积滞，用大黄、黄连麻沸汤渍服，取其气薄能泄虚热。叶天士仅在吐血门中用大黄黄连泻心汤。

2. 附子泻心汤

附子泻心汤用于治疗心下痞，而复恶寒、汗出者。张仲景原方用大黄、黄连、黄芩三味药物以麻沸汤二升渍之，须臾绞去滓，炮附子别煮取汁兑入前药。本方的特殊性在于，诸苦寒药与大辛大热的附子同时使用，是一张寒热并用的代表方。纵观历代医家对附子泻心汤中附子作用的论述，比较有代表性的观点，如《成方切用》引吴鹤皋曰："心下痞，故用三黄以泻痞。恶寒汗出，故用附子以回阳。非三黄不能去痞热，无附子恐三黄益损其阳。寒热并用，斯为有制之兵矣。"又引喻嘉言曰："此邪热既盛，真阳复虚之证，故于三黄汤内加附子汁，共成倾痞之功。"而对于附子泻心汤特殊的煎煮方法前人也有论述，如《经方例释》中引徐大椿曰："附子用煎，三味用泡，扶阳欲其熟，而性重开痞；欲其生，而性轻也。"莫枚士本人将煎煮方法解说为"此症虽寒痞并见，而痞经大下，仅为余疾不尽，故三味但泡不煎，欲其不甚着力耳。恶寒至汗出，阳虚已甚，故附子独煎之者，用正法也。方义止此，不必深求"。

《临证指南医案》当中，明确指出使用附子泻心汤的医案共有2首。

案例1

卢，阴阳逆乱，已成关格。议用附子泻心汤，为上热下寒主治。(《临证指南医案·噎膈反胃》)

按语：案中指出用附子泻心汤治疗上热下寒，阴阳逆乱。

案例2

吴，寒热邪气扰中，胃阳大伤。酸浊上涌吐出，脘痛如刺，无非阳衰，阴浊上僭，致胃气不得下行。高年下元衰惫，必得釜底暖蒸，中宫得以流通。拟用仲景附子泻心汤，通阳之中，原可泄热开导，煎药按法用之。

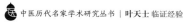

人参—钱半　熟附子—钱半　淡干姜—钱，三味另煎汁　川连六分　炒半夏—钱半
枳实—钱　茯苓三钱

后四味，用水一盏，滚水一杯，煎三十沸，和入前三味药汁服。(《临证指南医案·呕吐》)

按语：这则医案详细地展示了叶天士对附子泻心汤的继承与发展。患者由于高年阳气衰惫，胃阳大虚，浊阴上逆，导致寒热邪气扰中而见呕吐脘痛。叶天士把握住了该医案中阳虚为主，寒热错杂的病机，使用了附子泻心汤。虽然叶天士说使用的是附子泻心汤，但在具体运用时对附子泻心汤进行了变化，而变化的依据基于他对张仲景原方原意的深刻理解。暂且抛开煎煮方法不谈，从药味上叶天士使用人参、熟附子、淡干姜、川黄连、炒半夏、枳实、茯苓，较附子泻心汤原方减去了黄芩、大黄，增加了人参、半夏、枳实、茯苓。换个角度看，变化后的方子更像是半夏泻心汤加附子。依据有二：一是医案中叶天士指出病机是"寒热邪气扰中，胃阳大伤"，符合半夏泻心汤辛开苦降以解除寒热错杂，而非大黄黄连泻心汤之虚热成痞；二是叶天士运用半夏泻心汤一概去掉甘草、大枣，加入枳实、茯苓增强通降之力，是其常用变化（这一点将在下文中详述）。所以可以得出结论，叶天士在这则医案中的附子泻心汤，就是半夏泻心汤加附子。也就是说，叶天士认为，附子泻心汤的核心精神就是温复阳气的同时可以泄热开痞，附子不但可以与大黄黄连泻心汤配伍，也可以与半夏泻心汤配伍，令人大开眼界。叶天士对附子泻心汤煎煮法的继承与发展，更加令人拍案叫绝。原方附子单煎取汁，被叶天士演变为人参、炮附子、淡干姜另煎；而三黄用麻沸汤但泡不煎，被叶天士发展为黄连、半夏、枳实、茯苓四味，滚水煎三十沸。叶天士明确提出"煎药按法用之"，证明煎药方法源自张仲景的附子泻心汤，但由于黄连、半夏、枳实、茯苓四味药的目的是辛开苦降，不同于三黄取其寒气以泄热，所以煎煮时间要稍长一些。由此可见叶天士深

得张仲景心法，并且善于灵活运用，启发我们温复阳气可以与泄热消痞同时使用，对寒热并用的问题给出了答案。

3. 甘草泻心汤、生姜泻心汤

《临证指南医案》中无一例使用甘草泻心汤，生姜泻心汤的使用也只有一例：孙，阳虚之体，伏暑成疟，凉药只宜少用。身麻属气虚，用生姜泻心法。半夏、生姜汁、茯苓、炙甘草、南枣肉。（《临证指南医案·疟》）

4. 半夏泻心汤

（1）去甘草、大枣防其滋腻

《临证指南医案》中，使用最多的是半夏泻心汤，但也有很多变化和发展。半夏泻心汤原方，治疗伤寒五六日，柴胡汤证误下，心下痞满而不痛。由于原方所针对的病机有误下中虚，所以在半夏、黄连、黄芩、干姜辛开苦降的基础上，有针对中虚的一组药：人参、甘草、大枣。而叶天士应用半夏泻心汤的主要目的，是解决由于湿滞、痰阻、气郁、阳虚浊阴上逆、气火失调等原因导致的中焦痞满，所以去掉滋腻的甘草、大枣，而在兼有中虚的病案中保留了人参。

（2）泻心汤治"痞"亦治"痛"

叶天士运用半夏泻心汤的另一个突破，是摆脱了泻心汤治痞不治痛的束缚。《临证指南医案》中运用半夏泻心汤的医案中，涉及的疼痛症状有"不思谷食，心中疼热""拒按为实……痛必多呕""微呕渴饮，胸次按之而痛""劳伤胃痛""脘中隐痛""食入脘痛格拒"等。这些医案中，各种疼痛都有气机在中焦受阻的病机，因此叶天士在治疗上都运用半夏泻心汤随症加减。

（3）半夏泻心汤的加减规律

《临证指南医案》中，运用半夏泻心汤治疗的病案，包括肿胀、痞证、噎膈胃反、呕吐、吐蛔、温热、暑、湿、痰饮、郁等十余个病证，病机主要有以下几种，临床表现除胸脘痞闷外兼症各有不同。具体化裁如下。

①胃虚肝乘

案例 1

唐，积劳内伤，脘闷胁胀，呕吐格拒，眩晕不得卧。阳挟内风暴张，恐其忽然痉厥。议通胃平肝法。

小川连　姜汁　半夏　牡蛎　川楝子　生白芍（《临证指南医案·木乘土》）

案例 2

钱三七，脉细，右坚大，向有气冲，长夏土旺，呕吐不纳食，头胀脘痹，无非厥阳上冒。议用苦辛降逆，酸苦泄热。不加嗔怒，胃和可愈。

川连　半夏　姜汁　川楝子皮　乌梅　广皮白（《临证指南医案·呕吐》）

按语： 肝虚乘胃的主要表现是呕吐、眩晕。叶天士以苦辛降泄，酸苦泄热，达到泄肝安胃的目的。常用芩、连、姜、夏伍以川楝子、生牡蛎、白芍、乌梅、吴茱萸。

②痰热内阻

案例

孙，寒热由四末以扰胃，非药从口入以扰胃，邪热、津液互胶成痰，气不展舒，阻痹脘中。治法不但攻病，前议停药，欲谬药气尽，病自退避三舍耳。

人参　川连盐水炒　枳实　半夏　郁金　石菖蒲（《临证指南医案·痞》）

按语： 本案属痰与寒热邪气互结，痹阻胸脘。叶天士选择半夏、川黄连、枳实辛开苦降，人参安中补虚，加菖蒲、郁金增强开胸豁痰之力。

③暑湿伏邪夹食

案例

尤，胸痞自利，状如结胸。夫食滞在胃，而胸中清气悉为湿浊阻遏，与食滞两途。此清解三焦却邪汤药，兼进保和丸消导。

淡黄芩　川连　淡干姜　厚朴　醋炒半夏　郁金　白蔻仁　滑石

送保和丸三钱。(《临证指南医案·痞》)

按语：暑湿伏邪夹食可在半夏泻心汤的基础上加入芳化宣利之品如杏仁、白豆蔻仁、滑石、竹叶等，夹食加入保和丸增强消积导滞之力。

④湿热内阻

案例

刘，湿热，非苦辛寒不解。体丰阳气不足，论体攻病为是。胸中痞闷不食，议治在胃。

川连　炒半夏　人参　枳实　姜汁　茯苓　橘红 (《临证指南医案·痞》)

按语：湿热内阻郁遏脾阳，半夏泻心汤加茯苓、陈皮、枳实、厚朴、香豉。

⑤阳结于上，阴衰于下

案例

濮，七旬有年，纳食脘胀，大便干涩，并不渴饮。痰气凝遏阻阳，久延关格最怕。

川连　枇杷叶　半夏　姜汁　杏仁　枳壳 (《临证指南医案·噎膈反胃》)

按语：对阳衰于上阴结于下，胃脘狭窄导致胃纳受阻、大便秘结，用半夏泻心汤酌情加入桂枝、杏仁、竹沥、姜汁、枳实、枳壳，通过通阳、润燥、理气等方法增强半夏泻心汤的功效。

⑥忧郁痰阻

案例

杨，脉弦而小涩，食入脘痛格拒，必吐清涎，然后再纳。视色苍，眼筋红黄，昔肥今瘦。云是郁怒之伤，少火皆变壮火。气滞痰聚日壅，清阳莫展，脘管窄隘，不能食物，噎膈渐至矣。法当苦以降之，辛以通之，佐以利痰清膈。莫以豆蔻、沉香劫津可也。

川黄连　杏仁　桔梗　土栝蒌皮　半夏　橘红　竹沥　姜汁（《临证指南医案·噎膈反胃》）

按语：忧郁痰阻导致气滞痰阻，胸脘痞闷，叶天士在半夏泻心汤的基础上加枳壳、桔梗、杏仁、瓜蒌宣畅气机、开痰导致，如痰郁气阻化热，可以与栀子豉汤合用以收除热化腐之功。

⑦疟阻中宫

案例

程，脉右大，寒热微呕，脘痞不纳，四末疟邪交于中宫。当苦辛泄降，酸苦泄热。邪势再减二三，必从清补可愈。

川连　炒半夏　姜汁　黄芩　知母　草果　炒厚朴　乌梅肉（《临证指南医案·疟》）

按语：疟阻中宫，寒热呕吐、脘痞不纳，用半夏泻心汤合达原饮化裁

综上观之，叶天士用泻心法遵张仲景原意而不泥于原方，随症加减，有法可循，谨然有度，对临床上运用泻心汤大有启迪。

（七）乌梅丸

乌梅丸是张仲景治厥阴蛔厥的名方，原文："伤寒脉微而厥，至七八日肤冷，其人躁，无暂安时者，此为脏厥，非蛔厥也。蛔厥者，其人当吐蛔。今病者静，而复时烦者，此为脏寒。蛔上入其膈，故烦，须臾复止；得食而呕，又烦者，蛔闻食臭出，其人常自吐蛔。蛔厥者，乌梅丸主之。又主久利。乌梅（三百枚）、细辛（六两）、干姜（十两）、黄连（十六两）、当归（四两）、附子（炮，去皮，六两）、蜀椒（出汗，四两）、桂枝（去皮，六两）、人参（六两）、黄柏（六两）。上十味，异捣筛，合治之。以苦酒渍乌梅一宿，去核，蒸之五斗米下，饭熟捣成泥，和药令相得。内臼中，与蜜杵二千下，丸如梧桐子大。先食饮服十丸，日三服，稍加至二十丸。禁生冷、滑物、臭食等。"

后世学者普遍认为，乌梅丸虽列于《伤寒论》蛔厥条下，但并不局限于治蛔，而是示人以此法用来调整厥阴病寒热错杂证。柯韵伯云："仲景此方，本为厥阴诸证之法，叔和编于吐蛔条下，令人不知有厥阴之主方。观其用药，与诸证符合，岂只吐蛔一症耶？"吴鞠通更明确指出乌梅丸是"治厥阴、防少阳、护阳明之全剂"。现代医家应用乌梅丸加减变化用于治疗胆囊炎、胆结石、各型胃炎、肠道疾病及妇科疾病都取得了良好的疗效，有大量真实可信的临床报道。

通过分析叶天士在《临证指南医案》中应用乌梅丸的 32 则医案，发现叶天士在透彻把握乌梅丸核心思想的前提下，取法前贤，大胆化裁，将此方用于呕吐、泄泻、疟症、暑症、痉厥、疮疡、癥瘕等多系统多种疾病的治疗，大大扩展了乌梅丸的应用范围，让人大开眼界。

1. 乌梅丸的组方分析

张仲景乌梅丸的原方组成，体现了酸、苦、甘、辛合法。酸味药重用乌梅，苦味药为黄连、黄柏，辛味药为细辛、桂枝、干姜、川椒、附子，甘味药为人参、当归。诸多注本中以柯韵伯所论最为精当："仲景立方，皆以甘辛苦味为君，不用酸收之品，而此用之者，以厥阴主肝木耳。《洪范》曰：木曰曲直作酸。《内经》曰：木生酸，酸入肝。君乌梅之大酸，是伏其所主也。配黄连泻心而除疼，佐黄柏滋肾以除渴，先其所因也。连、柏治厥阴阳邪则有余，不足以治阴邪也。椒、附、辛、姜大辛之品并举，不但治厥阴阴邪，且肝欲散，以辛散之也。又加桂枝、当归，是肝藏血，求其所属也。寒热杂用，则气味不和，佐以人参，调其中气。以苦酒浸乌梅，同气相求，蒸之米下，资其谷气。加蜜为丸，少与而渐加之，缓则治其本也。蛔，昆虫也，生冷之物与湿热之气相成，故药亦寒热互用，且胸中烦而吐蛔，则连、柏是寒因热用也。蛔得酸则静，得辛则伏，得苦则下，信为治虫佳剂。久痢则虚，调其寒热，酸以收之，下痢自止。"

乌梅丸的组方中，苦寒药为黄连、黄柏，分入上下焦，辛药中细辛、桂枝、干姜、川椒、附子也分主上中下三焦，补益药中人参和当归解决的是蛔厥的中虚和肝虚的两大根本因素。掌握了上述组方原则，在临床上即可灵活加减化裁。叶天士运用乌梅丸的加减规律如下。

（1）肝气犯胃

肝气犯胃，是《临证指南医案》当中使用乌梅丸的主要病机。厥阴乘犯阳明，症见心中热、欲呕、不思食、吞酸、吐蛔、大便溏或不爽，脉弦等，但寒凝症状不明显。故用乌梅丸酸苦辛合法，减辛温药，变为酸苦微辛法。

案例

郭，脉弦，心中热，欲呕，不思食，大便不爽。乃厥阴肝阳顺乘胃口，阳明脉络不宣，身体掣痛。当两和其阳，酸苦泄热，少佐微辛。

川连　桂枝木　生牡蛎　乌梅　生白芍　川楝子（《临证指南医案·木乘土》）

按语：此案中舍弃乌梅丸中沉寒的黄柏，加生白芍、川楝子加强柔肝泻热之功，众多辛温药中仅保留桂枝，合成酸苦微辛发，重在苦降酸泄和阳，佐微辛以通胃，透邪外达。由于中虚不甚明显，故人参、当归也可不用。这在肝气犯胃的病机中有一定代表性。

（2）胃阳虚衰，厥阴上逆

案例

金，寒自背起，冲气由脐下而升，清涎上涌呕吐，遂饥不能食。此疟邪深藏厥阴，邪动必犯阳明。舌白，形寒寒胜，都主胃阳之虚。然徒补钝守无益。

人参　半夏　广皮白　姜汁　川椒　乌梅　附子　生干姜（《临证指南医案·疟》）

按语：症见呕吐清涎，饥不能食，舌白，形寒胃痛。此时使用乌梅丸针对胃阳虚的病机减去苦寒的黄连、黄柏不用，因有寒凝中焦，厥阴上冲，去桂、辛，加半夏、生姜，增强温中降逆之力，还可加入紫石英、赭石等重镇之品。

（3）热劫脏阴，肝风内动

在《临证指南医案》中，涉及因暑热、肝火劫夺肝、肾、胃阴，继而出现肝风内动证时多用到乌梅丸。此时因脏阴受劫，肝风已现，故减去辛味药不用，增入甘凉濡润之品，由酸苦辛合法转为酸苦甘合法，是救阴之变。

案例

顾，右脉空大，左脉小芤。寒热麻痹，腰痛冷汗。平素积劳内虚，秋暑客邪，遂干脏阴，致神迷心热烦躁。刮痧似乎略爽，病不肯解。此非经络间病，颇虑热深劫阴，而为痉厥。张司农集诸贤论暑病，谓入肝则麻痹，入肾为消渴，此其明征。议清阴分之邪，仍以养正辅之。

阿胶　小生地　麦冬　人参　小川连　乌梅肉（《临证指南医案·暑》）

按语：本案暑热深入少阴，心营热盛，故见神迷心热烦躁；真阴亏竭，故右脉空大，左脉小芤，腰痛；心气受伤，则见冷汗；肝肾同源，肾阴亏竭，致肝阴不足，厥阴经脉失养则麻痹；真阴亏虚，肝风内动则有痉厥之虑；热入厥阴则寒热。其证心营热盛、肝肾阴虚、心气不足并见，病位虽重在少阴心肾，却又涉及厥阴肝与心包，可谓错综复杂。但叶氏处方简单明了，耐人寻味，仿仲景乌梅丸法，用黄连苦寒清暑热、泻心火，合乌梅丸酸苦泻肝，合生地黄甘苦清营热。伤寒为寒邪伤阳，病如厥阴，阳虚寒盛，故乌梅丸用附子、干姜、桂枝、细辛、蜀椒温阳散寒；温病暑热伤阴，邪入少阳厥阴，必伤真阴，改用阿胶、生地黄、麦冬滋肝肾，合乌梅酸甘敛阴。暑伤元气，心气亦虚，故仍留用人参补益元气。全方上清心营暑热，下补肝肾真阴，兼益元气，乌梅丸化裁之妙由此可见一斑。

综上所述，叶天士牢牢把握住乌梅丸兼具四味的特点：酸能柔、能收，苦能降、能泄，辛能开、能通、甘能缓、能补；针对病机进行加减变化，阳虚去苦，阴伤去辛，无虚去甘，独留酸味不去，也许这就是本方以乌梅丸命名，并列于厥阴篇之首的原因吧。

（八）其他经方

1. 白虎汤

夏暑发自阳明：以白虎汤为主方，常加竹叶以透邪，或青蒿清热，或加麦冬、人参以生津，或加生地黄、白芍以存阴，或加苍术以化湿。温疟：则加桂枝，有呕恶再加半夏；或加牡丹皮以清血热。《临证指南医案·疟》中，对桂枝白虎汤解说如下："秋深气凉外束，里热欲出，与卫营二气交行，邪与二气遇触，斯为热起，卧解必有微汗者，气邪两泄，然邪不尽，则混处气血中矣。故圣人立法，以石膏辛寒，清气分之伏热，佐入桂枝，辛甘温之轻扬，引导凉药以通营卫；兼知母专理阳明独胜之热，而手太阴肺，亦得秋金肃降之司；甘草、粳米和胃阴以生津，此一举兼备。"

2. 麻杏石甘汤

对失音常加射干、薏苡仁；对咳嗽也加射干、薏苡仁；对麻疹不透加牛蒡子、射干、枳壳、桔梗；对麻疹发疹咳喘身热者，以竹叶、薄荷代麻黄，加连翘、桑皮、薏苡仁；对风温血虚，或风温吐血者，常以薄荷代麻黄，加连翘、桑叶。

3. 旋覆代赭汤

邪盛则不用人参，有水饮则减大枣、甘草，温胃以干姜代生姜。叶天士用于胃寒食入即吐者，加姜、附子温胃；肝胃火逆、脉弦者，加干姜、黄连苦辛降逆；寒饮冲逆、脉弦者，加吴茱萸、乌梅、川椒辛酸泄浊；肝虚胃馁者，加甘草、麦冬、大枣缓肝益中；营虚液涸者，加麦冬、白芍养营滋液；中虚便溏者，加人参、白术健脾。

4.桃仁承气汤

治疗吐血案一例，病机为血络瘀阻，非为伤寒蓄血证，用桂枝不为达邪外出，在于辛温通络，加鳖甲软坚散结，当归须、茺蔚子活血通络。

5.白术附子汤

白术附子汤原方治疗阴湿在里。叶天士运用白术附子汤，主要把握住白术配伍附子温脾阳这一核心。根据脾胃分治原则，可用煨姜替换原方中的生姜，重在温脾散寒而非通阳散湿逐饮。在治疗卫阳虚的汗证时，可加黄芪、人参。肿胀门脾阳虚的病案，多用严氏实脾散加减，也有单独使用白术附子的病案，体现了益火补土的思想。

6.四逆散

四逆散在《临证指南医案·肿胀》中出现过一次，因肝郁犯胃兼湿，症见"三焦不通，脘痹腹胀，二便皆秘"，经泄肝平胃治疗后，出现寒热往来，叶天士断为阳气内郁不达所致，以四逆散和解配以小温中丸。

7.牡蛎泽泻散

牡蛎泽泻散在《伤寒论》中，治疗大病瘥后腰以下有水气。叶天士在《临证指南医案·肿胀》中，连续三诊使用了牡蛎泽泻散，特色非常鲜明。这三则连续复诊的医案体现出三个特点：①叶天士在使用牡蛎泽泻散时，并没有使用葶苈子、商陆等逐水重剂，认为牡蛎泽泻散的核心是牡蛎、泽泻、栝楼根（天花粉）。②牡蛎散治疗的水肿，并非阳虚气化不利，而是浊阴凝聚，正如叶天士原文所说："可知肿胀非阳道不利，是阴道实，水谷之湿热不化也。"而"脉涩、实""右胁汩汩有声，坠入少腹"，更能反映牡蛎泽泻散治水气的适用范围。③在张仲景书中，柴胡桂枝干姜汤、小柴胡汤加减法、瓜蒌牡蛎散、牡蛎泽泻散四方，都出现了瓜蒌根（天花粉）与牡蛎同用。莫枚士在《经方例释》中阐发："牡蛎乃燥湿之品，瓜蒌乃荡涤之品，合之为湿热蒸腐者之治法。"

叶天士在使用牡蛎泽泻散的三则医案中，病机始终是阳虚瘅胀、浊阴凝滞。一诊加入理气温通之药，二诊是合以苓桂术甘汤，三诊其实是牡蛎泽泻散、苓桂术甘汤与真武汤的合方，再配以小温中丸。这三个连续的医案真实可信，从中可以看出叶天士的治疗思路：由于系阳虚重症兼有浊阴凝结，所以在用牡蛎泽泻散的同时，温通阳气、驱逐水饮的用药逐渐加大力量，这为临床使用牡蛎泽泻散提供了有益启示。

8. 大黄牡丹汤

大黄牡丹汤原方，载于《金匮要略·疮痈肠痈浸润病脉证并治》。《临证指南医案》当中，叶天士用来治疗肠痈和热入血室证。其治疗肠痈的医案，症见"周身筋脉牵掣，少腹坚硬，小便淋滴，忽冷忽热"。其中多数症状与大黄牡丹汤症状一致，只有"少腹坚硬，小便淋滴"，与原文"按之即痛如淋，小便自调"相矛盾。那么大黄牡丹汤原方治疗的肠痈，小便是否通畅呢？如果是通畅的话，在众多描述痛的形容词中要选择"如淋"，还是原文传抄有误，应该是"按之即痛，小便如淋"？

查阅相关文献，发现对《金匮要略》这段话的阐释一直是存在争议的。其中比较有代表性的观点，如：①《高注金匮要略》"此言痈在大肠之病脉症治也。大肠承小肠之下口，而丽少腹，痛则气血壅塞而拥起，故少腹外肿而如痞。大肠与膀胱之下口相贴，热势从邻近而逼溺管，故按之而肠痛自痛，溺管自急如淋状，所以知其非真淋者。以小肠无病。而小便自调故也。"②吴谦在《订正仲景全书金匮要略注》中指出："此承上条，详发其证，以明其治也。肠痈者，其证则少腹肿硬，按之即痛，可知痛在内也；尿时如淋，尿色自调，可知肿碍之也。时时发热，汗出恶寒，似有表病，而实非表病也。其脉迟紧，则阴盛血未化，其脓未成，可下之，大便当有血也。若其脉洪数，则阳盛血已腐，其脓已成，不可下也。下之以大黄牡丹汤，消瘀泻热也。"③周扬俊在《金匮玉函经二注》中指出："肠痈而少腹不可按，阳邪下结，部位牵引也。按之如淋，形容痛状，情所必至。夫血病而气不病，故小便自调。"概括以上三家观点：高学山、周扬俊认为，大黄牡丹汤证的小便应该是通畅的，所谓"痛如淋"是因为大肠因热阻出现疼痛，而大肠与小肠的位置临近，以致出现类似"淋"证的疼痛。而吴谦认为大黄牡丹汤证的小便是不通畅的，所谓"小便自调"指的是小便颜色正常。

那么，从《临证指南医案》中使用大黄牡丹汤的这则医案看，大黄牡丹汤的使用似乎不必拘泥于小便通畅与否。

9. 桂枝附子汤

桂枝附子汤，即是桂枝去芍药加附子汤，功能固表回阳。叶天士用于治疗属于阳虚的胃脘痛，用煨姜替换生姜。疟证门中还有一例桂枝汤直接加熟附子的医案，从案中看出其实是在小建中汤补养营卫的基础上加入人参、附子，增强效力。

10. 三物白散

叶天士在《临证指南医案·胸痹》中原方使用了三物白散，对于原文"寒实结胸，无热症"，叶天士有所突破。根据医案描述，患者由于寒凝气机壅遏可以出现"自左觉热"的表现，仍用木郁达之，火郁发之的方法，用三物白散行吐法。原文服三物白散后进冷粥则止。叶天士言吐后饮冷水止，此法于《外台秘要》一致。

11. 小陷胸汤

《临证指南医案》中出现过一则运用小陷胸汤的医案，用于治疗心下痞结的郁证。叶天士使用小陷胸汤与半夏泻心汤化裁。

12. 越婢汤

叶天士治疗饮邪上冲的喘证、痰饮证都使用过越婢汤，在治疗痰饮证时去桂枝易麻黄，加杏仁、半夏、茯苓，增强祛除痰饮的功效。

13. 大建中汤

大建中汤原方，治疗心胸中大寒痛，呕不能食，腹满而痛拒按。叶天士在《临证指南医案》中，运用大建中汤比较灵活。从医案中分析，叶天士认为大建中汤的立法是辛甘化阳迅速建立中气，中气的建立是补虚的基础。所以叶天士运用大建中汤的医案，没有用干姜与川椒配伍，而以桂枝配伍川椒，酌情加入当归、茯苓、熟地黄、白芍、枸杞子等，其实是大小建中汤的合方，加重了温运的力量。

14. 干姜附子汤、白通汤、四逆汤、通脉四逆加猪胆汁汤

以上几个方剂，都是以附子、干姜配伍为核心的方子。叶天士在应用这几个方子时，在尊重张仲景原意基础上，化裁也比较灵活。如回阳救阴时，可加人参、牡蛎、五味子；温通逐饮时，去甘草加茯苓、川椒、吴茱萸；治疗寒凝疝痛时，加川楝子、小茴香、吴茱萸；治疗阳虚呃逆时，丁香、柿蒂与干姜、附子同用；阳虚格拒浊阴于上时，加童便、人尿、猪胆汁。

15. 苓桂术甘汤、苓姜术桂汤

这两个方子，都治疗阳虚饮邪内停证。叶天士在使用苓桂术甘汤的时候，多加半夏、枳实、薏苡仁、泽泻，增强降浊化湿的功效。对于中焦阳虚明显者加入生姜，转方为苓姜术桂汤；下焦阳虚者，则加入附子，生姜、桂枝、附子协同运化水饮。

16. 桃花汤

桃花汤原方，治疗少阴下痢脓血证。叶天士在使用时不拘于是否下痢脓血，对于阳虚下痢无度证使用桃花汤，名为堵截阳明法，意在堵截阳明以救下焦真阴。叶天士多在桃花汤的基础上加入人参，如病在血分，叶天士以炮姜易干姜。对于桃花汤堵截阳明的善后之法，或加芍药救阴，或与附子粳米汤合方以救胃阳，或以附子理中善后，井然有序。

17. 竹叶石膏汤

竹叶石膏汤系麦门冬汤去大枣加竹叶、石膏，意在解除暑邪解后，气阴两虚余热未尽。叶天士在使用竹叶石膏汤时，加鲜枸杞子、生地黄、天花粉增强滋阴之力；加入知母滋阴清热；温疟热入血分，可加牡丹皮、知母、青蒿透邪外达；气机不畅，导致热邪无法清透，可加杏仁、厚朴理气化湿。

18. 赤石脂禹余粮汤

赤石脂禹余粮汤，治疗下焦下痢不禁，是固涩之剂。叶天士在运用此方时常加补肾药如熟地黄、山茱萸、菟丝子；兼气虚加人参、五味子；下痢夹滞加山楂肉；肠风下血用熟地黄炭、山茱萸炭、当归炭、地榆炭、黄柏炭等；土虚木乘的下痢可加入乌梅、木瓜。

19. 黄连阿胶汤

黄连阿胶汤原方，治疗少阴病阴虚有热虚烦不寐证。本方的核心是苦寒清热的黄芩、黄连与滋养少阴的阿胶、生地黄、鸡子黄配伍。其中阿胶、地黄同用，又与复脉汤中的一组养阴药相近。所以，这个方子也是叶天士在养阴剂中比较常用的。叶天士以此方治疗的疾病以风证为主，包括中风、癫痫、痉厥等，也有下痢伤阴的医案出现，都有阴液损伤的病机。在下痢案中使用黄连阿胶汤与黄芩汤合方化裁，阴虚可加天冬；肝风内动可加淡菜补肾，龟甲、金箔潜镇，童便引热下行。其中，治痉厥门顾某案所使用的方剂，就是吴鞠通《温病条辨》中小定风珠方的原始出处。

20. 防己黄芪汤

防己黄芪汤治疗气虚表不能固，湿邪在表，故而身沉重，汗出恶风。从医案中看，叶天士对这张方子的运用是非常灵活的，基本上是治疗痹病。疏风散湿药可选择防己、防风、羌活、威灵仙、五加皮、海桐皮等，加桂枝温通经脉，或与桂枝汤合方调和营卫，加强通络用桑枝、丝瓜络，淡渗利湿加入薏苡仁、茯苓，加减合理，配伍有度。

21. 附子粳米汤

附子粳米汤原方，用来治疗"腹中寒气，雷鸣切痛，胸胁逆满，呕吐"。叶天士认为此方的病机是胃阳虚，这种认识是合理的，也是符合张仲景原意的。粳米为胃之谷，叶天士指出："少少用附子以理胃阳，粳米以理胃阴，得通补两和阴阳之义。"《临证指南医案》对附子粳米汤的运用有以下变化：胃阳虚是使用附子粳米汤的主要病机。由于胃阳虚导致通降失常，出现上逆者，加茯苓协同半夏增强通降之性；气虚加人参，阳虚较重者需加强温胃作用时，加干姜、吴茱萸；阳虚饮邪上逆出现呕吐时加生姜汁；胃阳虚基础上，出现土虚木乘，加生白芍、木瓜，扶土抑木。

22. 吴茱萸汤

吴茱萸汤证的病机是胃阳大虚，浊阴内聚或上冲，症见呃逆逆、疼痛、痉厥。叶天士认为吴茱萸汤是辛热开浊法，温通、温散化饮是治本，降逆是标。常用配伍如下：增加中焦温散之力可加荜茇、草果、木香、高良姜、小茴香；温中降逆用丁香；兼肾阳不足可与四逆汤合方；温补中焦善后，可与理中汤合方；浊阴上逆加半夏、茯苓或与旋覆代赭汤合方；胃阳虚胃阴也不足是可加粳米。

23. 甘麦大枣汤

甘麦大枣汤原方治疗脏躁，以心阴不足为主；麦为心之谷，甘麦大枣养阴除烦。叶天士在《临证指南医案》中对甘麦大枣汤的加减如下：心脾两虚导致心营不足的虚劳证，加柏子仁、茯神、炒白芍；卫阳虚的汗证，可效仿牡蛎散，加人参、牡蛎；虚人外感汗泄太过，加炒白芍、麦冬，甘缓为权宜之计；肝阴虚的痉厥、肝风证，甘麦大枣汤加阿胶或与复脉汤合方化裁；脏躁阳气浮越所致的惊、悸、不寐等神智疾病，加龙骨、牡蛎潜阳安神，加人参、茯神、酸枣仁滋养心脾。

24. 木防己汤

叶天士在《临证指南医案》中，用木防己汤开宣肺气，宣通经络，治疗各种痹病。宣肺可加杏仁、桑叶、桑皮、紫菀；通络除湿可加桑枝、姜黄、威灵仙；除经络之湿可加薏苡仁、海桐皮；淡渗利湿加萆薢、滑石、通草、寒水石；散寒通络加细辛；湿盛风动可加羚羊角。

25. 桂枝汤

叶天士用于虚人外感，加人参、当归、广陈皮；病后复感，加杏仁；或去生姜、加黄芪、牡蛎；阴虚风温，加杏仁、天花粉。风寒袭肺，咳嗽形寒，去芍，加杏仁、天花粉；痰多加瓜蒌；饮邪加茯苓、薏苡仁、半夏。中虚饮伏的喘证，去甘草，加杏仁、薏苡仁、茯苓；短气不得卧、脉弦加半夏、茯苓、干姜、五味子；酿热再加糖炒石膏；身热头痛加黄芩。疟疾烦渴热频，虑其邪陷为厥，加黄芩、天花粉、牡蛎清热滋阴。营气清阳皆伤的洞泄，以煨姜易生姜，加肉桂、人参、茯苓。中阳虚的痞证，去芍，加茯苓。心阳虚、水气凌心的心悸形寒，去芍，加附子。表证身痛，去生姜，加当归、五加皮、秦艽。阳虚形寒背痛，去芍，加附子。劳力胃痛，得食自缓，胃阳虚甚，去芍，加人参、茯苓，或加当归、桃仁，或加厚朴、橘皮、当归。虚寒腹痛，加当归、茯苓；寒甚，以肉桂易桂枝、炮姜易生姜；阳虚甚则去芍。虚寒胁痛，加当归、肉桂；痰阻胁痛，加瓜蒌、薏苡仁。奇脉交伤，腰膑疼痛，加当归、茯苓。气血凝滞，时常发疹，去姜、枣，加当归、酒大黄、枳实。

26. 栀子豉汤

叶天士对栀子豉汤最基本的化裁，是加入杏仁、瓜蒌、郁金，助其解除胸膈、脘腹郁热。其他变化，如风温入肺、肺气膹郁，症见形寒头胀身痛、咳嗽懊恼、脘腹痞满、红疹神迷，除加入杏、蒌、郁三味外，形寒加紫苏梗，不饮加橘红，肺热加桑叶，神迷加菖蒲，里热甚加连翘、黄芩。暑湿内侵，肺胃不和，除三味外，痰多咳呕加石膏、半夏；头晕、脘中食不下，加竹叶、滑石；头胀脘闷不饥、腹痛恶心，加橘红、半夏、厚朴、黄芩、滑石；不饥不食，机窍不灵，加枳壳、桔梗、降香。热病后热邪内郁，致不饥能食脘痞，加半夏、枳实、广皮白，或白豆蔻、杏仁、桔梗和胃。秋燥咳嗽，如右脉数大，加桑叶、杏仁、沙参、贝母，成桑杏汤；脉沉弦，加杏仁、瓜蒌皮、郁金、沙参、橘红、薏苡仁。久咳音嘶，加杏仁、瓜蒌皮、郁金、石膏以清泄肺胃蕴热。咳血、吐血，如咳血痰多，喘逆脘闷，纳少，脉数促，加杏仁、桔梗、瓜蒌皮、郁金、紫苏子、降香；如吐血不饥，加杏仁、瓜蒌皮、郁金、橘红宣开。木火犯胃，纳谷哽噎，加郁金、黄连、生姜、半夏、牡丹皮、竹茹，或加杏仁、瓜蒌皮、郁金、橘红、枇杷叶苦辛泄降。肺胃痰热，脘痞不饥，加杏仁、瓜蒌皮、郁金、枇杷叶，或竹茹、橘红以理气分；如痰热阻滞，则加杏仁、瓜蒌皮、郁金、桃仁、降香、白金丸。津伤噫气，加橘红、半夏、竹茹、石斛养胃。肝郁胃痛，未化热，加杏仁、瓜蒌皮、郁金、枇杷叶；已化热，加杏仁、瓜蒌仁、郁金、竹茹、半夏曲，或加金铃子散止痛。湿热肠痹不通便，加瓜蒌皮、杏仁、郁金，或再加枇杷叶、紫菀、枳壳、豆蔻仁开痹通便。湿热喘肿便少，加杏仁、枇杷叶、滑石、薏苡仁、通草、茯苓皮清利三焦。湿热发黄，加连翘、赤小豆、通草、天花粉、保和丸清热宣郁。痰火眩晕，加羚羊角、连翘、广皮白、半夏曲，以清少阳和阳明。

二、临证治验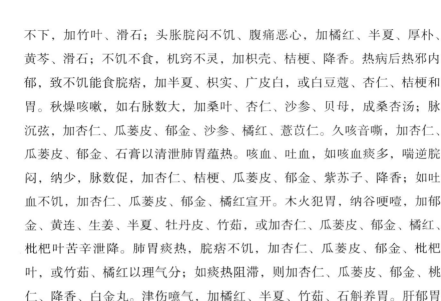

（一）时病

1. 风

叶天士在《临证指南医案》单列风门，系外感风邪，华岫云按曰："风为百病之长。盖六气中之中，惟风能全兼五气，如兼寒则曰风寒，兼暑则曰暑风，兼湿曰风湿，兼燥曰风燥，兼火曰风火。盖因风能鼓荡此五气而伤人，故曰百病之长也。"叶天士在《《临证指南医案·风》》中选录的四则医案分别为风伤卫、风伤营卫误治及体虚感风。

（1）风伤卫

案例 1

某二七，风伤卫，寒热头痛，脘闷。

苏梗—钱　淡豆豉—钱　杏仁三钱　桔梗—钱　厚朴—钱半　连翘一钱半　通草—钱　滑石三钱（《临证指南医案·风》）

案例 2

某二一，风邪外袭肺卫，畏风发热，咳嗽脘闷，当用两和表里。

淡豆豉—钱半　苏梗—钱　杏仁三钱　桔梗—钱半　连翘—钱半　通草—钱（《临证指南医案·风》）

按语：叶天士两则风邪伤卫的医案，论述风邪犯卫，导致肺卫失宣，表现多为寒热头痛、咳嗽脘闷。由于单纯感受风邪，兼夹他邪不明显，症状也较轻，所以用药以宣通为主。所用药物以"宣、通、散"为主，以紫苏梗、杏仁、桔梗为核心药物组成，紫苏梗辛温，杏仁苦而微温，桔梗辛而苦平，三药合用散邪又能开宣肺气。参阅咳嗽门中医案可知此三药为治疗客邪外侵头胀、风邪阻肺咳嗽、面浮的规律性用药。

叶天士在临床上特别是肺系疾病治疗上，擅用杏仁与他药配伍。对于杏仁的运用概括有以下三种情况：一是宣肺散邪以解表；二是肃降肺气以止咳；三是开发肺气以祛湿。以上两则医案用到了杏仁配桔梗、杏仁配连翘、杏仁配厚朴、杏仁配通草，这些都是《临证指南医案》中出现的典型药对。

杏仁配桔梗：桔梗性上行，辛散苦泄，开宣肺气，可宣肺、祛痰、利咽、排脓，无论寒热皆可用，既升且降以升为主，功可宣通肺气，升清降浊，清源利水，疏通肠胃。桔梗与杏仁皆可升可降，二者配伍升发肺气，开咽利痰，多用于肺系疾病中，肺气不利、郁闭之咳嗽、痰饮等证。

杏仁配连翘：连翘苦、微寒，能清热解毒透邪，《本草备要》称其"苦入心，故入手少阴、厥阴气分而泻火，兼除手、足少阳、手阳明气分湿热，散诸经血凝气聚"。连翘不但入气分，而且入血分，主要作用于上焦。叶氏说"温邪上受，首先犯肺，逆传心包"，肺受风邪，则易于闭塞不通，杏仁利肺气，连翘清散上焦及肺部之热，二者配伍，清疏上焦风热，宣通肺气郁闭，用于各种温病邪气犯肺卫以及气分阶段，症见咳嗽、胸闷、口干、头痛、身微热、脉数等。

杏仁配厚朴：厚朴苦辛温，长于行气、燥湿、消积，《名医别录》称其"消痰下气"。《本经逢原》称"厚朴苦温，先升后降，为阴中之阳药，故能破血中气滞"。二者配伍，杏仁偏于利肺气，厚朴偏于理脾气，合用则理上中二焦之气，且可使气化则湿化而祛湿邪，用于暑温夹湿或湿温郁遏上中焦气分而见胸脘满闷及腹胀等证。

杏仁配通草：通草甘淡微寒，《本草纲目》称"通草色白而气寒，味淡而体轻，故入手太阴肺经，引热下降而利小便"。《本草正义》称其"性与木通相似，但无其苦，则泄降之力缓而无峻厉之弊，虽能通利，不甚伤阴，湿热不甚者宜之"，暑为热气，易伤气分而致肺气闭阻不通，故叶氏在用杏仁开肺气的同时，配伍通草以清肺中之热，肺热一清，则有利于肺气的宣通，二者配伍用于暑热闭阻上焦或风温闭阻肺气，见咳嗽、胸脘痞闷、小便不利等证。

（2）风伤营卫误治

案例

江五六，劳倦过月，气弱加外感，头痛恶风，营卫二气皆怯，嗽则闪烁筋掣而痛。大凡先治表后治里，世间未有先投黄连清里，后用桂枝和表，此非医药。当归建中汤。（《临证指南医案·风》）

按语：本案先因劳倦致营卫俱虚，后又外感风邪。风伤于卫，肺失宣肃则见咳嗽，风伤营则见筋掣而痛。前医用黄连苦寒，当属误治，故叶天士用当归建中汤以实营卫，营卫实则外感自复。

（3）体虚感风

案例

沈，虚人得感，微寒热。参归桂枝汤加广皮。（《临证指南医案·风》）

按语： 虚人外感，微发寒热，无需峻剂解散，但用参归桂枝汤补中气而实营卫，稍佐广皮以理滞气。

结语： 叶天士认为风伤卫表在临床中可表现为两类状态的疾病：一类是桂枝汤证以恶风恶寒为主要表现；另一类是由于卫表受袭导致肺失宣肃，气机不畅的肺系疾病，咳嗽、脘闷为主要表现。正如其在《幼科要略·冬寒》中所说："伤寒每以风伤卫，用桂枝法。伤风症亦肺病为多，前、杏、枳、桔之属。"

2. 风温

风温，是由于春季感受温热邪气而发的时令性疾病。《温热经纬·叶香岩三时伏气外感篇》中，对风温的病机特点、病变部位、临床表现、传遍转归和治疗原则，都已有较为详细的论述。如"风温者，春月受风，其气已温。经谓春气病在头，治在上焦。肺位最高，邪必先伤，此手太阴气分先病，失治则入手厥阴心包络，血分亦伤"。其自注云："风温肺病，治在上焦。夫春温忌汗，初病投剂，宜用辛凉。若杂入消导发散，不但与肺病无涉，劫尽胃汁，肺乏津液上供，头目清窍徒为热气熏蒸，鼻干如煤，目瞑或上窜无泪，或热深肢厥，狂躁溺涩，胸高气促，皆是肺气不宣化之征。"在叶天士的医案当中有以下证型。

（1）风温犯肺

案例 1

僧五二，近日风温上受，寸口脉独大，肺受热灼，声出不扬，先与辛凉

清上，当薄味调养旬日。

牛蒡子　薄荷　象贝母　杏仁　冬桑叶　大沙参　南花粉　黑山栀皮（《临证指南医案·风温》）

按语： 风温上受，治以辛凉。以桑叶、薄荷、牛蒡子、杏仁、贝母宣肃肺气，透热外达。加山栀子皮清肺热。肺阴已被热灼，声出不扬，加沙参、天花粉以滋津液。

案例 2

叶，风温入肺，肺气不通，热渐内郁，如舌苔，头胀，咳嗽，发疹，心中懊憹，脘中痞满，犹是气不舒展，邪欲结痹。宿有痰饮，不欲饮水。议栀豉合凉膈方法。

山栀皮　豆豉　杏仁　黄芩　栝蒌皮　枳实汁（《临证指南医案·风温》）

按语： 若肺气失宣，不得舒展，热渐内郁，则见心中懊恼，脘中痞闷，方用栀子豉汤加杏仁、瓜蒌皮、黄芩、枳实汁，开郁清热。

（2）风温化燥热

案例

秦六三，体质血虚，风温上受，滋清不应，气分燥也，议清其上。

石膏　生甘草　薄荷　桑叶　杏仁　连翘（《临证指南医案·风温》）

按语： 风温上受，肺气燥热，身热头胀，咳嗽胸痞，用辛凉清滋不应，是气分燥热不除，用桑叶石膏汤清肺中燥热。方中桑叶、薄荷辛凉解表，石膏、连翘清解肺热，杏仁、甘草止咳平喘。

（3）少阳风火

案例

某，风火上郁，耳后结核，目眶痛。

薄荷　牛蒡子　前胡　象贝　连翘　黑栀皮　赤芍　生甘草（《临证指

南医案·风温》）

按语：以方测证，本案当是太阴兼少阳风火上攻，治以辛凉宣透兼化痰散结。

（4）风温发疹

案例1

某，风温发痧。

薄荷　赤芍　连翘　牛蒡子　桔梗　桑皮　甘草　山栀（《临证指南医案·瘰痧疹瘰》）

案例2

邹，咽痛，鼻燥，唇肿，自利，风温热化发疹。上焦热炽，宜辛凉微苦以泄降。

连翘　黄芩　犀角　桔梗　牛蒡　杏仁　元参　通草（《幼科要略·疹痧》）

按语：风温发疹，仍用辛凉清解透疹，病自气分渐及血分，仍有转透之机，故用薄荷、连翘、桔梗、杏仁、牛蒡子、生甘草、栀子、清透解毒，因病涉血分加赤芍，如血分热毒较重可加玄参、犀角。

（5）风温伤阴

案例

某，风温热伏，更劫其阴，日轻夜重，烦扰不宁。

生地　阿胶　麦冬　白芍　炙草　蔗浆（《临证指南医案·风温》）

按语：风温热伏阴分，损耗真阴。夜间阳入于阴，故日轻夜重，烦扰不宁。叶天士用复脉汤去参、姜、桂、酒之阳药，加白芍酸敛，甘蔗汁甘润以复阴液。

结语：邵新甫曰"风为天之阳气，温乃化热之邪，两阳熏灼，先伤上焦"，故风温初起以上袭肺卫为多，较温热门诸案相较，病邪较为清浅，以辛凉清解、展化气机为法，清热、润燥随症加减。大忌辛温消散，劫灼清津。风温灼伤津液，则用甘凉濡润之品清养为善后之法。

3. 春温

春温是伏邪温病的代表病种之一，多发生于春分之后夏至之前。叶天士《临证指南医案》《叶氏医案存真》《未刻本叶氏医案》对春温的辨治，均有创见性的阐述，可为后世温病学者宝鉴。春温较之风温病情严重，传遍较快，往往初起就有里热见症。叶天士认为，春温发病的病机大体有三点：一是冬应寒而反大温，可产生不正之乖气，成为致病的重要因素。二是烦劳多欲之人，冬不藏精，冬寒内伏，藏于少阴，或乘虚藏于里。久伏之寒邪，蕴遏化热，入春天地之阳气升发，伏热随阳气发泄于少阳肝、胆，或流布于三焦。三是春应温而反大寒或反大热，感受时令风寒或温热之邪，引动在里之伏热，虽有表证，但里热为多，多有在里脏腑的病变。治疗以清里热，救阴液为主，具体规律如下。

（1）邪发少阳

案例

温邪内伏，潮热，自利。暮甚于昼，稚年阴气浅也。仲景于春三月瘟病内应肝胆，例以黄芩汤为主。

黄芩　杏仁　淡竹叶　白芍　甘草　木通（《叶天士曹仁伯何元长医案·叶天士医案·春温》）

按语：叶天士自注曰："春温正治，春属风木，内应肝胆，故上升为呕，下注为自利。"《幼科要略》："春温皆冬季伏邪。"又说："春温一证，由冬令收藏未固，昔人以冬寒内伏，藏于少阴，入春发于少阳，以春木内应肝胆也。寒邪深伏，已经化热，昔贤以黄芩汤为主方，苦寒直清里热，热伏于阴，苦味坚阴，乃正治也。知温邪忌散，不与暴感门同法。"这说明黄芩汤是叶天士治春温之主方。黄芩汤以黄芩、白芍清里热为主药，但配以辛散之生姜，清泄中不无透意，故春季伏气温病之不宜用辛温辛凉表散者，有时径可取原方而用之。

（2）阳明热盛

案例1

丁，口鼻吸入热秽，肺先受邪，气痹不主宣通，其邪热由中及于募原，布散营卫，遂为寒热。既为邪踞，自然痞闷不饥，虽邪轻，未为深害，留连不已，热蒸形消，所谓病伤，渐至于损而后已。桂枝白虎汤。（《临证指南医案·温热》）

案例2

叶二八，仲景云：阴气先伤，阳气独发，不寒瘅热，令人消烁肌肉。条例下不注方，但曰以饮食消息之。后贤谓甘寒生津，解烦热是矣。今脉数，舌紫，渴饮，气分热邪未去，渐次转入血分。斯甘寒清气热中，必佐存阴，为法中之法。

生地　石膏　生甘草　知母　粳米　白芍　竹叶心（《临证指南医案·温热》）

按语： 温邪深入不解，留伏营卫之中，昼夜气行，遇邪则热，症有寒热如疟之状，痞闷不饥等，治宜清气分，兼通营卫，用桂枝白虎汤。热伤胃津，或热减后胃阴虚证见热蒸形瘦、痞闷不饥、渴饮、舌黄、脉数。治当清热生津养胃。方选景岳玉女煎，竹叶石膏汤加天花粉、生地黄、白芍，白虎汤加淡竹叶。舌绛加牡丹皮，心中闷痛加郁金，神气如迷加菖蒲根。

（3）热入心营

症见夜烦无寐，心悸，不喜饮水，喉燥，舌绛而干，肌腠隐约斑点。治当清营透热，药用犀角、鲜生地黄、黑玄参、连翘、竹叶、牡丹皮，此方为吴鞠通"清营汤"的底本。如心悸无寐加金箔、石菖蒲；神昏窍闭加至宝丹。

案例1

马，少阴伏邪，津液不腾，喉燥舌黑，不喜饮水。法当清解血中伏气，莫使液涸。

犀角　生地　丹皮　竹叶　元参　连翘（《临证指南医案·温热》）

按语：热入心营，津液耗伤，养阴凉血基础之上仍不忘"透热转气"，即叶天士所说"清解血中伏气"是也。本案中所用之方即为吴鞠通"清营汤"的底本。

案例 2

张，营络热，心震动。复脉汤去姜、桂、参，加白芍。（《临证指南医案·温热》）

按语：热灼营血，心营受损不能濡养，故而心震动。以复脉汤去姜、桂、参，加白芍，即后世吴鞠通加减复脉汤，专以复阴血为主则无需阳药。

（4）热闭心包

案例

顾，饮酒又能纳谷，是内风主乎消烁。当春尽夏初，阳气弛张，遂致偏中于右。诊脉左弦且坚。肌腠隐约斑点，面色光亮而赤，舌苔灰黄，其中必夹伏温邪，所怕内闭神昏。治法以清络宣窍，勿以攻风劫痰，扶助温邪。平定廓清，冀其带病久延而已。

犀角　生地　元参　连翘心　郁金　小青叶　竹叶心　石菖蒲

又，目瞑舌缩，神昏如醉，邪入心胞络中，心神为蒙，谓之内闭。前案已经论及，温邪郁蒸，乃无形质，而医药都是形质气味，正如隔靴搔痒。近代喻嘉言，议谓芳香逐秽宣窍，颇为合理。绝症难挽天机，用意聊尽人工。

至宝丹四丸，匀四服，凉开水调化。（《临证指南医案·温热》）

按语：以上为连续两诊医案，见发热谵语，神志欲迷，目瞑烦渴，舌燥。治当清热芳香宣窍。药用：犀角、竹叶心、鲜生地黄、连翘心、玄参心、石菖蒲、郁金、金箔，化服至宝丹，或紫雪丹，或牛黄丸。根据叶天士其他医案总结，如属痰热闭窍，治当清热化痰。药用：天竺黄、竹沥、金银花、连翘、竹叶心、牛黄、金箔、郁金、石菖蒲、姜汁、制半夏、橘红、茯苓、胆南星，或兼化服牛黄丸。

（5）热陷血分

案例

许，温邪已入血分，舌赤音低，神呆潮热，即发斑疹，亦是血中热邪。误汗消食，必变昏厥。

犀角　生地　玄参　丹皮　郁金　石菖蒲（《临证指南医案·温热》）

按语：温热入于血分，见斑疹神呆，以犀角地黄汤凉血解毒，加郁金、石菖蒲开窍逐热，防止邪热内闭，亦是“透热转气”之法。

（6）肝肾阴虚

案例

黄，体虚，温邪内伏。头汗淋漓，心腹窒塞，上热下冷，舌白烦渴。春阳升举为病，犹是冬令少藏所致。色脉参视，极为谨慎。

阿胶　生地　麦冬　生牡蛎　白芍　茯苓（《临证指南医案·温热》）

按语：温邪内伏，加之肝肾阴虚，出现头汗淋漓、上热下冷的欲脱之证。此欲脱之证为阴虚欲脱，当与阳虚鉴别。以生地黄、阿胶、麦冬、白芍滋阴为主，加牡蛎介属潜阳，茯苓健脾调中以解心腹窒塞。

（7）热毒壅结

案例

林氏，腹满已久，非是暴症。近日面颌肿胀，牙关紧闭，先有寒热，随现是象。诊脉右搏数，左小。乃温邪触自口鼻，上焦先受，气血与热胶固，致清窍不利，倏有痹塞之变，理当先治新邪。况头面咽喉结邪，必辛凉清剂以宣通，若药味重浊，徒攻肠胃矣。仿东垣普济消毒意。

连翘　牛蒡子　马勃　射干　滑石　夏枯草　金银花露　金汁（《临证指南医案·温热》）

按语：热毒壅结上焦，温邪自口鼻而入，引动伏热发于头、面、咽喉，症见寒热，面颌肿胀，喉肿，口渴。治当辛凉宣上，仿普济消毒意。

结语：春温常易由气传血，内闭心包。叶天士治疗春温立足透邪外达，以防温邪内传，牢牢把握温病治疗卫气营血四个阶段的主要治则，即"在卫汗之可也，到气才可清气，入营犹可透热转气，入血就恐耗血动血，直须凉血散血"。辛凉透表用金银花、连翘、桑叶、菊花、薄荷等；清气透热，如薄荷、豆豉、芦根、石膏；透营转气，如清营汤、清宫汤；凉血散血，如犀角地黄汤。

春温忌汗下，辛温药宜少用。若误用发散强汗，或误用消食导滞、攻下药，可致劫伤津液，症变痉、昏、厥尤速。治疗温病最要顾护阴液，对于老年患者及阴虚液涸，治人要以甘寒预护其阴，若是阴虚风动当用咸寒潜镇，即是吴鞠通加减复脉汤，三甲复脉汤之底本。至于病后调理，伤及阴液则养阴清热，胃气不和则以栀子豉汤清其余邪，或以温胆汤化裁调治。

4. 暑

暑病有明显的季节性。"夏暑发自阳明"，指本病发病之初即现阳明气分热盛的见症，如壮热、口渴、多汗、脉洪等症。叶天士认为，暑邪为病，一是易阻滞气机，正如《临证指南医案·暑》所说："大凡暑与热，乃地中之气吸受致病，亦必伤人气分，气结则上焦不行，下脘不通，不饥不欲食、不大便，皆气分有阻，如天地不交，遂若否卦之义，然无形之质，所以清之、攻之不效。"二是暑邪每易兼夹湿邪为患。由于暑热当令，天暑下逼，地湿上蒸，故暑邪常与湿邪合而为患，即叶氏所说的"暑必兼湿"。暑湿为患，初起可见发热、恶寒、无汗等症。如《临证指南医案·暑》所载："天之暑热一动，地之湿浊自腾，人在蒸淫热迫之中，若正气设或有隙，则邪从口鼻吸入，气分先阻，上焦清肃不行，输化之机失于常度，水谷之精微亦蕴结而为湿也。人身一小天地，内外相应，故暑病必夹湿者即此义耳。"暑邪为病，初起即伤气分，湿邪为患亦多伤于气分，无论暑热为病还是湿暑为患，在起病之初均可见气分症状。但暑热致病可兼及足太阴气分，以暑湿困于中焦脾胃见症为主。病入营、血分，临床可见渴不多饮，唇舌绛赤，并可见神昏谵语及各种出血症状。暑病后期而导致津气耗伤，甚至出现津气欲脱。

叶天士在《临证指南医案·幼科要略》中指出："夏暑发自阳明，古人以白虎汤为主方，后贤刘河间创议迥出诸家，谓温热时邪，当分三焦投药，以苦辛寒为主，若拘六经方症仍是伤寒治法，致误多矣。……长夏湿令暑必兼湿，暑伤气分，湿亦伤气，汗则耗气伤阳，胃汁大受劫烁，变病由此甚多，发泄司令，里真自虚。张凤逵云：暑病首用辛凉，继用甘寒，再用酸泄酸敛，不必用下，可称要言不烦矣。"其证治规律如下。

（1）暑袭肺郁

案例1

某，大凡暑与热，乃地中之气，吸受致病，亦必伤人气分。气结则上焦不行，下脘不通，不饥，不欲食，不大便，皆气分有阻。若天地不交，遂若否卦之义。然无形无质，所以清之攻之不效。

杏仁　通草　象贝　瓜蒌皮　白蔻　郁金汁（《临证指南医案·暑》）

按语：暑袭肺卫，症见气结上焦，下脘不通，不饥、不食、不便，以气机受阻为主要病理表现，叶天士用药以宣通肺卫、调畅气机为法。

案例2

范，伏暑阻其气分，烦渴，咳呕喘急，二便不爽。宜治上焦。

杏仁　石膏　炒半夏　黑栀皮　厚朴　竹茹（《临证指南医案·暑》）

案例3

王，舌白烦渴，心中胀闷，热邪内迫，气分阻闭，当治肺经。倘逆传膻中，必致昏厥。

杏仁　郁金　滑石　黄芩　半夏　橘红　瓜蒌皮（《临证指南医案·暑》）

按语：暑袭肺卫，湿热阻滞，见烦渴，咳喘等症状，属热邪内迫，气分阻闭，叶天士于宣通中加清热，药用杏仁、蒌皮以宣肺，栀子、黄芩、石膏以清热。

案例 4

周二三，暑风热，神呆。

鲜荷叶　苦丁茶　滑石　木通　杏仁　厚朴　广皮白　蔻仁（《临证指南医案·暑》）

按语：暑热通于心，易伤神气。治宜宣肺清暑利湿，畅达三焦。用鲜荷叶、杏仁、厚朴、广皮、蔻仁宣化三焦气机，用苦丁茶、滑石、木通分消暑热。若连朝骤热，必有暑气内侵。头热目瞑，吸短神迷，此正虚邪痹，清补两难。先与益元散（滑石、甘草）以嫩竹叶心煎汤凉服。此类暑热伤神证有暑热之气阻滞气机，扰动心神，宣清即可。较暑热夹湿内闭心包的神昏窍闭之症为轻，无需至宝丹、紫雪开窍。

（2）暑热伤中

案例 1

胡，不饥不食不便，此属胃病，乃暑热伤气所致。味变酸浊，热痰聚脘。苦辛自能泄降，非无据也。半夏泻心汤去甘草、干姜，加杏仁、枳实。（《临证指南医案·暑》）

案例 2

王，身热自汗，腹痛，大小便不利。脉虚，右大左小。暑热内闭，拟和表里法。

薄荷　枳实　黄芩　生白芍　竹叶心　黑山栀　通草　甘草（《临证指南医案·暑》）

按语：暑热阻气致中焦痞满不运，可见不饥不食，脘满腹痛，便泄不爽，叶天士治以苦辛宣通，用半夏泻心汤化裁，因暑热为病中焦湿阻故常去干姜、甘草以免助湿热，酌加薄荷、杏仁宣散肺郁，加栀子、竹叶心、通草、滑石以邪热。如因吸受秽气致舌黄，脘闷，头胀，口渴，溺短，是暑湿内阻气机，三焦不畅，可用三仁汤化裁因秽暑吸入，内结募原，脘闷腹痛，便泄不爽。法宜芳香逐秽，以疏中焦为主，用藿朴夏苓汤。

案例 3

杨，秋暑内烁，烦渴，喜得冷饮，脉右小弱者。暑伤气分，脉必芤虚也。此非结胸证，宜辛寒以彻里邪。

石膏　知母　厚朴　杏仁　半夏　姜汁（《临证指南医案·暑》）

案例 4

徐十四，长夏湿热令行，肢起脓窠，烦倦，不嗜食。此体质本怯，而湿与热邪，皆伤气分，当以注夏同参。用清暑益气法。

人参　白术　广皮　五味　麦冬　川连　黄柏　升麻　葛根　神曲　麦芽　谷芽

干荷叶汁泛丸。（《临证指南医案·暑》）

按语："夏暑发自阳明"一语出自叶天士《三时伏气外感篇》。叶天士此语说明了暑温的发病处所，暨阐述了暑邪为病的病因机制，亦明确指导了临床治疗的路径和意义。暑邪为阳热之甚，其性炎热逼人，侵及人体，极易伤津夺液。又暑夏之时，人体腠理疏泄，人体炎热之邪极易暑乘疏松开泄之腠理而入阳明气分。这是暑热为病的发病特点，与其他温病初起邪入上焦肺卫者有所不同。暑夏阳热之邪和多气多血之阳明具有同气相求之关系，故而暑热袭人初期即见高热、口渴、心烦、面赤、大汗、头痛、脉象洪大，即暑热伤及气分，伐气夺液之象。如诊治不及时则极易出现内陷心包营血，而出现发痉闭窍、神昏谵语以及风动之证，这是因为暑热为阳邪，心为君主，其位在上，可由阳明传心营。故暑温初期病在阳明气分阶段，就要采取果断措施，控制病情的发展，故应清泻阳明气分为主，即"暑温首当清气"，亦即

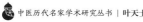

清泻暑热，益气阴，敛津液，多用白虎汤、白虎加人参汤、清暑益气汤、生脉散之类，叶天士在清气分热的同时重视中焦的运化和三焦升降出入的畅达，这样既能防止暑湿留滞胃肠又能预防因郁闭造成内陷内闭。

案例 5

施四七，以烦劳伤阳，交长夏发泄令加，见症都是气弱，亦热伤气也。烦渴有痰，先治其胃。盖阳明经脉，主乎束筋骨以流利机关耳。金匮麦门冬汤。(《临证指南医案·暑》)

案例 6

吴，诊脉肝胆独大，尺中动数。先天素弱，水亏，木少滋荣。当春深长夏，天地气机泄越，身中烦倦食减，皆热伤元气所致。进以甘酸，充养胃阴，少俟秋肃天降，培植下焦，固纳为宜。

炒麦冬　木瓜　北沙参　生甘草　乌梅(《临证指南医案·暑》)

案例 7

顾，右脉空大，左脉小芤。寒热麻痹，腰痛冷汗。平素积劳内虚，秋暑客邪，遂干脏阴，致神迷心热烦躁。刮痧似乎略爽，病不肯解。此非经络间病，颇虑热深劫阴，而为痉厥。张司农集诸贤论暑病，谓入肝则麻痹，入肾为消渴，此其明征。议清阴分之邪，仍以养正辅之。

阿胶　小生地　麦冬　人参　小川连　乌梅肉(《临证指南医案·暑》)

按语：以上三案为暑热伤阴。暑热之邪除耗气致劳倦食减，还可劫灼阴液，伤及胃阴见烦渴，用金匮麦门冬汤加减；下及肝肾之阴，则见脉虚、肢麻、烦渴，内风动越渐为痉厥，治以酸甘济阴，常用麦冬、沙参、阿胶、生地、乌梅、木瓜等。

案例 8

某，暑湿热气，触入上焦孔窍，头胀脘闷不饥，腹痛恶心。延久不清，有疟痢之忧。医者不明三焦治法，混投发散消食，宜乎无效。

杏仁　香豉　橘红　黑山栀　半夏　厚朴　滑石　黄芩（《临证指南医案·暑》）

按语：本案症见头胀、脘闷、腹痛、恶心，邪在上中焦为主，所以在治疗上叶天士上焦用杏仁、栀子豉汤开宣肺气，清泻郁热，中焦仿半夏泻心汤辛开苦降，用半夏、黄芩、橘红、厚朴宣通中焦，一味通草引湿热从下焦分利，三焦兼顾但侧重明显。

案例 9

某四一，诊脉弦，午后恶寒似热，不饥，溺涩短赤。暑热炎蒸，外袭肺卫，游行三焦，致气分窒痹而然。当用和法，宜薄滋味，庶杜疟患。

杏仁　香薷　木通　飞滑石　茯苓　厚朴　白蔻仁　淡竹叶（《临证指南医案·暑》）

按语：本案症见恶寒、不饥、溺涩短赤，三焦症状俱见，故宣、通、利并用。本案是吴鞠通《温病条辨》中三仁汤的底本之一，《温病条辨》三仁汤自注说："头痛恶寒，身重疼痛，有似伤寒，脉弦濡，而非伤寒矣"，这里所述的"头痛恶寒"是湿热病邪抑郁肌表的卫分证。方中用杏仁、香薷开上焦肺卫，白蔻、厚皮、茯苓启化中焦，滑石、木通、竹叶分利下焦，三仁汤、藿朴夏苓汤成为后世湿温初起治以芳香宣透、行气化湿之法的典范，都源于《临证指南医案》。

（3）暑伤心营

案例

某，初病伏暑，伤于气分。微热渴饮，邪犯肺也。失治邪张，逆走膻中，遂舌绛缩，小便忽闭，鼻煤裂血，口疮耳聋，神呆。由气分之邪热，漫延于血分矣。夫肺主卫，心主营，营卫二气，昼夜行于经络之间，与邪相遇，或凉或热，今则入于络。津液被劫，必渐昏寐，所谓内闭外脱。

鲜生地　连翘　元参　犀角　石菖蒲　金银花（《临证指南医案·暑》）

按语： 暑热入营，见夜寐不安，用生地黄、玄参、川黄连、金银花、连翘、丹参，清心凉营透散暑热；伤暑见寒热头痛，汗出不解，神昏如寐，小便淋沥，渐至手足牵挛而成痉厥，用犀角、玄参、小生地黄、连翘心、竹叶心、石菖蒲、滑石，化服牛黄丸。如暑热蒙蔽心窍，见烦渴、耳聋、神昏、小便忽闭，内闭外脱，用养阴清营。

（4）暑陷厥阴

案例 1

万，暑邪不解，陷入厥阴。舌灰消渴，心下板实，呕恶吐蛔，寒热，下利血水，最危之症。

　　川连　黄芩　干姜　白芍　川椒　乌梅　人参　枳实（《临证指南医案·暑》）

案例 2

江，暑邪深入厥阴，舌缩，少腹坚满，声音不出，自利，上下格拒，危期至速。勉拟暑门酸苦泄热，辅正驱邪一法。

　　黄连　淡干姜　乌梅　生白芍　半夏　人参　枳实（《临证指南医案·暑》）

按语： 以上两案相似，都是暑邪内陷厥阴，发为呕利，其凶险程度不亚于暑邪内闭心包。治疗原则酸味能收能敛，苦味泄热，辛以透散，给厥阴转出之机，用乌梅丸化裁。

结语： 叶天士认为暑邪致病一是"夏暑发自阳明"，一是"暑必兼湿"，指出了治疗暑病的用药规律。"夏暑发自阳明"是暑热之邪径犯阳明，初起即见阳明气分热盛的症状，药用辛凉清泄为主，多用生石膏、知母辛寒以清气分热邪。若暑热继续发展，耗气伤津，采用甘寒清热生津益气之品，多以黄连、黄柏、竹叶等清涤暑热，以麦冬、粳米等益气生津。暑病后期，劫烁阴液，津气大伤，采用酸泄之品以泄热生津，酸敛之剂以敛护津气。药用黄连、乌梅酸苦泄热，麦冬、五味子酸甘化阴，人参补气，以敛护津气。暑入营、血分，当投以清营凉血之品。初入营分应"透热转气"，药用犀角咸寒主清心营，黄连苦寒配犀角以清热解毒，生地黄、玄参、麦冬以清热滋阴，金银花、连翘、竹叶，以清透泄热使营分热邪从气分而解。气营两燔者，宜清气凉营。暑入血分宜用清热凉血散血之剂，多以犀角咸寒清热凉血解毒、牡丹皮凉血散血、生地黄凉血止血生津益阴。暑闭心包宜清心开窍，以犀角、牛黄清心热，麝香、冰片开心窍。暑兼湿者，视邪所在部位不同，用药亦异。暑湿伤于上焦者用药多取辛凉微苦，以杏仁、连翘、薄荷、竹叶清暑兼化湿邪。暑湿在中焦者多以苦辛宣通之剂，药用黄连、山栀子苦泄里热，厚朴、半夏开泄脾湿，滑石利湿泄热。暑湿在下焦者以温行寒性，质重开下之品，如猪苓、茯苓、薏苡仁、寒水石等渗利湿邪。暑湿弥漫三焦宜清热利湿、宣通三焦，以藿香、竹叶宣通上焦，陈皮、厚朴开脾以治中焦，茯苓、滑石、通草清利下焦。叶天士又指出暑湿为患，初起应与外感风寒相区别，忌用辛温解表之柴胡、葛根、羌活、防风，以防助热耗阴。如暑湿寒邪外束者，叶天士首选香薷，用以发汗、解暑、行水、调中。叶天士治疗暑病依据病理变化，邪处部位，辨证论治，用药精当，疗效显著，对指导临床有诸多启发。

5. 湿

叶天士《临证指南医案》湿病门载有治湿病案 52 例，叶天士论湿热温病的产生原因，强调内湿、外湿互引。外湿的形成，与季节、气候条件、居住环境等密切相关，并指出"长夏湿热交迫""长夏湿热令行""长夏阴雨潮湿"等，说明长夏季节雨多湿重的气交变化，易生湿热病邪；又云"吾吴湿邪害人最广""粤地潮湿，长夏涉水，外受之湿下起"等，指出江南及沿海地区，地势低下，气候潮湿，更或兼起居不慎、淋雨涉水等因素，湿热之邪每易为患。内湿是湿温病形成的内在因素，其产生，叶天士强调"阴盛之体，脾湿亦不少""酒客湿胜""酒客中虚""酒肉之湿助热，内蒸酿痰"等，可见脾不健运，或过食肥甘、醇酒厚味，则易形成内湿。湿热温病的病因与发病，叶天士更强调内湿、外湿互引，指出"外邪入里，里湿为合""长夏外受暑湿，与水谷之气相并"。

湿热侵犯人体，叶天士强调病变重心在中焦脾胃，指出"湿伤脾胃""湿郁脾胃之阳""湿久脾阳消乏""时令潮渗气蒸，内应脾胃"等。湿热侵犯人体发病后的基本证候与病机转归，亦以中焦脾胃的阴阳偏盛作为基础，指出"在阳旺之躯，胃湿恒多；在阴盛之体，脾湿亦不少"。阳旺之躯，胃热偏盛，邪易热化；阴盛之体，脾湿偏盛，邪易湿化。因而基本证型表现有热重于湿与湿重于热之不同，病机转归有燥化热化伤阴与湿化寒化伤阳之别。

湿邪为病，证情表现复杂，叶天士除据季节、气候、居处环境、饮食嗜好等因素外，主要根据湿邪为病的临床表现来确定病邪所在部位，分三焦辨治。

但湿热具有蒙上流下之性，往往以一焦为主而三焦症状并见。叶天士指出"秽湿邪吸受，由募原分布三焦""胸满不饥，是阳不运行，嗜酒必夹湿，凝阻其气，久则三焦皆闭""脘闷，便溏，身痛，脉象模糊，此属湿蕴三焦""目黄脘闷，咽中不爽，呕逆，寒少热多，暑湿客气之伤，三焦不通""舌白罩灰黑，胸脘痞闷，潮热呕恶，烦渴汗出，自利，伏暑内发，三焦均受"等，由此不难看出，叶天士论湿热为患，诊断之时，既要分清三焦的不同部位所在，又强调不可勉强分割三焦，须知湿热易弥漫上、中、下三焦，常身热不扬、身重肢倦、胸闷脘痞、呕恶腹胀、两便不利等三焦症状并见，为湿热温病的开上、运中、渗下治疗的综合运用提供了立法依据。先将叶天士治湿法则归纳总结如下。

（1）湿阻于肺

案例 1

冯三一，舌白头胀、身痛肢疼、胸闷不食、溺阻，当开气分除湿。

飞滑石　杏仁　白蔻仁　大竹叶　炒半夏　白通草(《临证指南医案·湿》)

案例 2

王二十，酒肉之湿助热，内蒸酿痰，阻塞气分。不饥不食，便溺不爽，亦三焦病。先论上焦，莫如治肺，以肺主一身之气化也。

杏仁　瓜蒌皮　白蔻仁　飞滑石　半夏　厚朴(《临证指南医案·湿》)

按语：外受湿邪，阻于上焦，而见头痛身痛、脘闷不饥、便溺不爽、苔白脉濡等症，用宣肺渗湿法。本法以杏仁、豆蔻仁、半夏、厚朴、滑石、通草等为主药。有热加竹叶、连翘、芦根之属。用药清灵，专走气道以化湿邪，为湿病在上的主要治则。宣肺化湿法，乃叶天士治湿独擅之长，叶天士认为肺主一身之气，气化则湿化，故治湿必先化气。《温病条辨》三仁汤为治湿温初起而见头痛恶寒、身重疼痛、舌白不渴、脉弦细而濡、面色淡黄、胸闷不饥、午后发热、状若阴虚等症之名方，临床上用在湿重于热、邪在上焦气分的湿温证确有良效，其方即从叶案化裁而来。故徐大椿评叶天士治湿医案谓："治湿不用燥热之品，皆以芳香淡渗之药，疏肺气而利膀胱，此为良法。"这一评价，甚为恰当。

（2）暑邪弥漫三焦

案例 1

某五十，秽湿邪吸受，由募原分布三焦，升降失司，脘腹胀闷，大便不爽。当用正气散法。

藿香梗　厚朴　杏仁　广皮白　茯苓皮　神曲　麦芽　绵茵陈(《临证指南医案·湿》)

案例 2

某十四，脘闷、便溏、身痛、脉象模糊。此属湿蕴三焦。

厚朴　广皮　藿香梗　茯苓皮　大豆黄卷　木防己　川通草　苡仁

（《临证指南医案·湿》）

按语：藿香正气散为祛湿透表、辟秽化浊之剂，用于外感风寒，兼夹内湿食滞之证，最为适应，故有夏季感冒通剂之称。但药偏辛燥，若有湿邪而无风寒表证者，不能用其全方。叶天士取其芳香化浊之长，而去其辛温偏燥之短，随症加减，灵活变通。吴鞠通在《温病条辨》中撷取叶天士用治湿病案五则，分为五条加减正气散，用治湿阻中焦诸症，颇为临床医家所赏用。

暑邪弥漫三焦，而见脘腹胀闷、大便溏滞、苔白腻或黄腻，脉象濡缓等症，用芳香化浊法。本法以藿香、厚朴、茯苓、陈皮等为主药。上焦证显著者，加杏仁以开肺；中焦证显著者，加草果以宣中，下焦证显著者，加滑石以淡渗；湿滞交阻，加神曲、山楂肉之类以消导；湿阻络隧，则加大豆黄卷、防己之属以宣泄。总以微苦微辛、芳香淡渗为宗，故虽分消三焦之湿邪，而以宣中化浊之功为独胜。

（3）湿阻中焦

案例 1

俞五五，酒湿郁伤，脘中食阻而痛。治以辛苦寒。

小川连　半夏　姜汁　枳实　茯苓　香豉（《临证指南医案·湿》）

案例 2

张六一，此湿蕴气中，足太阴之气不为鼓动运行，试以痞结胸满，仲景列于"太阴篇"中，概可推求其理矣。

半夏醋炒　茯苓　川连　厚朴　通草

汤煎。（《临证指南医案·湿》）

按语：湿阻中焦，症见胸痞呕恶、口腻而干、大便或秘或溏、苔黄而浊、脉濡或滑数等症。叶天士治以苦辛通降法，以半夏泻心汤化裁，黄连、干姜、（姜汁）、枳实、半夏等为主药。若气虚而湿热内陷，神识如蒙者、则加人参、白芍；若湿滞而中脘阻痛、大便不爽者，则加豆豉、茯苓；热轻可去川黄连加郁金、橘红、薏苡仁、杏仁；湿久生热则用川黄连、生白术、厚朴、广陈皮、淡生姜渣、酒煨大黄，水泛为丸。总之，从分解湿热，通降阳明以建奇功。

叶天士关于苦辛通降法的运用，是从仲景泻心汤与小陷胸汤化裁而来，为湿热互结、中焦不宣的主要治则。不论外湿内湿，一经与热相并，出现胸脘痞闷、口渴欲饮、得汤则呕之证，此法投之辄效，而使用之标准，则必须重视舌苔。《温热论》说："脘在腹上，其位居中，按之痛，或自痛，或痞胀，当用苦泄，以其入腹近也。必验之于舌，或黄或浊，可与小陷胸汤或泻心汤，随症治之；若白不燥，或黄白相兼，或灰白不渴，慎不可乱投苦泄，其中有外邪未解，表先结者，或邪郁未伸，或素属中冷者，虽有脘中痞闷，宜从开泄，宣气滞以达归于肺，如近俗之杏、蔻、橘、桔等轻苦微辛，具流动之品可耳。"此可谓是叶天士使用苦辛通降法的经验之谈。

（4）湿郁身热

案例1

某五九，舌白目黄，口渴尿赤，脉象呆钝，此属湿郁。

绵茵陈三钱　生白术一钱　寒水石三钱　飞滑石三钱　桂枝木一钱　茯苓皮三钱　木猪苓三钱　泽泻一钱（《临证指南医案·湿》）

案例2

蔡，仲景云：小便不利，为无血也；小便利者，血症谛也。此症是暑湿气蒸，三焦弥漫，以致神昏，乃诸窍阻塞之兆。至小腹硬满，大便不下，全是湿郁气结。彼夯医犹然以滋味呆钝滞药，与气分结邪相反极矣。议用甘露饮法。

猪苓　浙茯苓　寒水石　晚蚕砂　皂荚子去皮（《临证指南医案·湿》）

按语：湿阻身热，清浊不分，症见舌白目黄、口渴溺赤、脉象郁伏不扬等症，叶氏用宣清导浊法，以桂苓甘露饮为主方。若湿郁气结，三焦弥漫，神昏窍阻、少腹硬满、大便不通者，则去桂枝、白术、泽泻、甘草，加蚕沙、皂荚子，化气逐湿而达到清升浊降为目的。

湿为阴邪，其性重浊，最善弥漫三焦，以致决渎无权而导致上壅下闭、三焦俱困的局面。叶氏以宜清导浊法用于湿酿生热之目黄口渴，以及湿郁气结之神昏便闭，是符合病因病机的治法。以上两案，方从河间桂苓甘露饮加减，而前者用桂枝辛甘通阳以泄郁热，后者用皂荚子辛咸降浊以逐秽湿，其灵活变通，善于化裁，堪为后世法。

（5）湿伤中阳

案例 1

王六二，病人述病中厚味无忌，肠胃滞虽下，而湿留未解，湿重浊，令气下坠于肛，肛堕痛不已，胃不喜食，阳明失阖，舌上有白腐形色。议劫肠胃之湿。

生茅术　人参　厚朴　广皮　炮姜　生炒黑附子（参看本卷其他医案或为炒黑生附子）（《临证指南医案·湿》）

案例 2

莫，今年夏四月，寒热不凯，是时令潮沴气蒸，内应脾胃，夫湿属阴晦，必伤阳气，吞酸形寒，乏阳运行。议鼓运旋转脾胃一法。苓姜术桂汤。（《临证指南医案·湿》）

按语：欲酒嗜茶成癖，或过食生冷厚味，以致中阳不振，寒湿内生，症见腹胀隐痛、喜按喜温、便溏肛堕、舌黄白腻、脉像濡滑等症，用温脾化湿法。本法以茅苍术、厚朴、人参、广陈皮、炮姜等为主药。寒甚阳微者加附子、肉桂之属；湿聚阳遏者，则用苓姜术桂汤。如系湿伤脾阳，腹膨小溲不利者，则用五苓散、二术膏等运中化湿之清剂。盖中阳振复则寒湿自化也。叶天士立方以附子理中、平胃、五苓加减，虽为古人成法，但运用自如，恰到好处。《温病条辨》所载寒湿证治，大多取材于叶案。

（6）湿伤脾肾

案例 1

方四四，形质颓然，脉迟小涩，不食不寐，腹痛，大便窒痹。平昔嗜酒，少谷中虚，湿结阳伤，寒湿浊阴鸠聚为痛。

炒黑生附子　炒黑川椒　生淡干姜　葱白

调入猪胆汁一枚。（《临证指南医案·湿》）

按语：《温病条辨·中焦篇》第四十四条："足太阴寒湿，舌白滑，甚则灰，脉迟，不食，不寐，大便窒塞，浊阴凝聚，阳伤腹痛，痛甚则肢逆，椒附白通汤主之。"由上可以看出《温病条辨·中焦篇》第四十四条原症、原方出自《临证指南医案》方某案，叶天士以川椒和附子的配伍出自许叔微的椒附汤，"通阳以泄浊阴"是《临证指南医案》当中叶天士运用椒附汤的重要原则，在多则医案中都有体现。吴鞠通显然读懂了叶氏思想，故而将此方命名为椒附白通汤。而注释中"此足太阴寒湿，兼足少阴、厥阴证也。白滑灰滑，皆寒湿苔也。脉迟者，阳为寒湿所困，来去俱迟也。不食，胃阳痹也。不寐，中焦湿聚，阻遏阳气不得下交于阴也。大便窒塞，脾与大肠之阳不能下达也。阳为湿困，返逊位于浊阴，故浊阴得以蟠踞中焦而为痛也；凡痛皆邪正相争之象，虽曰阳困，究竟阳未绝灭，两不相下，故相争而痛也（后凡言痛者仿此）。椒附白通汤，齐通三焦之阳，而急驱浊阴也"，是对叶案的理解和阐发。其方论中称"此苦辛热法复方也。苦与辛合，能降能通，非热不足以胜重寒而回阳。附子益太阳之标阳，补命门之真火，助少阳之火热。盖人之命火，与太阳之阳少阳之阳旺，行水自速。三焦通利，湿不得停，焉能聚而为痛，故用附子以为君，火旺则土强。干姜温中逐湿痹，太阴经之本药，川椒燥湿除胀消食，治心腹冷痛，故以二物为臣。葱白由内而达外，中空通阳最速，亦主腹痛，故以为之使。浊阴凝聚不散，有格阳之势，故反佐以猪胆汁，猪水畜，属肾，以阴求阴也；

胆乃甲木，从少阳，少阳主开泄，生发之机最速"，并明确指出"此用仲景白通汤，与许学士椒附汤，合而裁制者也"。

案例 2

庞四四，湿久脾阳消乏，中年未育子，肾真亦惫。仿安肾丸法。

鹿茸　胡芦巴　附子　韭子　赤石脂　补骨脂　真茅术　茯苓　菟丝子　大茴香（《临证指南医案·湿》）

按语：湿为阴邪，易从寒化，日久由脾及肾，致肾阳衰惫。叶天士治以化湿温肾，两补脾肾之阳。

结语：从以上治湿六法中可以看出叶氏治湿之法，着重内外上下之辨与寒热虚实之分，如宣肺渗湿、芳香化浊、苦辛通降、宣清导浊等四法，均用于热证和实证，重点在于上焦，但亦有涉及中下焦者，一般均为外湿，但亦有与内湿相结合者，总的目标则以祛邪为主。宣肺渗湿法与芳香化浊法着重从气分解，二者程度有所差异，前者以清宣肺气为主，后者以分消三焦为主。苦辛通降法与宣清导浊法着重从脾胃解，二者程度亦有所不同，前者为湿热合邪互结中焦为主，其关键在于胸脘痞闷，后者则以湿热互结弥漫三焦为主，其关键在于上壅下闭。至于温脾化湿、通阳除湿法，则多运用于寒证和虚证，重点在于中下焦，很少见到上焦症状；一般为内湿，但亦有由内湿久蕴而引起者；总的目标则以扶正达邪为主。温脾化湿法适用于脾虚生湿者，而通阳除湿法则为湿病日久，伤及脾阳而设，此法着重温复脾阳以祛寒湿，故以干姜、附子为君，这些都可说明叶天士治湿之法是有规律可循的。正如华岫云所说："今观先生治法，若湿阻上焦者，用开肺气佐淡渗膀胱，是即启上闸、开支河、导水势下行之理也，若脾阳不运，湿滞中焦者，用术、朴、姜、夏之属以温运之，以苓、泽、腹皮、滑石等渗泄之，亦犹低洼湿处，必得烈日晒之，或以刚燥之土培之，或开沟渠以泄之耳。其用药总以辛苦寒治湿热，以苦辛温治寒湿，概以淡渗佐之，或再加风药。甘酸浊腻在所不用。总之肾阳充旺，脾土健运，自无寒湿诸症。肺金清肃之气下降，膀胱之气化通调，自无湿火、湿热、暑湿诸症。"

除此而外，佳案尚多，如湿温邪入心包，身热神昏，则用犀角、连翘心、玄参、石菖蒲、金银花、野赤豆皮，煎送至宝丹，以清热逐秽而复神明，湿温邪阻上窍，鼻衄咽痛，则用连翘、牛蒡子、金银花、马勃、射干、金汁，以轻开肺气而泄郁热等，又是处理湿与热并、发生险重证候的特殊辨证处方，亦足为后学之矜式。因此，我们认为叶天士关于湿病的辨证施治是周密精细的，对于指导临床实践有重要意义。

6. 燥

燥证，是以津液减少、甚至枯涸为主要病机，以肌肤、毛窍等干涩为主症的一类病证。《临证指南医案·燥》载案仅九则，但咳嗽等门及《未刻本叶氏医案》等书中均不乏伤燥案。燥门九案仅可见叶天士治燥之一斑，未可概叶天士治燥之全貌，吴鞠通撰《温病条辨》时仅凭借燥门数案，于他处全不参究，未免所见不广。吴鞠通生平最推崇叶天士，其在《医医病书》中妄言叶氏"不识燥证"，人多信之。更有学者撰文评价叶氏论燥偏温燥，而于凉燥则应遵吴鞠通用"杏苏散"。为明叶天士治燥法更较吴鞠通治燥法可宗，现将叶天士治燥法则归纳如下。

（1）凉燥

案例

某五十，形寒、咳嗽、头痛、口渴。桂枝汤去芍加杏仁、花粉。（《临证指南医案·咳嗽》）

按语： 秋深初凉，若外感凉燥而见恶寒，"肺为燥气所搏"，故咳嗽、口渴。治以辛温和润，以辛温散寒，以和润治燥。明代喻嘉言的《秋燥论》，创制清燥救肺汤奠定了温燥的理论和治疗基础，而叶天士在喻嘉言的基础上，又补充了凉燥的证治。他在《幼科要略》中说："秋深初凉，稚年发热咳嗽，证似春月风温症，但温乃渐热之称，凉即渐冷之意……若果暴凉外束，身热痰厥，只宜葱豉汤，或苏梗、前胡、杏仁、枳桔之属，仅一二剂亦可。

叶天士治此种凉燥证以桂枝去芍药加杏仁、天花粉辛温和润，为常法。叶天士治燥，不论属寒属热，在气在血，悉秉《内经》"燥者润之"的宗旨，正如叶霖说"治燥之法，寒燥宜温润，热燥宜凉润，知燥为干涩之病，以润字为主脑，则常变标本，一以贯之，庶不为偏见所误"。上述案例为凉燥之邪侵袭肺卫所致，因凉燥为次寒，故取桂枝汤去芍药以辛散透表，加杏仁、天花粉以润之。

（2）温燥

案例1

某，脉右数大，议清气分中燥热。

桑叶　杏仁　大沙参　象贝母　香豉　黑栀皮（《临证指南医案·燥》）

案例2

卞，夏热秋燥致伤，都因阴分不足。

冬桑叶　玉竹　生甘草　白沙参　生扁豆　地骨皮　麦冬　花粉（《临证指南医案·燥》）

按语：温燥上袭，症见身热咳嗽，脉右数大，治宜辛凉甘润，用桑杏汤，津液被温燥所劫，用沙参麦门冬汤、清燥救肺汤加减。邵新甫于"燥门"后加按说："燥为干涸不通之疾，内伤外感宜分，外感者，由于天时，风热过胜，或深秋偏亢之邪，始必伤人上焦气分，其法以辛凉甘润肺胃为先，喻氏清燥救肺汤，及先生用玉竹门冬桑叶梨皮甘草之类是也。"综观叶氏治温燥之法，除用天花粉、沙参等养阴润燥外，对感燥而咳者，每用川贝母润肺化痰止咳；肺卫不宣者则加杏仁、桑叶以宣肺透邪；秋暑燥气上干于肺者，则用青竹叶、六一散以清暑；对温燥化热者，亦用石膏。

案例 3

某，燥火上郁，龈胀咽痛，当辛凉清上。

薄荷梗　连翘壳　生甘草　黑栀皮　桔梗　绿豆皮（《临证指南医案·燥》）

按语： 燥火上郁，症见咽痛龈胀，治宜辛凉清上。本法用辛凉清宣较多，而润药少，目的在于宣散肺中燥火。吴鞠通据此医案改薄荷梗为薄荷，名为翘荷汤，所用药物轻清宣透，清解上焦燥热，燥热一祛，津液亦得保存，诸症自愈。

辛温和润法、辛凉甘润法、辛凉清宣法是叶天士治疗外感燥邪初起的常用三法。叶天士认为燥有外感内伤之别，有三焦之分。"燥自上伤，肺气受病。"若外感燥邪"由于天时风热过胜，或由深秋偏亢之邪，始必伤人上焦气分"，此乃时令之邪自口鼻、皮毛而入，郁闭腠理，宣发不利，肃降无权，碍胃之"游溢"、脾之"散精"，致气津干涩。盖上焦主宣发敷布，全赖肺主气之功能输布，所以叶氏指出，秋感之燥主要伤及上焦气分，燥自上伤，肺气受病，故名之曰"上燥"。所以以上三法主治外感之上燥。

（3）燥伤胃阴

案例

某，上燥治气，下燥治血，此为定评，今阳明胃腑之虚，因久病呕逆，投以辛耗破气，津液劫伤，胃气不主下行，致肠中传送失司。经云：六腑以通为补，半月小效，全在一通补工夫，岂徒理燥而已。议甘寒清补胃阴。

鲜生地　天冬　人参　甜梨肉　生白蜜（《临证指南医案·燥》）

按语： 上燥下传，化燥伤阴，可致肺胃津液受劫，症见或热或咳，肉消肌枯，是为"中燥"。胃阴亏虚，兼热象者，用甘寒清补法。鲜生地黄、天冬、甜梨肉皆能清热生津，且天冬、梨肉又有润燥作用，生白蜜性凉并润燥，人参虽微苦微温，但与上述药物配伍，功在益气生津，故本方旨在甘寒清补。

（4）燥伤阴血

案例 1

王六七，老人舌腐，肉消肌枯，心事繁冗，阳气过动，致五液皆涸而为燥，冬月无妨，夏月深处林壑，心境凝然，可以延年，每早服牛乳一杯。（《临证指南医案·燥》）

案例 2

周三二，秋燥从天而降，肾液无以上承，咳嗽吸不肯通，大便三四日一更衣。脉见细小，议治在脏阴。

牛乳　紫衣胡桃　生白蜜　姜汁（《临证指南医案·咳嗽》）

按语：《新修本草》认为，牛乳性平味甘。《中药大辞典》亦持此见，并认为牛乳可补虚损、益肺胃、生津润肠。案例 1 用一味牛乳滋养肺胃之阴，系濡润平补之法；案例 2 用药共 4 味，《本草纲目》认为蜂蜜生凉熟温，本方用生白蜜，除润肠之外，还兼制生姜之温，故亦属濡润平补之法。从病因角度分析，前案当属内伤，后案虽属外感但脏阴已亏于先。

案例 3

张，脉数虚，舌红口渴，上腭干涸，腹热不饥，此津液被劫，阴不上承，心下温温液液，用炙甘草汤。

炙甘草　阿胶　生地黄　麦冬　人参　麻仁（《临证指南医案·燥》）

按语：无论"上燥""中燥"下传，或因内伤，均可导致下焦阴亏，津血枯涩，伤及肝肾精血，是为"下燥"。在临证实践中，叶氏还认识到并断言："温病不燥胃津，必燥肾液……多伤及血分。"盖肝藏血，肾藏精，同居下焦，邪入下焦，伤人精血，多系缠绵难愈之痼疾，故叶氏将之归属于"下燥"。

用炙甘草汤加减以滋填下焦精血，原为叶氏理虚之要法，此观《临证指南医案》虚劳门诸案自知，因肾主五液，若肾水不虚，不易病燥，燥病而属之下焦者，多属肝肾精血之亏，故治法以"纯阴静药，柔养肝肾为宜"。本案用药共6味，其中以炙甘草、人参补益化生气血之源的中气，且能生津止渴，生地黄、麦冬、阿胶补益肝肾之阴，火麻仁润燥，诸药合用以滋填肝肾精血。

结语：《临证指南医案》燥门九案，前三案论上焦燥证治法，偏重于治肺；中三案论中焦燥证治法，偏重于治胃；后三案论下焦燥证治法，偏重于肝肾。此九案就叶氏治燥从三焦分治这一点来说，是有启发的。前三案反映了叶氏治上焦燥证治法，中三案为中焦治燥法。后三案叶氏以复脉汤滋填精血为主，适用于肝血肾精亏虚之候。

叶天士对燥证的治疗，总以滋润为宗旨，以气血为纲，兼表宜佐以风药，于腑则应以缓通，化热又当平以苦温，遗方用药圆机活法，皆为后学之楷模。燥为津血干涩之疾，一切伤津耗血之法皆在禁忌之列。叶氏十分重视顾护津血，安其未受邪之地，无论在上在下，属气属血，在治疗的时候，均注意调理脾胃功能，以保后天资生之源。归纳起来，主要有以下三个方面：首先是对兼表者忌表散太过，因表散发汗，劫津伤气，损其阴液，其次是在腑者只重缓通，忌峻攻妄下，慎用苦寒之味，以免化燥劫液亡阴，第三是慎用甘寒之类，因甘寒之品性多滋腻，有助湿致滞之弊，易碍气机，影响水津之濡运敷布。故叶氏指出"燥为虚证，以甘寒养阴而润"，虽为正治，然亦慎而用之，主张不可久服，中病即止。

（二）内科杂病一

1. 咳嗽

叶天士辨治咳嗽分为外感和内伤两大类。外感咳嗽有风、火、寒、热、暑、湿、燥气之不同，内伤咳嗽则有五脏六腑之各异。现将其治咳经验总结如下。

（1）外感咳嗽

治外感咳嗽，首在祛邪。外感六淫，皆可以侵袭人体而导致咳嗽。如叶天士在《幼科要略》中指出："夫春温、夏热、秋凉、冬寒，四时之序也。春应温而反大寒，夏应热而反大凉，秋应凉而反大热，冬应寒而反大温，皆不正之乖气也。病自外感，治从阳分。若因口鼻受气，未必恰在足太阳经矣。大凡吸入之邪，首先犯肺，发热咳喘。口鼻均入之邪，先上继中，咳喘必兼呕逆、膜胀。"故叶天士治疗外感咳嗽，着重于辨别邪气的性质：外感寒邪，若见形寒、身热、咳嗽、头痛者，多属于"寒伤卫阳"；若见"咳嗽，声音渐窒，诊脉右寸独坚"，属"寒热客气，寒热包裹肺俞"；鼻塞、面浮、发热者，属风；头胀、口渴、高热者，属暑；胸痞、脘胀、肿满、舌白者，属湿；咳逆上气、头胀、口干、身热者，属燥。

案例 1

某五三，寒伤卫阳，咳痰。

川桂枝　杏仁　苡仁　炙草　生姜　大枣（《临证指南医案·咳嗽》）

案例 2

某五十，形寒咳嗽，头痛口渴。桂枝汤去芍，加杏仁、天花粉。（《临证指南医案·咳嗽》）

按语：以上两案为寒伤卫阳导致的咳嗽，叶天士常用桂枝汤加减来治疗。其基本方为桂枝汤去芍药加杏仁，去芍药之酸，纯用桂、甘之辛温以散寒，加杏仁降气止咳，如渴加天花粉，常加薏苡仁下气除湿，协助杏仁肃降肺气。

案例 3

吴四一，咳嗽，声音渐窒，诊脉右寸独坚。此寒热客气包裹肺俞，郁则热。先以麻杏石甘汤。（《临证指南医案·咳嗽》）

按语：寒热客气包裹肺俞，郁而生热，用麻杏石甘汤宣肺清热。

案例 4

方，烦劳卫疏，风邪上受，痰气交阻，清窍失和，鼻塞音低，咳嗽甚，皆是肺病。辛以散邪，佐微苦以降气为治。

杏仁　苏梗　辛夷　牛蒡子　苡仁　橘红　桔梗　枳壳（《临证指南医案·咳嗽》）

按语： 对风邪犯肺之证叶天士多用杏仁、紫苏梗、桔梗、枳壳等，取"辛以散邪，佐微苦以降气"之意。风温上受，多加连翘、黄芩以清热；咽痛常加桔梗、射干；风温化燥常加大沙参、玉竹、鲜梨皮；风温化热伤及胃阴，舌咽干燥，思得凉饮，则用《金匮要略》麦门冬汤。

案例 5

宋二一，脉右浮数，风温干肺化燥。喉间痒，咳不爽。用辛甘凉润剂。

桑叶　玉竹　大沙参　甜杏仁　生甘草

糯米汤煎。（《临证指南医案·咳嗽》）

案例 6

某，风温客邪化热，劫烁胃津，喉间燥痒呛咳。用清养胃阴，是土旺生金意。金匮麦门冬汤。（《临证指南医案·咳嗽》）

按语： "温邪上受，首先犯肺"，燥热之邪侵犯肺卫，致卫气失和，则出现发热，微恶风寒，少汗；致肺气失宣，则出现咳嗽。其治法当以辛凉甘润肺胃为先。叶天士主张用辛甘凉润剂，并称之为"以辛凉甘润之方，气燥自平而愈"。

案例 7

汪女，暑热入肺为咳。

花粉　六一散　杏仁　橘红　大沙参　黑山栀皮（《临证指南医案·咳嗽》）

案例 8

曹，水谷不运，湿聚气阻。先见喘咳，必延漫肿胀。治在气分。

杏仁　厚朴　苡仁　广皮白　苏梗　白通草（《临证指南医案·咳嗽》）

按语：以上两案为暑湿咳嗽。叶天士云："暑必夹湿，二者皆伤气分，从鼻吸而受，必先犯肺，乃上焦病，治法以辛凉微苦，气分上焦廓清则愈。"我们理解，暑湿伤于肺卫，肺气被遏，宣降失司，则发生咳嗽之证。暑湿为患，用辛味药以宣通，微苦之品以通气滞，所以叶天士投用杏仁、瓜蒌皮、半夏、姜汁、白豆蔻、紫苏梗、滑石、通草等，诸药合用，透表清暑，渗湿泄热，则咳嗽自解。

（2）内伤咳嗽

内伤咳嗽，多由于脏腑功能失调所致，其成因比较复杂，正如《素问·咳论》指出"五脏六腑皆令人咳，非独肺也"。应当说，咳嗽的病位主要在肺，但由于发病原因的不同、病程的长短、患者先天禀赋的强弱、体质的差别，常常会造成其他脏腑与肺脏同病之证，因此治疗时应该考虑这些因素，而加以辨证施治。叶天士认为凡病久咳，往往咳嗽是标，脏阴亏耗是本，治疗"当培肝肾之阴以治本，清养肺胃气热以理标"，强调"非泛常治咳消痰所可投"，意在以固本为主，或金水同调，或补益肺胃，或培补中土，或温肾纳气，或三焦同治，总之，在于治本。

案例 1

某二七，脉数，冲气咳逆。当用摄纳肾阴，滋养柔金，为金水同治之法。

熟地四钱　白扁豆五钱　北沙参三钱　麦冬二钱　川斛三钱　茯神三钱（《临证指南医案·咳嗽》）

按语：本案为肺肾阴虚劳嗽案。在五脏中肺与肾的关系极为密切，肾主纳气，为气之根，气根于肾而归于肺，故有"肺为气之标，肾为气之根"之说。两脏又为母与子的关系，因此，两者在生理上相辅相成，病理上相互影响。肺的病变，势必影响到肾，所谓"五脏之伤，穷必及肾"，咳嗽一证亦是如此。咳嗽日久,常致肺肾两伤。症见冲气咳逆,脉数,治以摄纳肾阴,滋养柔金,予金水同治之法。

案例 2

张三十,冬季喘嗽,似属外因,表散沓进,反致失音,不得着枕卧眠。今戌亥时浊阴上干,而喘急气逆为甚。仍议引导,纳气归肾。六味加附子、车前子、补骨脂、胡桃、沉香。(《临证指南医案·咳嗽》)

按语: 叶天士劳嗽案中责之于肾者颇多。肾虚不能纳气,冲气上触,可症见气急咳逆欲呕,平卧则气冲咳甚,身动气喘,声音不扬,着左眠卧左胁上有牵掣之状,下午火升,傍晚厥昏汗出,脉左弱右搏,治以填精实下,收摄固纳。用都气丸加青铅,或六味丸加秋石、阿胶、麦冬,或济生肾气丸去附子加黄柏、知母、青盐。如肾阳衰微,肾虚不能收纳,症见气急嗽逆,不得着枕卧眠,足冷,脉垂尺泽,治宜摄纳,水中藏火法,用金匮肾气或真武汤,或坎炁人乳方。如咳嗽,肉消形瘦,治宜温和柔剂,用斑龙丸加减。

案例 3

某,内损虚症,经年不复。色消夺,畏风怯冷,营卫二气已乏,纳谷不肯充长肌肉。法当建立中宫,大忌清寒理肺。希冀止嗽,嗽不能止,必致胃败减食致剧。黄芪建中汤去姜。(《临证指南医案·咳嗽》)

按语: 叶天士也常常用小建中汤来治疗咳嗽。患者营阴、阳气俱不足所产生的咳嗽、盗汗等症状,叶氏用温建中阳的小建中汤来治疗,似乎没有涉及咳嗽的主要脏器——肺,而是专事温建中宫,即通过温补中焦的方法来补益肺脏、补阳益阴,巧妙地利用了五行间的相生相克、虚则补其母的原理。肺与脾胃是母子关系,补母则令子实,温建中土,既可以双补营卫,又可培土生金,也即叶氏所谓"培土生初阳,是劳损主治法则"的具体应用。

案例 4

毛，上年夏秋病伤，冬季不得复元，是春令地气阳升，寒热咳嗽。乃阴弱体质，不耐升泄所致。徒谓风伤，是不知阴阳之义。

北参　炒麦冬　炙甘草　白粳米　南枣（《临证指南医案·咳嗽》）

案例 5

张十七，入夏嗽缓，神倦食减，渴饮。此温邪延久，津液受伤，夏令暴暖泄气，胃汁暗亏，筋骨不束，两足痿痛。法以甘缓，益胃中之阴。仿金匮麦门冬汤制膏。（《临证指南医案·咳嗽》）

按语：叶天士特别重视胃与肺之间的关系，即"胃热移肺"，造成久咳音嘶；胃津亏少，津液亏虚，不能濡养肺脏，肺失清肃，又会殃及大肠，则"腑中之气亦不宣畅"，更进一步加重了咳嗽。病变的根本在于胃津亏乏，治疗时就必须清养胃阴，"以杜阳逆""不得泛泛治咳"。对于此种情况，叶天士告诫，不可"过投苦寒辛泄药物"，以免"泄肺损胃"，亟应甘药调之，以缓其急，方宗张仲景的麦门冬汤以进退，或投麦冬、沙参、玉竹、白芍、扁豆等甘凉濡润之品，而力戒苦寒，认为"苦寒沉降，胃口戕而肾关伤"。后世医家许寿仁对此有深刻体会，他在《剑隐庐医学笔记》中记载："余每年立春之后，清明以前，常遇到一些阴虚患者，无故发生咳嗽，或有寒热，或无寒热，颇似伤风表症。此盖由于春令阳气升发，阴虚者耐受不了所致。余每用叶氏验方（党参、炒麦冬、黑枣、炙甘草、粳米），数剂而愈。"大概是对这种治法最好的诠释。

在内伤咳嗽中，除上述主要证候类型外，还有肝犯肺胃，症见呕吐、吞酸、暴咳不已，用安胃丸。肝风上扰作咳，治以息风和阳。肝气横逆，胁痛而咳，用旋覆花汤加味治疗。

结语：叶天士对外感咳嗽和内伤咳嗽辨治明晰。对外感风邪咳嗽，主张"辛以散邪，佐微苦以降气为治"；对温邪咳嗽，主张"用辛甘凉润"；

对暑邪咳嗽，主张"以辛凉清润，不可表汗，以伤津液"。对于叶天士治疗内伤咳嗽的法度，邵新甫总结为："至于内因为病，不可不逐一分之，有刚亢之威，木扣而金鸣者，当清金制木，佐以柔肝入络；若土虚而不生金，真气无所禀摄者，有甘凉、甘温二法，合乎阴土、阳土以配刚柔为用也；又因水虚而痰泛，元海竭而诸气上冲者，有金水双收、阴阳并补之治，或大剂滋填镇摄，葆固先天一炁元精。"可谓要言不烦，一语中的，深得其中奥妙。

需要特别指出的是，叶天士治疗咳嗽还有两大原则：一是反对过辛泄肺或过汗伤津，慎用辛温燥烈，多用辛平、辛凉之品；其次是"治肺勿损胃"，再三告诫不宜用"苦寒沉降，胃口戕而肾关伤"，强调时时注意顾护胃气与津液。

由上可知，叶天士虽为温病大家，然其治疗咳嗽，立法精当，用药独特，加减化裁，机圆法活；师法仲景，遍采众家之长而又有发明，故自古难治之咳，治之自能得心应手。

2. 咳血、吐血

叶天士辨治咳血、吐血有内外因之别，外因少而内因多。邵新甫在《临证指南医案·吐血》中总结为："失血一症，名目不一，兹就上行而吐者言之，三因之来路宜详也。若夫外因起见，阳邪为多，盖犯是症者，阴分先虚，易受天之风热燥火也。至阴邪为患，不过其中之一二耳。其治法总以手三阴为要领，究其病在心营肺卫如何。若夫内因起见，不出乎嗔怒郁勃之激伤肝脏，劳形苦志而耗损心脾，及恣情纵欲以贼肾脏之真阴真阳也。又当以足三阴为要领，再审其乘侮制化如何。若夫不内不外因者，为饮食之偏好，努力及坠堕之伤，治分脏腑经络之异。要知外因而起者，必有感候为先；里因而起者，必有内症可据。此三因根蒂用药，切勿混乱。"

（1）外因吐血

案例 1

某，风温上受，吐血。

桑叶　薄荷　杏仁　连翘　石膏　生甘草（《临证指南医案·吐血》）

案例 2

顾四十，寸口脉，搏指而劲，痰血能食。初因风温咳嗽，震动络血。以清心营肺卫之热。

小生地　黑山栀　地骨皮　天花粉　丹参　连翘　竹叶心（《临证指南医案·吐血》）

按语： 以上两案为风温燥火犯肺。风热燥火上犯肺卫、心营，理肺卫者，用甘凉肃降，如沙参、麦冬、桑叶、天花粉、玉竹、川石斛等类。治心营者，以轻清滋养，如生地黄、玄参、丹参、连翘、竹叶、地骨皮等类。以此二法为宗，随时令而加减。

案例 3

某，春温嗽痰，固属时邪。然气质有厚薄，不可概以辛散。且正在知识发动之年，阴分自不足，以至咳呛失血。当以甘寒润降，以肃肺金。

鲜枇杷叶　甜杏仁　南沙参　川贝　甜水梨　甘蔗浆（《临证指南医案·吐血》）

按语： 此案为风温伤阴咳血，治以枇杷叶、杏仁肃降肺气，川贝母、沙参、梨、甘蔗汁甘凉滋阴，见血不治血，而用降润之法。

案例 4

倪二七，肛疡溃脓虽愈，阴气已经走泄，当阳气弛张发泄。今加嗽血痰多，胃纳减于平昔，脉数促，喘逆脘闷，姑清肃上焦气分。

苏子　杏仁　香豉　黑栀皮　郁金　蒌皮　降香　桔梗（《临证指南医案·吐血》）

按语： 患者素体阴虚，又加阳气发泄，气逆咳血，故喘逆脘闷。此时宜降气，不宜降火，气降则火无所依，咳血自止。且无寒凝血瘀之患，故所用药物以清肃降气为主。

案例 5

孙二六，用力，气逆血乱，咳出腥痰浊血。用千金苇茎汤。(《临证指南医案·吐血》)

按语：若热邪内壅伤肺，症见咳出腥痰浊血，用千金苇茎汤加味，清热消痈排脓。

案例 6

王氏，入夏呛血，乃气泄阳升。幸喜经水仍来，大体犹可无妨。近日头胀，脘中闷，上午烦倦。是秋暑上受，防发寒热。

竹叶　飞滑石　杏仁　连翘　黄芩　荷叶汁 (《临证指南医案·吐血》)

案例 7

施，脉小数，舌绛，喉中痒，咳呛血。因暑热旬日，热入营络，震动而溢。凡肺病为手太阴经，逆传必及膻中，仍以手厥阴治。

竹叶心　生地　银花　连翘心　玄参　赤豆皮 (《临证指南医案·吐血》)

按语：暑热内犯，在气分，症见头胀，脘闷，烦倦，治以清解，用滑石、荷叶宣化暑邪，竹叶、滑石、连翘、栀子分消暑热；在营分，治以生地黄、玄参清营凉血，仍不忘清利暑热，透热转气。

（2）内因吐血

案例 1

董十七，色苍能食，脘有积气。两年秋冬，曾有呛血。此非虚损，由乎体禀木火，嗔怒拂逆，肝胆相火扰动阳络故也。

金斛　山栀　郁金　丹参　川贝　苏子　钩藤　茯苓 (《临证指南医案·吐血》)

案例 2

严四二，脉数涩小结，痰血经年屡发，仍能纳食应酬。此非精血损怯，由乎五志过动。相火内寄肝胆，操持郁勃，皆令动灼，致络血上渗混痰火。

必静养数月方安，否则木火劫烁，胃伤减食，病由是日加矣。

丹皮　薄荷梗　菊花叶　黑栀　淡黄芩　生白芍　郁金　川贝（《临证指南医案·吐血》）

按语：以上两案同属肝胆相火扰动血络。因季节因素导致阳气上升，或因饮酒、食辛辣，或因嗔怒引动肝胆相火，扰动血络，而见吐血。总因素体阴虚内热，精血损怯。叶天士仿缪希雍吐血三要法，以降气、安络、补肝为法，格外强调静养，勿过操持，使相火不动，则血络可安。

案例 3

翁二二，问诵读静坐，痰血夏发，入冬不已，胸胁痛引背部，脉小微涩。非郁伤阴火，夫痛为络脉失和，络中气逆血上。宗仲淳气为血帅。

苏子　苡仁　茯苓　山楂　桑叶　丹皮　降香末　老韭白（《临证指南医案·吐血》）

案例 4

吴三四，形畏冷，寒热，左胁有宿痞，失血咳嗽，曾聚劳力。经年尪羸，药不易效。

旋覆花　新绛　归须　炒桃仁　柏子仁　茯神（《临证指南医案·吐血》）

按语：以上两案系肝络凝瘀，症见胁肋或胀，或痞，或痛，因劳伤或嗔怒动血。叶氏自云宗仲淳气为血帅，宜降气不宜降火，用紫苏子、杏仁、降香末、桃仁、韭白汁，或用旋覆花汤加减，总以降气通络活血为法。其中韭白汁是叶氏常用之品，往往直接兑服。《本草纲目》中记载"韭之茎名曰韭白"，味辛温，生用消血散血，入足厥阴经，乃肝之菜也，故能散血通络。

案例 5

陈，日来寒暄不匀，烦劳阳升，咳呛，震动络血上沸。诊脉左数，五心热，知饥纳谷。议育阴和阳方法。

生地　清阿胶　天冬　麦冬　茯神　川斛　炒牛膝　青铅　童便（《临证指南医案·吐血》）

案例 6

周三四，屡屡失血，饮食如故，形瘦面赤。禀质木火，阴不配阳。据说服桂枝治外感，即得此恙。凡辛温气味宜戒，可以无妨。六味加阿胶、龟板、天冬、麦冬。（《临证指南医案·吐血》）

按语： 在叶天士咳血、吐血医案中，阴虚阳升为病因者非常多，每个医案中的细微之处都耐人寻味，大体治以补阴潜阳法，或用复脉汤去参、姜、桂、酒加白芍，或用琼玉膏、六味丸加减。常用的清热、潜镇、咸寒类药如牛膝、龟甲、青铅、童便、秋石等都是常用之品，亦常加人参、人乳、紫河车、阿胶补益精血。如真阴未充，龙火易动，而导致阴精不能潜藏则用固阴和阳法，六味丸去牡丹皮、泽泻，加黄柏清相火，加远志以安君火，加龙骨、牡蛎、芡实、湖莲以固涩。

案例 7

徐四九，馆课之劳，心脾营伤。食酸助木，中土更亏。春阳主升，血乃大吐。况茹素既久，当培土。营阴损极，热自内炽，非实火也。归脾汤去参。（《临证指南医案·吐血》）

按语： 思虑过度或馆课之劳，导致心脾两虚，形容憔悴，咳血吐血，当用归脾汤加减。叶氏云："是有形精血、无形神气交伤，慢言治痰治血，真粗工卑陋矣。补精宜填，安神易静，然无形真气为要，与心脾二经主治。"所以在归脾汤的使用上，叶氏对人参、木香、生姜这些偏温燥药物的使用上都显得十分谨慎。在相关医案中可以总结出，如心神不安，叶天士常加龙齿、金箔；如劳心过度，火灼营血，治以甘寒，卧时服天王补心丹。

案例 8

钱四一，形神积劳，气泄失血，食减喘促。由气分阳分之伤，非酒色成

劳之比。黄芪建中汤去姜、桂。(《临证指南医案·吐血》)

按语：中虚失血，症见脉芤、食减、汗出、畏风伴血症，中气不足，营卫两伤。以归芪建中汤，补中益气调营卫。但仍然对姜、桂这些辛热药的使用十分谨慎，以免助热动血。

结语：叶天士在吐血的治疗上十分重视饮食和情志的调理。对于出血患者，除应及时、正确的治疗外，还须注意饮食的调理。因为饮食不当常是引起出血的诱因，或是加重出血病情的因素，特别是进食辛辣炙煿热燥之品，极易动血伤络。叶氏指出"味进辛辣，助热之用""烟辛泄肺，酒热伐胃"，可以导致络伤血溢。如"饮酒多食樱桃，皆辛热甘辣，络中血沸上出"，可出现咳血、吐血等病症。因此，叶氏告诫血证患者"食味宜远辛辣热燥""凡辛温气味宜戒，可以无妨"。叶氏还指出血证患者"当薄味静调"，如对吐血、咳血的患者"当薄味以和上焦，气热得清，病患可却"。薄味之品如蔬菜、水果、牛乳、谷物之类，这些物品不仅能益养身体，而且还具有和血之功用，于血证患者很合适。叶氏常使患者服食白粳米汁、牛乳、人乳粉、甜水梨等。若血证患者乱进油腻厚味、煎炸辛辣，则定会加重病情，有碍治疗。因此，饮食调理是血证治疗的重要一环。

在血证的治疗过程中，叶氏还十分重视心理、生理和生活环境方面的调摄保养，强调节劳安逸，静养远色，以利恢复健康。情志变化不仅可致血证，而且在病变过程中，剧烈的情志变动会导致病情恶化，因此，叶氏注重患者情志方面的调摄。他指出，血证患者"最宜恬淡无为，安静幽闲"，在治疗中"若不情怀开爽，服药无益"。对于思虑太过，心阳扰动，吸伤肾阴，时时茎举，此失血"皆矫阳独升，夜不得寐"的患者，在治疗用药的同时强调情志调节，指出"归家谈笑，怡情可安"。对于郁怒伤肝，肝气上冲，血随气逆而致咳血、吐血的患者，叶氏认为首先"宜安闲静摄，戒怒慎劳"。对于"胃有湿热胶痰，因怒劳伤肝"而咯血者，认为"当薄味静调，戒嗔怒，百日可却"。性生活过度亦为血证发生和加重的重要因素。劳欲过度，既耗伤体内的精血元气，又易致相火动血而致热迫血溢。所以，叶氏在治疗血证时，反复强调"勿妄欲念，恐心动精摇耳""酒色无病宜节，有病宜绝"。对因色欲过度而致血证的患者，指出若能"经年之内屏绝，必得却病"。因此，对于患有出血病证的患者，应劝其远色节欲，清心静养，以利疾病向愈。

从上可以看出，叶氏不仅重视血证的治疗，而且更为注重血证患者的调摄。调理得当，可收事半功倍之效，这对后世临床有很大指导意义。

3. 肺痿

肺痿一证，最早见于张仲景《金匮要略》。张仲景指出肺痿有虚热和虚寒两种，并与肺痈做了明确的区别。唐代《备急千金要方》用生姜甘草汤、《外台秘要》用炙甘草汤，基本上未出张仲景的治疗范畴。清代张璐《张氏医通》对肺痿的治法，提出"缓而图之，生胃津，润肺燥，下逆气，开积痰，止浊唾，补真气"，可见其治法已超越纯虚的范围。叶天士认为肺痿的成因主要是肺热导致肺胃津液耗伤，或内伤脾胃土不生金皆可成痿。

（1）肺胃津伤

案例

徐四一，肺痿，频吐涎沫，食物不下。并不渴饮，岂是实火？津液荡尽，二便日少。宗仲景甘药理胃，乃虚则补母，仍佐宣通脘间之干格。

人参　麦冬　熟半夏　生甘草　白粳米　南枣肉（《临证指南医案·肺痿》）

按语：外感温热邪气，过服辛散之剂，导致肺气散失，肺胃津伤，症见声音嘶哑，口吐涎沫，心烦不寐，食物不下等症。叶天士云："古人谓金空则鸣，金实则无声，金破碎亦无声，是为肺病显然。然内伤虚馁为多，虚则补母，胃土是也。""仲景法以胃药补母救子，崇生气也。用金匮麦门冬汤。"

（2）肺卫气虚

案例

王三十，溃疡流脓经年，脉细色夺，声嘶食减，咳嗽，喉中梗痛。皆漏损脂液，阴失内守，阳失外卫。肺痿之疴，谅难全好。

人参　黄芪　苡仁　炙草　归身　白及。（《临证指南医案·肺痿》）

按语：久病神衰食减，脉细色夺。肺卫气虚不固，气促汗出，声音嘶哑而咳，治宜补脾益肺，补中兼收。本方用药虽简，含义颇深。黄芪、党参、当归身、甘草四味药甘缓补中，为补中益气汤补中药去白术，符合肺痿气津两伤的病机。白及补肺络之损，薏苡仁收肺痿气津之涣散，亦能收涎唾成脓，与千金苇茎汤中用薏苡仁同意，构思可谓灵巧。此方在叶天士多则肺痿医案中出现过，徐大椿对此评论为："元气虽归根于肾，亦籍后天水谷之精运行，以使真气维续，生生不已，以供日用，相继于不息之途。下则息归于肾，上则充护于肺。中宫脾胃之司，其权最重。若气分既损，则肾乏统摄之根，肺失坚刚之体。萎靡不振，乏精化气。甘药调和，尚恐不及，何堪辛散滋寒。气本无形，全赖有形之精血以化。古称精生于谷，中宫纳食生精，化气之本也。"（《徐批叶天士晚年方案真本》）

（3）痰浊阻肺

案例

肺气不降，咳痰呕逆。

鲜芦根　桃仁　丝瓜子　苡仁（《临证指南医案·肺痿》）

按语：肺气不降，痰浊阻肺，症见咳痰呕逆，叶天士仿千金苇茎汤。千金苇茎汤当中的瓜瓣究竟为何瓜之子？考察文献有三种说法：第一，王士雄认为："瓜瓣即冬瓜子，冬瓜子依于瓤内，瓤易溃烂，子不能泡，则其能于腐败之中，自全生气，即善于气血凝败之中，全人生气，故善治腹内结聚诸痛，而涤脓血浊痰也。"（《温热经纬》卷五）第二，张璐、张锡纯等人认为是甜瓜子,谓:"甜瓜仁专于开痰利气。《名医别录》治腹内结聚,破溃脓血,为肠胃内痈要药。"(《本经逢原》卷三)第三,王子接认为是丝瓜瓣,谓"其瓜瓣当用丝瓜者良。时珍曰丝瓜经络贯穿,房隔联属,能通人脉络脏腑,消肿化痰,治诸血病,与桃仁有相须之理"(《绛雪园古方选注》卷中)。据《本草纲目》卷二十八记载:"丝瓜,唐、宋以前无闻,今南北皆有之,以为常蔬。"丝瓜子,至明代才做药用,所以千金苇茎汤中的瓜瓣并不是丝瓜子。在《临证指南医案》中,叶天士使用千金苇茎汤,既用过冬瓜子也用过丝瓜子,从本案中可以看出叶天士用药灵活,通络涤痰选用丝瓜子更合病机。

结语:叶天士治肺痈,汲取前人诸法,实证以清热化痰为主。肺热津伤治以清肺热复肺阴。对于中虚肺痈,更以甘缓理虚为主,兼顾虚实,其中黄芪苡仁方补充了肺痈气阴两虚的治法,可为后世准绳。

4.哮喘

哮与喘,微有不同,其症之轻重缓急,亦微有各异。盖哮症多有兼喘,而喘有不兼哮者。叶天士对哮喘的辨治大体可分为实证和虚证:若由外邪壅遏而致者,邪散则喘亦止,后不复发,此喘症之实者也。若因根本有亏,肾虚气逆,浊阴上冲而喘者,此不过一二日之间,势必危笃,用药亦难奏功,此喘症之虚者也。

(1)实证

①寒邪犯肺

案例1

伊,先寒后热,不饥不食,继浮肿喘呛,俯不能仰,仰卧不安。古人以先喘后胀治肺,先胀后喘治脾。今由气分膹郁,以致水道阻塞,大便溏泄,仍不爽利。其肺气不降,二肠交阻,水谷蒸腐之湿,横趋脉络,肿由渐加,岂乱医可效?粗述大略,与高明论证。

肺位最高，主气，为手太阴脏，其脏体恶寒恶热，宣辛则通，微苦则降，若药气味重浊，直入中下，非宣肺方法矣。故手经与足经大异，当世不分手足经混治者，特表及之。

麻黄　苡仁　茯苓　杏仁　甘草（《临证指南医案·喘》）

按语：此案为寒邪闭肺，由于肺气郁闭，导致水道阻塞，肺气不降，继而浮肿喘促。叶氏强调宣辛则通，微苦则降。治以宣肺降气则饮自下行。用麻杏苡甘汤加茯苓。

案例 2

卜十九，哮喘，当暴凉而发，诊脉左大右平。此新邪引动宿邪，议逐伏饮邪气。小青龙法。（《临证指南医案·哮》）

按语：外寒牵动内饮，症见哮喘，不能着枕，暴凉而发，脉左大右平，治宜散寒化饮。表寒兼有痰饮阻气，用麻黄、桂枝散寒解表，杏仁降气、止咳、平喘，干姜、茯苓温化痰饮，五味子、白芍、炙甘草收敛肺气。表寒不甚，寒饮内停，哮病频发，用真武丸或小青龙去麻、辛。外寒内饮，哮喘当暴凉而发，用小青龙汤。

②痰热阻肺

案例

陈四八，哮喘不卧，失血后，胸中略爽。葶苈汤加葶苈、大枣（《临证指南医案·哮》）

按语：本案叙述过于简略，"喘不得卧，失血后，胸中略爽"一句，现出端倪，知为实证，于肺痈之心胸甲错，咳吐脓血相似，故用千金葶苈汤与葶苈大枣泻肺汤合方。

③三焦闭塞

案例

单，疮毒内攻，所进水谷不化，蒸变湿邪，渍于经隧之间，不能由肠而下。膀胱不利，浊上壅遏，肺气不降，喘满不堪着枕。三焦闭塞，渐不可治。议用中满分消之法，必得小便通利，可以援救。

葶苈　苦杏仁　桑皮　厚朴　猪苓　通草　大腹皮　茯苓皮　泽泻（《临证指南医案·喘》）

按语：湿浊壅遏，困阻三焦，症见喘憋、肿胀、小便不利，叶氏用中满分消之法，通利小便，以降气平喘。

④肝逆夹饮

案例

汪，脉弦坚，动怒气冲，喘急不得卧息。此肝升太过，肺降失职。两足逆冷，入暮为剧。议用仲景越婢法。又，按之左胁冲气便喘，背上一线寒冷，直贯两足，明是肝逆挟支饮所致。议用金匮旋覆花汤法。

旋覆花　青葱管　新绛　炒半夏（《临证指南医案·喘》）

按语：本案为肝气挟饮上冲，导致肺失肃降而喘，故先用越婢汤宣肺散饮泄热，继用旋覆花汤加半夏平肝化饮降逆止喘。

（2）虚证

①脾胃中虚

案例1

邹七岁，宿哮肺病，久则气泄汗出，脾胃阳微，痰饮留著，有食入泛呕之状。夏三月，热伤正气，宜常进四君子汤以益气，不必攻逐痰饮。

人参　茯苓　白术　炙甘草（《临证指南医案·哮》）

按语：脾胃阳微，痰饮留著，纳食欲呕，叶氏认为用四君子汤健运脾气则痰饮自除，不必一味攻逐痰饮。健脾除痰治中虚痰喘为王道之法，无近功有远效。

案例2

姜，劳烦哮喘，是为气虚。盖肺主气，为出气之脏，气出太过，但泄不收，则散越多喘，是喘症之属虚。故益肺气药皆甘，补土母以生子。若上气散越已久，耳目诸窍之阻，皆清阳不司旋转之机，不必缕治。人参建中汤去姜。(《临证指南医案·喘》)

按语：若烦劳则喘，纳食减少，汗泄太过是中虚营卫受损，宜用建中汤以补营卫之虚。

②肾阳虚浊饮上逆

案例

吴，浊饮自夜上干填塞，故阳不旋降，冲逆不得安卧。用仲景真武法。

人参　淡熟附子　生淡干姜　茯苓块　猪苓　泽泻 (《临证指南医案·喘》)

按语：肾阳虚衰，浊饮不化，冲逆作喘，不得安卧。通阳化饮，降逆平冲，用真武汤法。

③肾虚不纳

案例 1

翁四二，脉细尺垂，形瘦食少，身动即气促喘急。大凡出气不爽而喘为肺病，客感居多。今动则阳化，由乎阴弱失纳，乃吸气入而为喘，肾病何辞？治法惟以收摄固真，上病当实下焦，宗肾气方法意。

熟地　黄肉　五味　补骨脂　胡桃肉　牛膝　茯苓　山药　车前子

蜜丸。(《临证指南医案·喘》)

案例 2

徐四二，色痿膝疏，阳虚体质。平昔喜进膏粱，上焦易壅，中宫少运，厚味凝聚蒸痰，频年咳嗽。但内伤适和，薄味自可清肃。医用皂荚搜攒，肺伤气泄，喷涕不已，而沉锢胶浊，仍处胸背募俞之间。玉屏风散之固卫，六君子汤之健脾理痰，多是守剂，不令宣通。独小青龙汤，彻饮以就太阳，初服喘缓，得宣通之意。夫太阳但开，所欠通补阳明一段工夫，不得其阃，暂开复痹矣。且喘病之因，在肺为实，在肾为虚。此病细诊色脉，是上实下虚，以致耳聋鸣响。治下之法，壮水源以熄内风为主，而胸次清阳少旋，浊痰阻气妨食。于卧时继以清肃上中二焦，小剂常守，调理百日图功。至于接应世务，自宜节省，勿在药理中也。

熟地_{砂仁制} 黄肉　龟甲心　阿胶　牛膝　茯苓　远志　五味　磁石　秋石

蜜丸，早服。卧时另服威喜丸，竹沥、姜汁泛丸。（《临证指南医案·喘》）

按语： 喘症之因，在肺为实，在肾为虚。虚者，有精伤气脱之分，叶氏治疗肾虚不纳以熟地黄、山茱萸厚重之剂填精，以龟甲、磁石、湖莲、芡实镇摄固纳，或以肾气丸加沉香，都气丸加青铅，阳虚加补骨脂、巴戟天、胡桃肉。暴喘欲脱，危亡立待，用人参、紫河车、五味子、紫石英之属，急续元真，挽回顷刻。

结语： 综上所述，叶氏治哮，病发时以宣肺化痰为主，如小青龙汤、千金苇茎汤合葶苈大枣汤，或葶苈大枣汤合皂荚丸；不发时以健脾补肾为主，如四君子、肾气丸。痰喘频发，以真武丸温阳化饮。

叶天士治喘，提出了"在肺为实，在肾为虚"的纲领。他说："外感之喘治肺，内伤之喘治肾。"又说："大凡气出不爽而喘为肺病，客感居多……由乎阴弱失纳，乃吸气入而为喘，肾病何辞。"叶氏从病因、呼吸症状分辨病位在上或在下，从而决定采用宣肺化痰平喘或补肾纳气平喘的治疗原则。在实际运用当中叶氏也采取肺肾同治，而且兼顾治肝，对肝逆、肝郁、肝虚证都有所阐发，值得后人借鉴。

（三）内科杂病二

1. 胃脘痛

古典医籍中关于本病的论述较多。《内经》中有关"厥心痛""肝心痛""肾心痛"等内容与此病密切相关，并指出该病的原因有受寒、肝气不疏和内热等。《金匮要略》中所拟大建中汤、大柴胡汤都是治疗胃脘痛的名方，至唐代，孙思邈有"九种心痛"之说，宋代《仁斋直指方论》对胃痛的原因已认识到"有寒、有热、有死血、有食积、有痰饮、有虫"等不同。明代虞抟在《医学正传》中云"古方九种心痛……详其所由，皆在胃脘，而实不在于心也"，从症状、体征及预后等方面将两者进行鉴别，对提高辨证论治水平至关重要。

关于本病的临床证治，元代朱丹溪在《丹溪心法》中论述该病时曾指出"诸痛不可补气"，对后世影响很大，如《证治汇补·胃脘痛》对胃痛的治疗提出"大率气食居多，不可骤用补剂，盖补之则气不通而痛愈甚"。明代汪机在《医读》中对丹溪"诸痛不可补气"之说予以纠正，指出"痛不补气，指病初起，病久气虚，补剂不以，气何由行？痛何由止？参术之类，其可例弃？"张景岳在《景岳全书·心腹痛》中将胃痛病因总结为："惟食滞、寒滞、气滞者最多，其有因虫、因火、因痰、因血者，皆能作痛，大多暴痛者多有前三证，渐痛者多由后四证。"缪希雍则主张以甘平柔润之剂治疗阴虚胃脘痛，对后世影响很大。叶天士在总结前人学术经验基础之上，提出"胃痛久而屡发，必有凝痰聚瘀""初病在经，久痛入络""夫痛而不通，通字须究气血阴阳，便是看诊要旨矣"，可谓对胃脘痛的辨证施治颇多独到见解，并为后世治疗胃脘痛开辟了新径，现将其辨治胃脘痛的临床经验总结如下。

（1）实证

①胃气壅滞

案例 1

江二十，胃疼缓，气逆不降。

鲜枇杷叶　杏仁　生香附　降香汁　厚朴　橘红　桔梗　白蔻（《临证指南医案·胃脘痛》）

案例 2

范氏，诸豆皆能闭气，浆凝为腐，宛是呆滞食物。食已脘痞痛胀，乃清气之阻。诊脉小涩，舌白粘腻。当理气以开旷胸中。

杏仁　厚朴　老苏梗　广皮白　白蔻仁　枳壳汁　桔梗汁。(《临证指南医案·胃脘痛》)

按语：胃气壅滞，不通则痛，治法当以疏理气机为主，胃腑以降为和，药用杏仁、降香、枳壳等降气止逆。腑气不通，常伴有湿浊中阻，故常以厚朴、白蔻仁、橘红等化湿和中，畅通中焦气机。

②肝气犯胃

案例 1

张，老年郁勃，肝阳直犯胃络，为心下痛，久则液枯气结成格。

金铃子　延胡　川连　黑山栀　橘红　半夏(《临证指南医案·胃脘痛》)

案例 2

肝厥胃痛，兼有痰饮，只因误用芪、术、人参固守中焦，痰气阻闭，致痛极痞胀。更医，但知理气使降，不知气闭热自内生，是不中窾。前方专以苦寒辛通为法，已得效验，况酸味亦属火化，议河间法。

金铃子　延胡　川连　黑山栀　橘红　半夏(《临证指南医案·胃脘痛》)

案例 3

脉弦，胃脘痹痛，子后清水泛溢，由少腹涌起。显是肝厥胃痛之症。

吴萸五分　川楝子一钱　延胡一钱　茯苓三钱　桂枝木五分　高良姜一钱(《临证指南医案·胃脘痛》)

按语：肝气横逆犯胃，常致气机不和而痛，肝胃之气冲逆，亦常伴呕吐等症，此三案皆用金铃子散加味，以疏肝理气，和胃止痛。案例 1、案例 2 因气郁而化热，故用川黄连、山栀子清肝热，并佐以半夏、橘红开胃醒脾；案例 3 由于出现清水泛溢之症，当属胃阳不足，法当通阳和胃止痛，故用吴茱萸、桂枝、高良姜以温胃止痛降逆。

③饮食积滞

案例

中州阳失健运，脘中痛，食不化。

益智仁　谷芽　广皮　炙草　茯苓　檀香汁　半夏曲　炒荷叶（《临证指南医案·胃脘痛》）

按语： 饮食积滞，中焦气机不运，症见胃脘胀满疼痛，吞酸饮食不化，甚则呕吐不消化食物，常以保和丸化裁，以消导饮食，清热散结，行气化湿。药用谷芽、陈皮、茯苓、半夏、荷叶消食和中，醒脾化食，用益智仁、甘草温中健脾，以檀香汁理气和胃止痛。

④瘀血阻胃

案例 1

席，经几年宿病，病必在络。痛非虚症，因久延体质气馁，遇食物不适，或情怀郁勃，痰因气滞，气阻血瘀，诸脉逆乱，频吐污浊而大便反秘。医见呕吐肢冷，认为虚脱，以理中加附子温里护阳。夫阳气皆属无形，况乎病发有因，决非阳微欲脱。忆当年病来宛是肝病，凡疏通气血皆效。其病之未得全好，由乎性情、食物居多。夏季专以太阴阳明通剂，今痛处在脘，久则瘀浊复聚，宜淡味薄味清养。初三竹沥泛丸仍用，早上另立通瘀方法。

苏木　人参　郁金　桃仁　归尾　柏子仁　琥珀　茺蔚

红枣肉丸，早服二钱。（《临证指南医案·胃脘痛》）

案例 2

秦，久有胃痛，更加劳力，致络中血瘀，经气逆，其患总在络脉中痹窒耳。医药或攻里，或攻表，置病不理，宜乎无效，形瘦清减，用缓逐其瘀一法。

蜣螂虫炙，一两　䗪虫炙，一两　五灵脂炒，一两　桃仁二两　川桂枝尖生，五

钱　蜀漆炒黑，三钱

用老韭根白捣汁泛丸，每服二钱，滚水下。(《临证指南医案·胃脘痛》)

按语： 瘀血阻胃，症见瘀血积于胃络，胃痛日久，胃痛拒按，呕恶不纳，治宜辛通瘀滞法，常以金铃子散合失笑散，佐以虫类药化裁。此二案皆是久痛入络，导致经气不通而痛，当以温通气血为要，叶氏常以辛润通络法治疗，如苏木、桂枝、桃仁、当归、琥珀等药，若经络痹塞，则加用蜣螂虫、䗪虫等虫蚁类药搜风剔络，以增强活血通络之效，由于久病难以很快奏效，常以丸剂以缓图其功。

⑤痰湿凝聚

案例

姚，胃痛久而屡发，必有凝痰聚瘀。老年气衰，病发日重，乃邪正势不两立也。今纳物呕吐甚多，味带酸苦，脉得左大右小。盖肝木必侮胃土，胃阳虚，完谷而出，且呃逆，沃以热汤不减，其胃气掀腾如沸，不嗜汤饮，饮浊弥留脘底。用药之理，远柔用刚。嘉言谓能变胃而不受胃变，开得上关。再商治法。肝犯胃，兼痰饮胸痹。紫金丹含化一丸。日三次。又，议以辛润苦滑。通胸中之阳。开涤浊涎结聚。古人谓通则不痛。胸中部位最高。治在气分。

鲜薤白去白衣，三钱　栝蒌实三钱，炒焦　熟半夏三钱　茯苓三钱　川桂枝一钱　生姜汁四分，调入 (《临证指南医案·胃脘痛》)

按语： 古有薤露之歌，谓薤最滑，露不能留，其气辛则通，其体滑则降。仲景用以主胸痹不舒之痛；瓜蒌苦润豁痰，陷胸汤以之开结；半夏自阳以和阴，茯苓淡渗，桂枝辛甘轻扬。载之不急下走，以攻病所；姜汁生用，能通胸中痰沫，兼以通神明，祛秽恶也。总以化痰祛湿理气为要，气机畅通、胃阳得复，则痰浊自消。

（2）虚证

①脾胃阳虚

案例 1

某，味淡短气，脘中微痛。阳虚。

人参　淡附子　桂枝　炒远志　煨姜（《临证指南医案·胃脘痛》）

案例 2

某，积滞久着，胃腑不宣，不时脘痛，已经数载，阳伤奚疑？

炒半夏　淡干姜　荜拨　草果　广皮　茯苓（《临证指南医案·胃脘痛》）

案例 3

张四八，阳微浊凝，胃下疼。

炒黑川椒去目，一钱　炮黑川乌三钱　炮黑川附子三钱　炮淡干姜一钱半（《临证指南医案·胃脘痛》）

案例 4

费二九，劳力气泄阳伤，胸脘痛发，得食自缓。已非质滞停蓄，然初病气伤，久泄不止，营络亦伤，古谓络虚则痛也。攻痰破气，不去病即伤胃，致纳食不甘，嗳噫欲呕，显见胃伤阳败，当以辛甘温方。

人参　桂枝　茯苓　炙草　煨姜　南枣（《临证指南医案·胃脘痛》）

按语：脾胃阳虚，不能温养胃络，症见胃脘时痛，四末不温，呕吐清涎，甚则完谷而出，呃逆，常以桂枝附子汤、建中汤或四逆汤化裁，用药多投以附子、干姜、吴茱萸、桂枝、荜茇、川椒等温里之品，取"寒者热之"之义，若兼痰涎壅盛，常合二陈汤，若兼湿浊内盛，胃腑不宣，则加草果、厚朴、陈皮等化湿理气之品，若兼胃络受伤，则多取建中汤之义，易生姜为干姜或煨姜，佐以当归、茯苓。上案中附子、桂枝、煨姜、荜茇、乌头、远志等皆为此用。若伴有阴浊中阻，则加草果、陈皮、半夏、茯苓等化湿和中，若脾气亦伤，加人参、炙甘草、大枣益气健脾，总以温中散寒为要。

②胃阴不足

案例 1

顾氏，天癸当绝仍来，昔壮年已有头晕，七年前秋起胃痛若嘈，今春悲哀，先麻木头眩，痛发下部，膝胫冷三日。病属肝厥胃痛，述痛引背胁。是久病络脉空隙，厥阳热气因情志郁勃拂逆，气攻乘络，内风旋动，袭阳明，致呕逆不能进食。

九孔石决明　清阿胶　生地　枸杞子　茯苓　桑寄生　川石斛（《临证指南医案·胃脘痛》）

案例 2

某，胁痛入脘，呕吐黄浊水液。因惊动肝，肝风震起犯胃。平昔液衰，难用刚燥，议养胃汁以息风方。

人参　茯苓　半夏　广皮白　麦冬　白粳米（《临证指南医案·胃脘痛》）

按语：胃液素衰，可见头晕麻木，情志郁勃拂逆，胃痛若嘈，痛引背胁，呕逆不能进食。胃阴不足，不能濡养经络，故胃痛作。胃阴不足又常与肝阴不足相伴，且肝阴不足，肝风震动又会横逆犯胃导致疼痛、呕吐等症，治以滋阴清热、平肝息风、养胃止痛为法。上两案的用药皆以此治则为要。

结语：总之，胃脘痛有诸多病因，但以情志所伤和饮食失调为主要发病原因。叶天士辨治胃脘痛有虚实之分：实则为气逆、血瘀、食积、痰阻；虚则为脾胃阳虚、肝胃阴虚。而虚实两者又常互相转化，因虚致实、因实致虚，虚实夹杂，是胃脘痛临床辨证施治最关键之处。

2. 不食

不食，是指饮食减少、不欲食，又称纳呆、少食、厌食、食不化等。叶天士继承前人经验，以脾阳、脾阴、胃阴、胃阳等分治，对脾胃理论阐发良多，其弟子华玉堂总结道"一切诸症不食者，当责之胃阳虚、胃阴虚，或湿热阻气，或命门火衰，其他散见诸门者甚多，要知此症，淡饮淡粥，人皆恶之，或辛或咸，人所喜也。或其人素好之物，亦可酌而投之，以醒胃气。惟酸腻甜浊不可进"。现将其治疗不食的临床经验总结如下。

（1）胃阳虚衰

案例

张，脉虚缓，不食不饥，形寒浮肿。

人参　生益智　广皮　半夏曲　茯苓　生白芍　煨姜（《临证指南医案·不食》）

按语： 脉象虚缓，主气虚，不饥不食乃脾胃虚弱，无力运化，故而纳呆、无饥饿感，形寒身肿乃中阳不足，无以充养营卫以护外，无以运化水湿以消肿，药用人参健脾益气；陈皮、半夏、益智仁、煨姜温脾暖胃，通阳化气；茯苓甘淡，健脾渗湿，生白芍养血益阴，又有利小便之功，全方共奏益气通阳、化气除湿之功。

胃阳虚衰型不食还可见脘中不饥，口淡无味，常伴见形寒浮肿，四肢厥冷，大便溏泄，不烦不渴等症，治宜温胃阳，通胃腑。可用瓜蒌薤白汤微通阳气，或六君子汤健脾化痰，处方常用人参、益智仁、陈皮、半夏曲、茯苓、煨姜等益胃通阳，温化痰饮。

（2）胃阴不足

案例 1

潘，不饥不食，假寐惊跳。心营热入，胃汁全亏。调摄十日可愈。

鲜生地　麦冬　知母　竹叶心　火麻仁　银花（《临证指南医案·不食》）

案例 2

王，热损胃汁，不欲食谷。

麦冬　蜜炒知母　地骨皮　川贝母　竹叶心　嘉定花粉　生甘草　甜

梨（《临证指南医案·不食》）

按语：此两则医案均是典型的胃阴不足，兼有胃热，用药法则宜于滋阴养液，兼以清热生津，多用生地黄、麦冬、知母、天花粉、梨皮等药，若兼有心营有热，加用竹叶、生甘草，若腑气不降，则加用火麻仁润燥通腑。

胃阴不足可见不饥不纳，或见知饥少纳，或见口苦、脉涩等，常伴见胃中嘈杂、便秘、口咽干燥、身燥热等症，乃胃津不足，胃腑不降，津伤热生所致，治宜甘润或甘寒滋养胃液，常以《金匮要略》麦门冬汤或沙参麦冬汤化裁，常用麦冬、扁豆、玉竹、桑叶、沙参、生甘草、火麻仁、生白芍、甘蔗汁、川石斛、乌梅、木瓜等生津润燥、清补肺胃之品。若伴有心悸燥热等症，常加用人参、知母、莲子、生地黄、天冬等药清心养胃。

（3）湿热阻气

案例 1

陆二一，时病后，脉弦而劲，知饥不纳，胃气未和。当静处调养。

鲜省头草　鲜莲子　茯神　大麦仁　川斛　炒知母（《临证指南医案·不食》）

案例 2

风湿气痹，不饥。

杏仁　滑石　土蒌皮　连翘　橘红　郁金（《临证指南医案·不食》）

按语：湿热蕴阻上中二焦，胃气不苏，症见纳呆、无饥饿感，用鲜佩兰、莲子、茯苓、大麦仁、橘红、陈皮等健脾除湿，醒脾开运，甚则加用滑石、瓜蒌皮、连翘等清热导湿之品，若气阻较甚，可用郁金行气开郁。若热象明显，加入石斛、知母、麦冬等清热养阴之品。

案例 3

翁二二，夏季温热上受，首先入肺，河间主三焦极是。今世医者，初用非发散即消食，散则耗气，消则劫胃，究竟热蕴未除，而胃汁与肺气皆索，故不饥不食不便，上脘似格似阻，酸浊之气，皆是热化。病延多日，苦寒难以骤进，先拟开提上焦气分。

苏子　杏仁　土栝蒌皮　枇杷叶　黄芩　降香（《临证指南医案·不食》）

按语：该案上脘隔阻，反酸浊之气，皆是湿热蕴蒸之象，因热居肺胃，以紫苏子、杏仁、瓜蒌皮、枇杷叶降气消痰除湿，兼以宽胸理气润肺，黄芩清热燥湿，以利上焦，降香理气止痛，以开隔阻。

（4）肝胃气逆

案例

郑四三，脉濡无力，唇赤舌干，微眩，不饥不饱。此天暖气泄，而烦劳再伤阳气，夫卫外之阳内应乎胃，胃既逆，则不纳不饥矣。

炒麦冬　木瓜　乌梅肉　川斛　大麦仁（《临证指南医案·不食》）

按语：肝胃气逆可见头目眩晕，不饥不饱，口舌干燥，此证多因肝血不足，胃失濡润，燥热内生，加之劳役耗气，阴火上乘，致使肝胃气逆，头目眩晕，治以酸甘两济其阴。本案中脉濡而无力，主气虚血弱，头眩、唇赤舌干，为肝胃阴亏有热，治宜滋肝胃之阴，以制其阳，麦冬、木瓜、石斛、乌梅等酸甘化阴，柔肝缓急。

结语：胃主受纳，胃腑以通降为顺。不食一证，其病位在胃，叶天士医案中所载诸案或因胃阳虚损，或因胃阴不足，或因湿热中阻。临床当中因肺气郁闭者有之，"肾为胃之关"，因肾命中水火虚衰导致的不食之症亦不少见，可于其他医案中体会。

3. 腹痛

叶天士在《临证指南医案》中强调，对腹痛的辨证应首先辨其有形与无形，"所谓无形为患者，如寒凝、火郁、气阻、营虚及夏秋暑湿痧秽之类是也；所谓有形为患者，如蓄血、食滞、癥瘕、蚘蛲内疝及平素偏好成积之类是也"。进而审其病之在脏在腑，"在脏者以肝脾肾为主，在腑者以肠胃为先",较为完善。

关于本病的治疗,叶天士强调以"通"为主,但"通"者并非攻下之谓。他用吴茱萸汤和四逆汤通阳泻浊;用左金丸和金铃子散散火泻郁;用四七汤和五磨饮子开通气分;用穿山甲、桃仁、当归须、韭根之剂宣通营络;用肉苁蓉、柏子仁、肉桂、当归柔而通之;至于食滞则消之,蛲扰安之,癥瘕理之,内疝平之,痧秽之候芳香解之,皆通之谓也。且叶氏治久积腹痛常以丸散为主,以此渐除其疾,颇有见地。现将叶氏治疗腹痛之经验总结如下。

(1) 寒邪内阻

案例

郑,脉沉微,腹痛欲大便。阴浊内凝,乃阳气积衰,通阳必以辛热。阴浊内阻,腑阳不通。

生白术 吴萸 良姜 川熟附 茯苓 小茴(《临证指南医案·腹痛》)

按语:寒邪内阻可见腹痛剧烈拘急,得冷加重,得温痛减,或当脐微痛,手按则止,同时可伴见手足不温,口淡不渴,小便清长等症,治宜温中散寒,理气止痛。常用桂枝、小茴香、肉桂、吴茱萸、高良姜、熟附子等温里祛寒之品。

本案患者中阳不足,阴寒内盛,经络不得温养,故疼痛作。药用吴茱萸、高良姜、附子、小茴香等温中祛寒之品,佐以白术、茯苓健脾化湿。

(2) 气机郁滞

案例 1

俞十九,腹痛六七年,每发必周身寒凛,吐涎沫而痛止。此诸气郁痹,得涌则宣之象。法当升阳散郁。

半夏 草果 金铃子 延胡 厚朴 生姜 苏梗(《临证指南医案·腹痛》)

按语：四七汤合金铃子散，通阳散瘀，两合肝胃。

案例 2

某，气结腹痛，食少寒热。逍遥散去术，加郁金、香附。(《临证指南医案·腹痛》)

案例 3

徐四十，疹发五六年，形体畏寒，病发身不大热，每大便腹痛里急。此皆气血凝滞，当以郁病推求。当归、酒制大黄、枳实、桂枝、炙草、白芍。(《临证指南医案·腹痛》)

案例 4

华，腹痛三年，时发时止，面色明亮，是饮邪，亦酒湿酿成。因怒左胁有形，痛绕腹中及胸背诸俞，乃络空饮气逆攻入络。食辛热痛止复痛，盖怒则郁折肝用，惟气辛辣可解。论药必首推气味。

粗桂枝木一钱　天南星姜汁浸，炮黑，一钱半　生左牡蛎五钱，打碎　真橘核炒香，打，一钱半　川楝子肉一钱　李根东行皮一钱(《临证指南医案·腹痛》)

按语：气机郁滞，法当疏解气机，由于临证多见郁怒之后腹痛发作，多由于木旺克土，肝气横逆导致气机不畅，药多用疏肝理气和胃之品，如延胡索、川楝子、橘核、枳实、桂枝、郁金等，若肝旺，加白芍、当归养血和营，以柔肝缓肝；若见痰饮攻逆，加天南星、半夏、草果等化饮祛痰之品；若兼腹胀，则加厚朴、紫苏梗等行气解郁之品，综上三案总以疏利气机为法。

（3）瘀血阻络

案例 1

毕，小便自利，大便黑色，当脐腹痛。十五年渐发日甚，脉来沉而结涩。此郁勃伤及肝脾之络，致血败瘀留，劳役动怒，宿病乃发。目今冬深闭藏，忌用攻下。议以辛通润血，所谓通则不痛矣。

桃仁　桂枝木　穿山甲　老韭白

煎送阿魏丸一钱。(《临证指南医案·腹痛》)

按语:久痛入络,当治以活血通络,叶氏常用辛润通络法治疗,此案大便黑色,伴有脐腹疼痛,且病程达十五年之久,脉沉而涩,皆是瘀血滞络之象。桃仁、桂枝、韭白辛润通络,兼以养血,佐穿山甲,更增其通经活络之力,煎送阿魏丸以除癥瘕积聚,全方用药,活血通络之法明矣。

案例 2

某氏,肝郁,腹痛有形,经不调。

香附　川芎　当归　肉桂　五灵脂　木香　吴萸　炒白芍(《临证指南医案·腹痛》)

按语:肝郁,腹痛有形,经不调,病在血分,肝郁血滞。全方理气、温经、养血、活血,构思精妙,用药合理。

(4)秽浊阻遏

案例 1

程,秽浊阻遏中焦,气机不宣,腹痛脘痹。当用芳香逐秽,兼以疏泄。

藿香　厚朴　杏仁　莱菔子　半夏　广皮白(《临证指南医案·腹痛》)

案例 2

裴氏,脉数,按之涩,腹痛呕吐。恐瘀秽格拒,宜宣通气分。

白蔻仁　桔梗　黑山栀　香豉　半夏　广皮白(《临证指南医案·腹痛》)

按语:秽浊之气阻滞中脘,导致清阳不升,浊阴不降,故而如上两案出现腹痛脘痹或呕吐等症,当治以芳香辟秽、宣通气机。药用藿香、厚朴、半夏、陈皮等化湿和中之品,由于案例 1 以痹痛为主,故加杏仁、莱菔子降气化湿,以疏泄气机而止痛。而案例 2 因以呕吐为主,故加栀子豉汤以宣通郁滞之气机,从而达到止痛止呕的目的。

(5)中脏虚寒

症见腹痛时作时止,喜热恶冷,痛时喜按。常在饥饿劳累后加重,伴见气短懒言，形寒肢冷，胃纳不佳，面色无华等症，常以附子、高良姜、白术、吴茱萸等药温中补虚，缓急止痛。

案例 1

吴五三，当脐微痛，手按则止。此络空冷乘，阳气久虚之质。自述戒酒谷增。不可因痛，再以破泄真气。

茯苓　生姜煨　熟术　肉桂（《临证指南医案·腹痛》）

案例 2

袁四五，当脐腹痛，发于冬季，春深渐愈，病发嗳气，过饥劳动亦发。宜温通营分主治。

当归　炙草　肉桂　茯苓　炮姜　南枣（《临证指南医案·腹痛》）

按语：中脏阳气不足，虚寒内生，不能温养经络故见疼痛。症见腹痛时作时止，喜热恶冷，痛时喜按。常在饥饿劳累后加重，伴见气短懒言，形寒肢冷，胃纳不佳，面色无华等症。治以温阳通络为主。用肉桂、炮姜、生姜、白术、炙甘草等以温中补虚，缓急止痛。

结语：腹痛可由多种病因引起，且相互兼杂，互为因果，共同致病，以寒热虚实为辨证纲领，以脏腑气机不利，经脉气血阻滞，脏腑经络失养为基本病机，以不通则痛为本。其治疗原则总以"通"立法，并应根据寒热之轻重，虚实之多少，气血之浅深而辨证论治。

4. 噎膈与反胃

噎膈是古代中医四大难治病之一，且常与反胃同时并见。初起多由气机郁结或痰浊凝聚所致，多因情志不遂或饮食不节而起，此后由实转虚，或虚实夹杂，饮食难入，或食入即吐，渐至脾肾双败，阳衰阴枯，下虚上结，多属难治或不治。亦有因虚致实者，如肾阴不足，阴虚火旺，煎熬津液，致痰凝瘀阻脘管而成噎膈或反胃者，已不可不察。叶天士在总结前人认识的基础上，提出"噎膈反胃，阴枯阳结为多，衰老之象最难调理，诚情志偏胜无形之伤也。若夫痰气瘀血积聚，亦有是病，有形有象，即易为力矣。惟无形致伤，以有形之药施治，鲜有奏效，当以阴阳二气推求，在上为阳，在下为阴，通则流通，守则呆钝，古人成法，宜遵其言"。故而叶天士治疗噎膈、反胃、关格症，重点在开通、通降，以通为要。其证治经验如下。

（1）津液枯槁

案例 1

苏五四，向来翻胃，原可撑持，秋季骤加惊忧，厥阳陡升莫制，遂废食不便，消渴不已，如心热。呕吐涎沫，五味中喜食酸甘。肝阴胃汁，枯槁殆尽，难任燥药通关。胃属阳土，宜凉宜润。肝为刚脏，宜柔宜和。酸甘两济其阴。

乌梅肉　人参　鲜生地　阿胶　麦冬汁　生白芍（《临证指南医案·噎膈反胃》）

案例 2

王五三，老年血气渐衰，必得数日大便通爽，然后脘中纳食无阻。此胃汁渐枯，已少胃气下行之旨，噎症萌矣。病乃操持太过，身中三阳燔燥烁津所致。故药饵未能全功。议用丹溪法。

麦冬汁　鲜生地汁　柏子仁汁　甜杏仁汁　黑芝麻汁　杜苏子汁　松子仁浆

水浸布纸，绞汁滤清，炖自然膏。（《临证指南医案·噎膈反胃》）

案例 3

马六十，劳心劳力经营，向老自衰，平日服饵桂、附、生姜三十年，病食噎，不下膈吐出，此在上焦之气不化，津液不注于下，初病大便艰涩。按经云：味过辛热，肝阳有余，肺津胃液皆夺。为上燥，仿嘉言清燥法。麦冬、麻仁、鲜生地、甜水梨、桑叶、石膏、生甘草。（《临证指南医

案·噎膈反胃》）

按语：此证分为两种情形，一种是肺胃液枯，症见食噎不下膈而呕吐，大便艰涩，常以喻氏清燥救肺汤化裁，方中人参、甘草、麦冬是《金匮要略》麦门冬汤中的主药，功能生津润肺，补益脾胃，主治津液亏损、肺虚而燥的肺痿，再加芝麻滋补润燥，阿胶补肺养阴，杏仁宣肺化痰，桑叶、枇杷叶肃肺降气，清宣肺络，石膏直泻肺火，全方共奏滋补润燥、清热祛邪之用。或以沙参麦冬汤（沙参、天冬、麦冬、杏仁、火麻仁、桑叶、橘红、石斛）化裁。另一种为肝阴胃汁枯槁，症见反胃，废食不便，消渴心热，呕吐涎沫，治宜酸甘济阴，用药乌梅、人参、鲜生地黄、阿胶、麦冬、白芍等柔肝缓肝，滋养胃液。

以上三案当中，案例 1 是偏于滋养肝胃之阴，而案例 2、案例 3 则是偏于滋养肺胃之阴。阴液不足，腑气不能通降，胃气逆而为此病，而阴液不足重点责之于肝、肺、胃、肾诸脏。用药总以滋阴清热、养阴润燥、通降胃气为要。

（2）气机郁结

案例 1

程，舌黄微渴，痰多咳逆，食下欲噎，病在肺胃。高年，姑以轻剂清降。

鲜枇杷叶　杏仁　郁金　栝蒌皮　山栀　淡香豉（《临证指南医案·噎膈反胃》）

案例 2

沈，格拒食物，涎沫逆气，自左上升，此老年恺郁所致。必使腑通浊泄，仅可延年，议两通阳明厥阴之法。

半夏　苦杏仁　茯苓　橘红　竹沥　姜汁

按语：气机郁结证又分为肺胃郁结与肝郁气逆两种情形，肺胃郁结症见舌黄口渴，痰多咳逆，食下欲噎，大便不爽，噫气，治宜轻剂清降肺胃之气，常用枇杷叶、杏仁、郁金、瓜蒌皮、山栀子、淡香豉等药，轻宣肺胃郁热，降逆除噫止噎。肝郁气逆则症见呕吐不止，大便不通，寝食减废，治宜益胃制木，常以温胆汤、左金丸或旋覆代赭汤化裁。

案例1，见痰多咳逆，当属肺胃气机郁结，药用枇杷叶、杏仁、郁金、山栀子、淡豆豉理气开郁、宣肺降逆；案例2则属情致不畅所致肝郁气逆之证，当以疏肝理气、化痰降浊为法，以温胆汤化裁。

（3）胃阳虚衰

案例1

顾四十，脉濡缓无力，中年胸胁时痛，继以早食晚吐。此属反胃，乃胃中无阳。议仿仲景阳明辛热宣通例。

吴萸　半夏　荜拨　淡干姜　茯苓

又，辛热开浊，吐减，行走劳力，即吐痰水食物，阳气伤也。用吴萸理中汤。（《临证指南医案·噎膈反胃》）

案例2

朱五二，未老形衰，纳谷最少，久有心下忽痛，略进汤饮不安，近来常吐清水。是胃阳日薄，噎膈须防。议用大半夏汤补腑为宜。

人参　半夏　茯苓　白香粳米　姜汁

河水煎。（《临证指南医案·噎膈反胃》）

按语： 胃阳虚衰，症见噎膈反胃，常吐清水涎沫，两便如常，肢体浮肿，脉濡缓无力，治宜通补胃阳，以大半夏汤化裁，李杲曾言"辛药生姜之类治呕吐，但治上焦气壅表实之病，若胃虚谷气不行，胸中闭塞而呕者，惟宜益胃推扬谷气而已，此大半夏汤之旨也"。该方以半夏降逆，人参、白蜜益虚安中，共奏补中降逆、化痰祛寒之功。胃府阳虚甚者，可加吴茱萸、干姜、荜茇以助辛热宣通。

（4）阴虚阳结

案例 1

毕五四，夏间诊视，曾说难愈之疴。然此病乃积劳伤阳，年岁未老，精神已竭，古称噎膈反胃，都因阴枯而阳结也。秋分后复诊，两脉生气日索，交早咽燥，昼日溺少，五液告涸，难任刚燥阳药。是病谅非医药能愈。大半夏汤加黄连姜汁。（《临证指南医案·噎膈反胃》）

案例 2

某，脉寸口搏大，按之则涩，形瘦气逆，上不纳食，下不通便。老年积劳内伤，阳结不行，致脘闭阴枯。腑乏津营，必二便交阻，病名关格，为难治。

人参　枳实　川连　生干姜　半夏　茯苓（《临证指南医案·噎膈反胃》）

按语：阳气结于上，阴液衰于下，渐成关格，症见脘中隐痛，呕恶吞酸，舌绛不多饮，食入即吐等，常以半夏泻心汤化裁辛开苦降，消痞散结，以复脾胃升降之职。

（5）痰气交阻

案例 1

杨四七，脉弦而小涩，食入脘痛格拒，必吐清涎，然后再纳。视色苍，眼筋红黄，昔肥今瘦。云是郁怒之伤，少火皆变壮火。气滞痰聚日壅，清阳莫展，脘管窄隘，不能食物，噎膈渐至矣。法当苦以降之，辛以通之，佐以利痰清膈。莫以豆蔻、沉香劫津可也。

川黄连　杏仁　桔梗　土栝蒌皮　半夏　橘红　竹沥　姜汁（《临证指南医案·噎膈反胃》）

案例 2

冯六七，有年阳微，酒湿厚味，酿痰阻气，遂令胃失下行为顺之旨，脘窄不能纳物，二便如昔。病在上中，议以苦降辛通，佐以养胃，用大半夏汤。半夏、人参、茯苓、姜汁、川连、枳实。又，胃属腑阳，以通为补。见症脘中窒塞，纳食不易过膈。肤浅见识，以白豆蔻、木香、沉香、麝，冀获速功，不知老人日衰，愈投泄气，斯冲和再无复振之理。故云岐子九法，后贤立辨其非。夏季宜用外台茯苓饮加菖蒲，佐以竹沥姜汁，辛滑可矣。(《临证指南医案·噎膈反胃》)

按语： 肝郁气滞，痰浊内生，阻滞于食管，便发噎膈。治以通阳降气、祛痰化浊、开郁降逆之法。以温胆汤、大半夏汤或外台茯苓饮化裁，常用半夏、茯苓、陈皮、枳实、川黄连、竹沥、菖蒲等品。

（6）瘀血内结

瘀血阻于食管或胃口，症见食进则痞闷，两关脉缓涩，甚或早食暮吐，大便不爽，治宜活血通络，化痰理气。常用桃仁、红花、延胡索、金铃子、韭白汁、当归、郁金等活血通络之品，兼有痰浊内阻，合用二陈汤或温胆汤。

案例 1

某，积劳有年，阳气渐衰，浊凝瘀阻，脘中常痛，怕成噎膈便塞之症。阳衰脘痹血瘀。

桃仁　红花　延胡　川楝子　半夏　橘红　郁金汁　栝蒌皮(《临证指南医案·噎膈反胃》)

案例 2

李，两关脉缓涩，食入气阻，吐涎稍通，前已吐过瘀浊胶粘。此皆久积劳倦，阳气不主旋运。为噎膈反胃之症。此病最多反复，必须身心安逸，方可却病，徒药无益耳。

半夏　姜汁　桃仁　韭白汁　香豉　栝蒌皮　郁金

按语： 瘀血内结之噎膈、反胃，叶天士常以辛润通络为要，兼以通阳行气、化痰除湿、开郁散结、清热养阴等法。若病位至中下二焦，则加用大黄攻瘀通浊。

结语：噎膈一证，多因喜、怒、悲、忧、恐五志过极，或纵情嗜欲，或恣意酒食，以致阳气内结，阴血内枯而成。治宜调养心脾，以疏结气，填精益血以滋枯燥，香燥温药所当慎用。反胃乃胃中无阳，不能容受食物，命门火衰，不能熏蒸脾土，以致饮食入胃，不能运化，而为朝食暮吐，暮食朝吐。治宜益火之源，以消阴翳，补土通阳，以温脾胃。

5. 呃逆与嗳气

呃逆、嗳气前人论述颇多，叶天士论治呃逆、嗳气认为脾胃失常致气逆而成，在前人基础之上强调"肺气郁痹"，指出"肺气郁痹及阳虚阴浊上逆，亦能为呃"。治法上提出"每以开上焦之痹，及理阳驱阴，从中调治为法"。对嗳气的治法，叶天士门人邹时乘曾言"先生于胃虚客气上逆，及胃阳虚，脾胃不和、肺气不降而为噫嗳者，每宗仲景法加减出入，或加杏仁、桔梗以开肺，智仁、朴、术以散满，甘草、白芍以和胃，靡不应手取愈，可谓得仲景心法矣"。现将叶天士治呃与嗳气之经验总结如下。

（1）肺气郁痹

案例1

面冷频呃，总在咽喉不爽。此属肺气膹郁，当开上焦之痹。盖心胸背部，须借在上清阳舒展，乃能旷达耳。

枇杷叶　炒川贝　郁金　射干　白通草　香豉（《临证指南医案·呃》）

案例2

徐，噫气不除，食后甚。

杏仁　半夏曲　橘红　厚朴　郁金　桔梗（《临证指南医案·噫嗳》）

按语：前案上焦肺气痹阻，当开肺解郁为主，后案噫气不除，食后加重，为脾肺郁遏。用杏仁、桔梗宣降肺气，半夏、厚朴、橘红、郁金理气降逆散结。

（2）胃阳虚衰

案例1

某，脉歇止，汗出呃逆，大便溏。此劳倦积伤，胃中虚冷，阴浊上干。

人参　茯苓　生淡干姜　炒川椒　炒乌梅肉　钉头代赭石（《临证指南医案·呃》）

按语： 汗出伤阳，中焦阳虚，大便溏薄，以人参、干姜、川椒健脾温阳，茯苓淡渗利湿，赭石降气化痰，兼以乌梅酸甘生津，并能敛肺涩肠。

案例2

王，脉微弱，面亮戴阳，呃逆胁痛，自利。先曾寒热下利，加以劳烦伤阳，高年岂宜反复？乃欲脱之象，三焦俱有见症。议从中治。

人参　附子　丁香皮　柿蒂　茯苓　生干姜（《临证指南医案·呃》）

按语： 脉微弱主阳衰血弱，自利乃中下二焦阳衰所致，戴阳为虚阳浮越之象，呃逆乃浊阴不降，上逆之势，以人参、附子、干姜破阴回阳救逆，丁香、柿蒂、茯苓降气化浊。

案例3

陈，食伤脾胃复病，呕吐发呃，下利。诊两脉微涩，是阳气欲尽，浊阴冲逆。阅方虽有姜、附之理阳，反杂入芪、归呆钝牵制，后方代赭重坠，又混表药，总属不解。今事危至急，舍理阳驱阴无别法。

人参　茯苓　丁香　柿蒂　炮附子　干姜　吴萸（《临证指南医案·呃》）

按语： 胃阳不足，不能运化，浊阴上冲则呕呃，中阳不运则下利，以救阳逐阴为要，用人参、炮附子、干姜、吴茱萸破阴浊以救残阳，茯苓、丁香、柿蒂降浊阴，止呕呃。

（3）肝胃不和

案例

黄，脉小舌白，气逆呃忒，畏寒微战。胃阳虚，肝木上犯。议用镇肝安胃理阳。人参、代赭石、丁香皮、茯苓、炒半夏、淡干姜。又，舌白胎厚，胃阳未醒，厥逆，浊阴上干为呃。仍用通法。

人参　淡附子　丁香皮　淡干姜　茯苓

又，照方加姜汁、柿蒂。

又

人参　炒川椒　附子　茯苓　淡干姜　炒粳米（《临证指南医案·呃》）

按语：本案连续四诊，一诊胃阳虚衰，肝木戕伐中土，肝气喜逆，而见呕呃不止，以人参、半夏、干姜通阳健脾，佐以赭石、丁香降逆气。二诊因见舌苔白厚，乃胃阳未复，无以化湿行浊，故在前方基础加用淡附子，以助中阳温运化浊。三诊加用姜汁辛温行散，以助胃阳，柿蒂降逆止呃。末诊以温胃阳和胃气善后。

（4）胃虚浊逆

案例 1

王二二，初用辛通见效，多服不应。想雨湿泛潮，都是浊阴上加，致胃阳更困。仿仲景胃中虚，客气上逆，噫气不除例。

人参　旋覆花　代赭石　半夏　茯苓　干姜（《临证指南医案·噫嗳》）

案例 2

某，味淡，呕恶嗳气。

白旋覆花　钉头代赭炒黄　半夏汁　人参　茯苓（《临证指南医案·噫嗳》）

按语：胃虚浊逆常见脘闷恶心，噫气不除，雨湿泛潮时节格外加重，苔白，常用旋覆代赭汤加减。方中旋覆花下气消痰，降逆止嗳，是为君药。赭石质重而沉降，善镇冲逆，是为臣药；生姜用量独重，一为和胃降逆以增止呕之效，二为宣散水气以助祛痰之功，三可制约赭石的寒凉之性，使其镇降气逆而不伐胃；半夏祛痰散结，降逆和胃，并为臣药。人参、炙甘草、大枣益脾胃，补气虚，扶助已伤之中气，为佐使之用。诸药配合，共成降逆化痰，益气和胃之剂。若痰浊较重，则常合二陈汤化裁。以上两则医案均为旋覆代赭汤化裁，其变化有三：一为具有中虚浊逆，故去大枣、甘草之滋腻，以"甘能助湿，甘能使人中满"。其二为生姜变化为干姜和姜汁，前者以温中为主，后者欲通降滑利。其三为加茯苓以助降逆化浊。从细微变化中可知叶天士用药精微，经验老到。

（5）脾胃不和

案例

嗳气，腹微痛。

人参　焦白芍　茯苓　炙甘草（《临证指南医案·噫嗳》）

按语： 脾不升，胃不降，中气不畅，便生嗳气、腹痛腹胀等症，以四君子易白术为白芍，以缓急止痛。

结语： 叶天士辨治呃逆和嗳气，以脾胃为核心，兼及肝肺，总以通降为之法，诸多医案中又偏重于温阳散寒。其中开肺理气一法是其特色，值得我们学习效法。另外，对于胃阴虚、膈上热及胃气衰败欲脱的呃症未曾论及，我们应参考其他医家的相关经验。

6. 呕吐

叶天士门人华岫云在《临证指南医案》中谈到"今观先生之治法，以泄肝安胃为纲领，用药以苦辛为主，以酸佐之。如肝犯胃而胃阳不衰有火者，泄肝则用芩、连、楝之苦寒。如胃阳衰者，稍减苦寒，用苦辛酸热，此其大旨也。若肝阴胃汁皆虚，肝风扰胃呕吐者，则以柔剂滋液养胃，息风镇逆。若胃阳虚，浊阴上逆者，用辛热通之，微佐苦降。若但中阳虚而肝木不甚亢者，专理胃阳，或稍佐椒梅。若因呕伤，寒郁化热，劫灼胃津，则用温胆汤加减。若久呕延及肝肾皆虚，冲气上逆者，用温通柔润之补下焦主治。若热邪内结，则用泻心法。若肝火冲逆伤肺，则用养金制木，滋水制火。总之，治胃之法，全在温通，虚则必用人参，药味皆属和平。至于治肝之法，药味错杂，或寒热互用，或苦辛酸咸并投。盖因厥阴有相火内寄，治法不得不然耳，但观仲景乌梅丸法，概可知矣。案辑六十有余，大半皆由肝邪为患，非先生之卓识，安能畅发此理乎哉"，指出叶天士治呕吐着眼于肝、胃二端，现将叶天士治呕吐经验总结如下。

（1）外邪犯胃

案例 1

毛氏，旧有胃痛脘痹呕吐之病，秋前举发，已得小安，近痛呕复来，身体燋热。宿病未罢，而暑热秽气上窍侵入，三焦混淆，恐内闭变现痉厥。

川连　淡黄芩　半夏　姜汁　黑山栀　枳实汁（《临证指南医案·呕吐》）

按语： 外感时邪或夏令暑湿秽浊之气，动扰胃腑，浊气上逆，症见胃痛呕吐，发热恶寒，不思饮食，大便溏泻，治宜清暑降逆辟秽，常以泻心汤化裁，该方半夏、干姜辛温除寒，和胃止呕，川黄连、黄芩苦寒泄降除热，清肠燥湿。此案素有胃痛呕吐之疾，加之复受暑热秽气侵扰，气机不能正常升降，急以黄连、黄芩、半夏、生姜辛开苦降，配合枳实、栀子宣通中焦气机，以和胃止呕除痹。

案例 2

吴三六，壮年形伟，脉小濡，恶闻秽气，食入呕哕。缘阳气微弱，浊阴类聚，口鼻受污浊异气，先入募原，募原是胃络分布，上逆而为呕吐。此病理标者用芳香辟秽，扶正气治本以温上通阳。

藿香　草果　公丁香　茯苓　厚朴　砂仁壳　广皮　荜拨

又

人参　茯苓　生益智　胡芦巴　煨木香　煨姜（《临证指南医案·呕吐》）

按语： 此案由于中阳不足，兼以受秽浊之气侵扰，气机不能升降，故见呕吐、哕逆等症，治以芳香辟秽、疏利膜原之品，藿香、丁香、厚朴、草果、砂仁、荜茇等品皆气味香窜雄烈，可化中焦秽浊之气。由于病本于中阳不足，故又方人参、益智仁、煨姜、胡芦巴等药以温中阳治病本。

（2）肺气郁逆

案例

曹四五，劳倦嗔怒，呕吐身热，得汗热解，而气急，不寐不饥。仍是气分未清，先以上焦主治，以肺主一身气化也。

杏仁　郁金　山栀　香豉　橘红　瓜蒌皮（《临证指南医案·呕吐》）

按语： 外邪犯肺，气分未清，肺气郁闭不降，症见呕吐身热、得汗热解，气急、不寐不饥，治以宣降肺气为主，用杏仁、郁金、栀子、豆豉、瓜蒌皮等药，皆有宣散肺气并有除热止呕之效。

（3）热邪蕴中

案例

孙，寒郁化热，营卫气窒，遂发疮痍，食入即吐，胃中热灼。当忌进腥油。先用加味温胆汤。

鲜竹茹一钱半　半夏一钱半　金石斛三钱　茯苓一钱半　广皮白一钱半　枳实一钱　姜汁一匙调（《临证指南医案·呕吐》）

按语： 热邪客居胃腑，胃热上逆故见呕吐，治以清热化湿止呕，以温胆汤加石斛清热止呕，调和胃气。

（4）肝气犯胃

案例 1

高四四，咽阻，吞酸痞胀，食入呕吐，此肝阳犯胃，用苦辛泄降。

吴茱萸　川连　川楝子　杏仁　茯苓　半夏　厚朴（《临证指南医案·呕吐》）

案例 2

顾，脉濡弱，左胁下久有聚气，纳食酿积于胃脘之中，两三日呕噎吞酸，积物上涌吐出。此皆怫怒动肝，肝木犯胃，胃中阳伤，不能传及小肠，遂变化失司。每七八日始一更衣，为胃气不主下行故也。法当温胃阳，制肝逆。宿病纠缠，恐多反复。

淡附子　淡干姜　姜汁　生白芍　淡吴萸　白粳米（《临证指南医案·呕吐》）

按语：肝气横逆犯胃，症见呕吐吞酸，嗳气频作，常伴有吐酸、情志不畅、头目胀痛、胁下积气，常以半夏厚朴汤合左金丸或旋覆代赭汤化裁，半夏厚朴汤方中半夏辛温而入肺胃，化痰散结，降逆和胃，为君药。厚朴苦辛性温，下气除满，助半夏散结降逆，为臣药。茯苓甘淡渗湿健脾，以助半夏化痰；生姜辛温散结，和胃止呕，且制半夏之毒；紫苏叶芳香行气，理肺疏肝，助厚朴行气宽胸、宣通郁结之气，共为佐药。全方辛苦合用，辛以行气散结，苦以燥湿降逆，使郁气得疏，则呕吐自止。左金丸中黄连、吴茱萸辛开苦降以止呕。若中阳虚衰，加附子、干姜、吴茱萸等温阳化饮之品，同时佐白芍柔肝缓肝以监制肝木之横逆。

（5）寒饮犯胃

案例

吴，寒热邪气扰中，胃阳大伤，酸浊上涌吐出，脘痛如刺。无非阳衰，阴浊上僭，致胃气不得下行。高年下元衰惫，必得釜底暖蒸，中宫得以流通，拟用仲景附子泻心汤，通阳之中，原可泄热开导。煎药按法用之。

人参一钱半　熟附子一钱半　淡干姜一钱，三味另煎汁　川连六分　炒半夏一钱半　枳实一钱　茯苓三钱

后四味，用水一盏、滚水一杯煎三十沸。和入前三味药汁服。（《临证指南医案·呕吐》）

按语：胃阳不足，寒邪来犯，胃气不降而逆，故见呕吐。用以温阳化饮之法，先以参、附、姜温中阳，再以黄连、枳实、茯苓、半夏降胃止逆泻浊。亦即叶氏所言附子泻心汤法。

（6）肝肾虚气逆

案例

曹四三，少腹属肝，肝厥必犯阳明胃腑，故作痛呕。二年来病患已不知因何起病，医徒见病图治，想肝肾必自内伤为病，久则奇经诸脉交伤，经谓冲脉动，而诸脉交动也。议温通柔润剂，从下焦虚损主治。

淡苁蓉干一钱半　茯苓三钱　当归二钱　杞子二钱　炒沙苑一钱半　肉桂心五分

后加鹿角霜。（《临证指南医案·呕吐》）

按语：肝肾不足，精血不旺，不能濡养经络，易作痛呕，常见少腹疼痛，痛则作呕。当从叶氏奇经治法，温通柔润以填补下焦虚损，用药枸杞子、沙苑子、肉苁蓉、肉桂、鹿角霜等填补精血之品，精血旺则经络得养，呕吐自消。

（7）脾胃虚寒

案例1

某氏，脉微肢冷，呕吐清水，食不下化，带下，脊胂酸软。阳气素虚，产后奇脉不固。急扶其阳，用附子理中汤。

附子　人参　生白术　炮姜　炙草

又，暖胃阳以劫水湿，带下自缓。照前方加胡芦巴。

又，脉象稍和，已得理中之效。议用养营法。养营去远志、黄芪、五味，即作丸方。（《临证指南医案·呕吐》）

案例2

黄氏，《灵枢经》云：中气不足，溲便为变。是崩淋、泄泻，皆脾胃欲败之现症。今汤水下咽，少顷倾囊涌出，岂非胃阳无有，失司纳物乎？奈何业医者中怀疑惑，但图疲药，待其自安，怕遭毁谤耳。此症一投柔药，浊升填塞，必致胀满。仲景于阳明满实致慎攻下者，恐以太阴之胀误治耳。今舌微红、微渴，皆是津液不肯升扬，脾弱不主散精四布，世岂有面色如白纸，尚不以阳气为首重也耶？

人参　熟於术　炙甘草　炮姜　茯神　南枣（《临证指南医案·呕吐》）

按语：上二案皆是中焦阳气不足，浊阴不降，故发呕吐之病，故均以理中丸化裁，若中阳虚甚，加附子、胡芦巴，阳气得充，更以养营。

（8）胃阴不足

案例

范，胁痛入脘，呕吐黄浊水液。因惊动肝，肝风振起犯胃。平昔液衰，难用刚燥，议养胃汁以息风方。

人参　炒半夏　炒麦冬　茯神　广皮白　炒香白粳米。

又，六味去黄换芍，加麦冬、阿胶、秋石。（《临证指南医案·呕吐》）

按语：肝胃之阴不足，肝气横逆犯胃症见胁痛入脘，呕吐黄浊水液，或仅唾涎沫，口燥咽干，胃中嘈杂，是由肝风振起犯胃所致，常以《金匮要略》麦门冬汤加减，方中人参、麦冬、粳米、甘草滋养胃阴，半夏降逆止呕，若阴虚较甚，则加麦冬、阿胶、石斛等药，若呕吐较甚，则加橘皮、枇杷叶、竹茹等药。本案兼以六味丸滋水涵木，以息肝风，总以滋养肝胃之阴，兼以息风止呕为法。

结语：外邪、饮食、情志、脏腑虚弱均可引起呕吐，暴病呕吐多属邪实，实者为邪气犯胃；久病呕吐多属正虚，虚者多脾胃虚弱，或虚实兼夹，互相转化，总之，皆以胃失和降，胃气上逆为基本病机，治疗关键为和胃降逆。

7. 泄泻

泄泻一病古已有之，明代医家李中梓认为"泄泻"一病"湿为主因，脾为主脏"，比较系统地提出了著名的治泻九法，即淡渗、升提、清凉、疏利、甘缓、酸收、燥脾、温肾、固摄，对临床颇有参考价值。叶天士治此病，集古人之长，而尤能发挥己见，立法较全面，用药也灵活。其特色为内伤泄泻从肝、脾、肾三脏论治。兹搜集《临证指南医案》泄泻篇和其他有关案例约一百则，对叶氏治疗泄泻经验及其学术观点作一探讨。

（1）暑湿

案例 1

温，长夏湿胜为泻，腹鸣溺少，腑阳不司分利。先宜导湿和中。胃苓汤。又，向年阴分伤及阳位，每有腹满便溏，长夏入秋，常有滞下，此中焦气分积弱，水谷之气易于聚湿。或口鼻触入秽邪，遂令脾胃不和。是夏秋调摄最宜加意，拟夏秋应用方备采。天暖气蒸，南方最有中痧痞胀诸恙。未受病前，心怀疑虑，即饮芳香正气之属，毋令邪入为第一义。

藿香梗　白蔻仁　橘红　桔梗　杏仁　郁金　降香　厚朴

夏至后，热胜湿蒸，气伤神倦，用东垣益气汤。若汗出口渴，兼生脉散敛液。(《临证指南医案·泄泻》)

按语：暑湿导致的泄泻有明显的暑季发病的季节性，叶天士常用胃苓汤去甘草。暑湿之邪外袭易阻滞气机，再加之常受瓜果之寒凉，导致清阳不升，脾气受损，而致泄泻。叶天士提出"未受病前，即饮芳香正气之属，毋令邪入，为第一义"。所以常用藿香、豆蔻仁、杏仁等芳化之品以宣上焦，中焦用苍术、陈皮、厚朴等苦温燥湿，下焦用滑石、猪苓、泽泻淡渗利湿，共奏畅达三焦，分消暑湿以止泻之目的。

案例 2

王氏，头胀，喜冷饮，咳呕，心中胀，泄泻不爽。此为中焦，故止涩血药更甚。舌色白。议清上焦气分。

石膏　淡黄芩　炒半夏　橘红　厚朴　杏仁 (《临证指南医案·泄泻》)

按语：本案与前案同为暑泻，但前者湿重于暑，后者暑重于湿。故而在治疗上叶天士明确提出清上焦气分，泻自止。

（2）湿热

案例 1

张，脉缓涩，腹满，痛泻不爽，气郁滞久，湿凝在肠。用丹溪小温中丸。

　　针砂　小川连　苍术　白术　香附　半夏　广皮　青皮

神曲浆丸。(《临证指南医案·泄泻》)

　　按语: 病泻日久,湿热蕴结于肠,留恋不去,一般治疗较为棘手。临床常见长期腹泻,痛泻不爽,脉涩腹满。叶氏用丹溪小温中丸,方中用针砂挑剔祛邪;川黄连、半夏、苍术等苦辛开结;青皮、香附辛香疏理气滞,入肠泻浊;神曲和胃消积。常制剂为丸,取其磨积缓消,药物缓缓发挥作用。

　　案例 2

　　程,诊脉肝部独大,脾胃缓弱,平昔纳谷甚少,而精神颇好,其先天充旺不待言矣。目今水泻,少腹满胀,少腹为厥阴肝位,由阴阳不分,浊踞于下,致肝失疏泄,当以五苓散导水利湿,仿古急开支河之法。(《临证指南医案·泄泻》)

　　按语: 利小便,开支河以实大便,虽然是治一般湿泻的常法,但是当肝木乘土,清浊不分,阴阳紊乱时,往往洞泻。用渗利药分清浊,具调整阴阳作用,亦为"急则治标"之法,待症状有所缓解,再行两和脾胃。

　　(3) 脾虚气陷

　　案例

　　黄九岁,久泻兼发疮痍,是湿胜热郁。苦寒必佐风药,合乎东垣脾宜升,胃宜降之旨。

　　人参　川连　黄柏　广皮　炙草　生於术　羌活　防风　升麻　柴胡　神曲　麦芽(《临证指南医案·泄泻》)

　　按语: 脾虚不运,清气不升,虚陷为泻。症见少气乏力,精神倦怠,口渴纳少,脉象浮弱。轻则荷叶、葛根,重则煨葛根、升麻,如兼有湿滞,可改羌、独、防,既胜湿又升阳。总之以补中益气汤法,用人参扶理中气,白术健脾运中。

（4）脾胃阳虚

案例 1

吴，阳虚恶寒，恶心，吞酸，泄泻。乃年力已衰，更饮酒中虚。治法以脾胃扶阳。

人参　茯苓　附子　白术　干姜　胡芦巴（《临证指南医案·泄泻》）

案例 2

李氏，脉沉，形寒，腰髀牵强，腹鸣，有形上下攻触，每晨必泻，经水百日一至。仿仲景意。

茯苓　炮淡干姜　生於术　肉桂（《临证指南医案·泄泻》）

按语： 脾阳不足，失于运转，水湿停滞，下注为泻。症见脘腹微满，食后作胀，苔少舌淡，面色萎黄，肢冷不温，脉濡缓弱。叶氏治疗轻则用异功散法，用参、术；重则与理中汤法，用姜、术、附；或苓桂术甘汤法，温化中饮。

（5）肝气犯胃

案例

某，腹鸣晨泄，巅眩脘痹，形质似属阳不足。诊脉小弦，非二神、四神温固之症。盖阳明胃土已虚，厥阴肝风振动内起，久病而为飧泄。用甘以理胃，酸以制肝。

人参　茯苓　炙草　广皮　乌梅　木瓜（《临证指南医案·泄泻》）

按语： 肝气犯胃致泄，症见胸胁满痛，腹满肠鸣，痛泻脉弦，在叶天士相关医案中常见以异功散加乌梅、白芍、木瓜。扶土抑木，与逍遥散形似而意不同。

（6）阴虚火扰

案例

朱，消渴干呕，口吐清涎，舌光赤，泄泻。热病四十日不愈，热邪入阴。厥阳犯胃，吞酸不思食。久延为病伤成劳。

川连　乌梅　黄芩　白芍　人参　诃子皮（《临证指南医案·泄泻》）

按语： 肝体阴用阳，肝阴虚耗，肝阳化热上扰，劫烁胃阴，症见干呕消渴，口吐清涎，舌光红赤，叶氏用酸苦甘法，酸苦泻热，酸甘化阴。

（7）肝风扰胃

案例 1

某，腹鸣晨泄，巅眩脘痹，形质似属不足。诊脉小弦，非二神、四神温固之症。盖阳明胃土已虚，厥阴肝风振动内起，久病而为飧泄。用甘以理胃，酸以制肝。

人参　半夏　茯苓　广皮　乌梅　木瓜（《临证指南医案·泄泻》）

案例 2

陶十八，病由春木正旺，中焦受克。先泄泻，继以腹痛，小便不利，食不思纳，皆是六腑不和所致。夫胃为阳土，肝属阴木。腑宜通，肝宜柔宜凉。治胃必佐泄肝，制其胜也。阅方呆补，不知脏腑阴阳，故辨及之。

泡淡黄芩　炒小川连　炒广皮　厚朴　生白芍　炒乌梅肉　猪苓　泽泻（《临证指南医案·泄泻》）

按语： 肝阴亏耗，肝失涵养，虚风激荡，致气机逆乱，症见不饥不寐，头晕神迷，腹痛干呕，腹胀晨泄。热象不突出，而又虚不受温补，是虚风扰胃激肠，叶氏摒弃苦药，用辛酸甘法，辛酸泻肝息风，酸甘敛肝缓中，叶氏运用此法平淡中见奇功，吻合《内经》酸收、辛泻、甘缓的治肝法。若风动气厥，寒热错杂，腹痛欲吐、吐蛔痛泻，叶氏遂用辛酸苦甘合法，用乌梅丸加减，一为两调寒热（辛热和苦寒并用），二为两调厥阴阳明（泻肝和胃）且能安蛔止痛；酸如木瓜、乌梅、白芍；苦如川黄连、黄芩、川楝子；辛如半夏、干姜、川椒、桂枝；甘如人参、甘草。

（8）脾肾阳虚

案例 1

徐五九，晨泄病在肾。少腹有瘕，亦是阴邪。若食荤腥厚味，病即顿发，乃阳气积衰。议用四神丸。（《临证指南医案·泄泻》）

按语： 叶氏认为久泻多为脾肾俱虚，所渭"脾阳微，中焦聚湿则少运，肾阴衰，固摄失司为瘕泄，是中宜旋则运，下宜封乃藏"，此是泄泻中常见一型。

案例 2

朱四十，酒湿内困，脾肾阳虚。用黑地黄丸，蒸饼，水煮和丸。（《临证指南医案·泄泻》）

按语： 脾肾阳虚，酒湿内蕴，温阳燥湿又恐湿热阴伤，叶天士权衡利弊，选用黑地黄丸为主方，健脾固肾，运阳生阴，恰到好处。如湿重去五味子。

案例 3

朱四一，久泻无有不伤肾者，食减不化，阳不用事。八味肾气丸乃从阴引阳，宜乎少效。议与升阳。

鹿茸　人参　阳起石　茯苓　炮附子　淡干姜（《临证指南医案·泄泻》）

按语： 泄泻日久，清气下陷，肾阳不升，命火不能温煦脾土，水湿下注为泻。常症见肢冷脉微、食减不化，用一般温阳补肾效果不好，叶氏认为"八味肾气，乃从阴引阳，宜乎少效，议与升阳"。多用鹿茸、韭子、菟丝子升阳益火，或四神丸法，肉豆蔻、五味子固涩之。

此外还对一些特殊病例使用变法，如"虽病属阳虚，但肠道久泻，脂羞尽失"，虽行温补，有时也难以奏效，叶氏认为，宜宗仲景桃花汤法，用赤石脂、罂粟壳、禹余粮、诃子以固之，涩之。

案例 4

某，久泻五十日，腹鸣渴饮，溲溺不利，畏寒形倦，寐醒汗出，用温中平木法。

人参　胡芦巴　炮姜　茯苓　诃子皮　附子　粟壳（《临证指南医案·泄泻》）

按语： 对于久泻欲脱之症，叶天士认为："虽病属阳虚，但肠道久泻，脂膏尽失"，虽行温补，有时也难以奏效，宜宗仲景桃花汤法，用赤石脂、罂粟壳、禹余粮、诃子以固之，涩之。

案例 5

顾，脾肾瘕泄，腹膨肢肿。久病大虚，议通补中下之阳。

人参　川熟附　茯苓　泽泻　炒黄干姜（《临证指南医案·泄泻》）

按语： 若久泻阳气虚衰，宜用大气磅礴的单捷重剂，救逆回阳，叶氏用参附汤略为加味主治。

（9）奇经受损

案例

高氏，经来腹膨，脐脊痠重，自秋季泄泻不已，脘痞妨食，用济生丸不应。

鹿角霜　炒菟丝饼　淡苁蓉　生杜仲　茯苓　沙苑　焦归身　炒黑小茴（《临证指南医案·泄泻》）

按语： 阳虚久泻常多五脏精气亏竭，虽有阳衰难任桂附刚燥，宜取温润升阳，通补奇经，这是叶氏治泻的重要手法之一。他认为五脏精气虚衰，特别是肾气虚衰，奇经不荣，会病延奇经。另外，奇经阳气不升，正经不能得到调节，固摄维护，会致下焦不固，加重泄泻，不单妇女经产带淋诸症关乎奇经，许多内科杂病也与奇经有关，特别是病久虚证，用一般补正经法不效者，更应意注及此。叶案中各篇治奇经案很多，泄泻篇也占有一定比例反映此学术思想。奇阳不升用鹿茸、鹿霜、鹿角或补肾升阳的菟丝子、沙苑子，方剂如参茸丸；奇脉虚而不摄用紫石英、禹余粮、赤石脂，方剂如震灵丹等。

结语：综上所述，叶氏治泄泻的学术观点表现在以下几个方面。①病因上强调湿为致泻的主要病因（叶案中久泻较多，热泻案少，即因热泻也多夹湿）。②病机上重视肝、脾、肾在发病中的地位。③立法上全面细致，如既有升补中气法，又有升补奇阳法；既有祛湿运脾阳法，又有甘润益胃法；既用搜剔磨消肠胃蕴热的小温中丸法，又用荡涤肠胃寒积的大黄附子细辛汤法；阳气欲衰，用大剂参附加味，阴气已竭，就用生脉散加味，药单捷重剂，救逆挽危；又如肠道久滑，有时叶氏用桃花汤加减，取其温涩止泻，但阴虚久泻，叶氏则取人参、白芍代干姜，陈仓米代粳米，诃子代赤石脂，另树一法。泄泻篇诸案，数量不很多，但提示了许多治疗法则。④治疗用药上变化灵活，如肝木乘脾，阴阳逆乱，洞泻频频，叶氏急取利小便药分利清浊；用纯甘味淡药调治久病，取其醒脾振衰；肝脾不调，不执守刘草窗痛泻要方，而取辛酸苦甘复法，两调厥阴阳明，用乌梅丸方而扩大治疗范围，随症加减，化为己用，这些说明叶氏有一定独创精神，学习前人经验结合临床实践而有所发展。

8. 痢疾

叶天士医案中痢疾的治疗方法很多，大体可以概括为通、塞两类。实证的治疗辨别湿热、寒湿、气分、血分、在脏、在腑；虚证的治疗分别阴伤、阳伤，注重足三阴，且提出损及奇经。其中既有对前人的继承，又有自己的创新，试论如下。

（1）湿热郁蒸

案例1

某女，舌色灰黄，渴不多饮，不饥恶心，下利红白积滞，小溲不利。此暑湿内伏，三焦气机不主宣达。宜用分理气血，不必见积以攻涤下药。

飞滑石　川通草　猪苓　茯苓皮　藿香梗　厚朴　白蔻仁　新会皮

（《临证指南医案·痢》）

按语： 叶天士认为痢有偏湿、偏热之分。偏湿者邪多弥漫三焦，气薄肠胃，下痢初起伴有头痛颊赤，身痛无汗，恶心有痰，胸满不食，小溲不利，苔灰或白，此"三焦气机不主宣达，宜用分理气血，不必见积以攻涤下药"，他说："腹痛泻积，无非湿热之化，此方清利湿邪则可"，若发表则伤阳，而一概禁忌渗利治痢亦非善策。常用桂苓甘露饮、五苓散加寒水石，以免"湿郁脾胃之阳，致气滞里急"。主张由三焦分消而解。偏热者，多壮热神烦，赤白频多，里急后重，常用香连丸、芍药汤，夹积用山楂肉之类，血痢用白头翁汤清肠解毒。本案暑湿内伏，下利红白积滞，不用攻下，而投以芳化清暑利湿之品，其配伍清灵，有提壶揭盖之妙。

案例 2

王，痢疾，古称滞下，乃湿热气薄肠胃，阻闭气分，故利仍不爽。河间、丹溪佥用清热导气者为此。

黄芩　川连　草决明　炒黑楂肉　生白芍　石莲　丹皮　广木香汁（《临证指南医案·痢》）

按语： 本案湿热阻闭气分，利而不爽，仿用河间、丹溪的清热导气法，所用诸药以消积清热理气活血为主。亦有湿热并重，或寒热相间两种：凡胃虚痞结者，苦辛通降、扶正祛邪，半夏泻心汤法；脾湿肠热，酒客服汤则泻者，燥湿清热，二妙丸法。

（2）胃肠积滞

案例 1

江，食物不调。肠胃蕴蓄，郁蒸积聚而滞下，三月不愈。清疏带补之。

人参　川连　炒白芍　炒楂肉　广皮　茯苓　炒当归　乌梅（《临证指南医案·痢》）

案例 2

王六二，平昔温补相投，是阳不足之体。闻患痢两月，不忌食物，脾胃滞壅，今加呕恶。夫六腑宜通，治痢之法，非通即涩。肛肠结闭，阳虚者以温药通之。

熟附子　制大黄　厚朴　木香　茯苓皮（《临证指南医案·痢》）

按语：恣食生冷瓜果，不慎口腹，或误补敛邪，肠壅血滞。症见腹满拒按，痛痢不爽，苔垢脉大。偏热者属暑湿夹积，用小承气汤或大黄牡丹皮汤，偏寒者，阳气窒塞，腑阳不运，用大黄附子细辛汤去细辛加厚朴。如血积痛痢，湿热滞于肠胃，久延形色消夺，脉虚。稍通积聚，兼以和血。方用酒炒大黄、川黄连、黄芩、牡丹皮、山楂肉、当归身、白芍、生甘草。若有滞必先痛后下，积聚留着，前方宣通者有效，守补则病剧，故以附子、大黄、茯苓、厚朴、生草果、广陈皮通腑消积。

（3）脾虚湿聚

案例 1

某，脉缓，脐上痛，便稀溺短。此乃湿郁脾胃之阳，致气滞里急。宗古人导湿分消意。

生茅术　广皮　厚朴　官桂　飞滑石　茯苓　猪苓　泽泻　炒山楂（《临证指南医案·痢》）

按语：湿困脾阳，嗜酒贪凉，湿聚气阻，色瘁浮肿，便稀溺短，脉象浮缓，用胃苓汤加减。

案例 2

某，痢后大便不实，食不健运，色脉俱是虚象。此清阳失旷于中，阴气走泄于下。先理中焦，再当摄阴。

人参　白术　茯苓　炙草　广皮　炮姜　益智（《临证指南医案·痢》）

案例 3

某，脉沉微，下痢红紫黑，舌苔粉白，并不渴饮，此太阴脾营虚寒也。仿理阴煎。

当归头　白芍　炮姜　炙草　茯苓　益智（《临证指南医案·痢》）

按语： 脾阳式微，面色青晦，腹痛喜按，肢冷不温，痢色晦暗，苔白脉沉，常用益黄散、理中汤、苓姜术桂汤、附子粳米汤等健脾温阳，以人参、干姜、白术为主药；若下痢红紫黑，舌苔粉白，脉沉微，并不渴饮，叶氏属之"太阴脾营虚寒"证，仿景岳理阴煎温中摄阴，即张石顽所用的"炉冶分金"法，以炮姜、茯苓、炙甘草配当归、白芍、益智仁，与前意略有出入。

案例 4

某，痢经五十日来，小愈再发。独见后重下坠，此为气陷则门户不藏，亦胃弱内风乘袭。议陷者举之。

人参　归参　白芍　炙草　升麻　荷叶（《临证指南医案·痢》）

按语： 脾虚气陷，久痢正伤浊壅，变胀末传，脉见弦劲，以参苓白术散为主，益气健脾；若肛门虚坠，中气下陷，用补中益气汤升阳举陷。

（4）脾胃阴虚

案例 1

孙，脉左数，下利，腹不甚痛，暮夜微热。所伏暑热，乘阴虚下陷，是清热理脾不效。当摄阴升阳。

熟地炭　当归炭　山楂炭　炒黑麦芽　炙黑甘草　防风根　炒黑升麻（《临证指南医案·痢》）

案例 2

鲍，痢久，阴液消亡，无以上承，必唇燥舌干。奈胃关不和，善噫难饥。此由阴腻柔剂所致，择其不腻滞者调之。

人参　生地　乌梅　炙草　麦冬　木瓜（《临证指南医案·痢》）

按语： 久痢损伤脾阴，必致舌干不食，暮夜微热，其治法和阴剂中仍有升降，用景岳补阴益气煎法加减，甘平益脾，摄阴升阳，取陷者举之之意。若胃津劫烁，唇燥舌干，肌肤甲错，或肝胃阴虚，虚火烁动，左胁动气，脉细数，用益胃汤、加减复脉汤甘凉润胃，此本六腑以通为用之旨，故用药"择其不腻者调之"。而养胃阴与益脾阴又有一定差异，不能混同。

（5）下虚不固

案例 1

袁，中下阳微，呕呃下利。温中不应，恐延衰脱。夫阳宜通，阴宜守，此关闸不致溃散。春回寒谷，生气有以把握。候王先生主议。

人参　附子　炮姜　炒粳米　赤石脂　生白芍（《临证指南医案·痢》）

按语：肾阳式微，阳明不阖，门户失藏，症见下痢无度，恶寒肢冷脉微，用附子汤温肾回阳，或桃花汤堵截阳明为法。

案例 2

王五十，久痢久泻为肾病，下泻久而阴伤气坠。四神丸治脾肾晨泄，辛温香燥皆刚，佐入五味酸柔，不过稍制其雄烈。此肛坠尻瘵，乃肾液内少而气陷矣。腥油肉食须忌。

熟地　禹余粮石　五味子（《临证指南医案·痢》）

按语：肾阴亏耗，阴伤气陷，肠脂尽失，症见虚坐努责，痢后肛坠，尻酸膝软，气促舌干，脉数无力。用六味地黄丸滋养肾阴，或地黄配禹余粮、五味子涩肠固下。后方恰与三神丸温敛涩肠对立，以熟地黄甘柔取代补骨脂温肾，禹余粮甘平收涩取代肉豆蔻的温涩，虽均用五味之酸敛，立法迥然不同。

案例 3

某，休息痢，经二年，明是下焦阴阳皆虚，不能收摄。经期不来，小腹抚摸有形上行，似乎癥瘕，其实气结。若不急进温补，恐滋扰肿胀之累也。

人参　附子　茯苓　炙草　五味　白芍（《临证指南医案·痢》）

按语：阴阳俱损，久痢滑脱，少腹气结，浮肿经闭，用人参、附子、五味子、白芍为主平补阴阳，或金匮肾气丸滋阴补阳，以三神丸敛肠固滑。若脾肾两虚则用缪仲淳脾肾双补丸。

（6）奇脉失统

案例

某，痢久阴阳两伤，少腹肛坠，连两腰胯脊髀酸痛。由脏腑络伤，已及奇经。前议轻剂升阳颇投，仍从下治。

人参　鹿茸　附子　炒当归　茴香　菟丝子　杜仲（《临证指南医案·痢》）

按语： 奇经八脉司统摄之权，调节正经气血，又隶于肝肾。久痢肝肾受损，延及奇经，"八脉无权，下无统摄，漏卮不已"，治肝固肾皆不效，症见形羸色瘁，腰酸无力，畏寒气坠心空，脉细苔少。叶氏认为"刚药不效"，而重用血肉温养的鹿茸配人参，于补肾中择其温润升阳者，入奇脉以固下元。

（7）邪陷厥少

案例 1

石，疟邪热气，内陷变痢，延已三月。脾胃气衰，面浮肚膨，仍有里急欲坠之象。中虚伏邪，进以和解。

黄芩　柴胡　人参　丹皮　炒当归　白芍　谷芽　炒山楂（《临证指南医案·痢》）

按语： 邪陷少阳，久疟脾胃大虚，陷而为痢，症见面浮腹膨，里急欲坠，当进加减小柴胡汤和解。吴鞠通说："此喻氏逆流挽舟之法，盖陷而入者，仍提而使之出也。"

案例 2

某，邪陷，疟后变痢，伤及厥阴。症见气上撞心，饥不能食，干呕腹痛，全是肝病。肝为至阴之脏，相火内寄。仲景治法，不用纯刚燥热之药，以肝为刚脏故也。今正交土旺，土木为雠，五日内未为稳当。

人参　炒当归　炒白芍　炒乌梅肉　茯苓　淡吴萸　生香附汁　真北

秦皮（《临证指南医案·痢》）

按语： 邪陷厥阴，疟后成痢，邪陷于肝，则上下隔拒，寒热错杂，呕逆腹痛，饥不欲食，乌梅丸酸苦辛甘杂进，寒热并投以扶正祛邪。另有疫痢毒邪伤阴动肝，除下痢外兼见发热、神昏、痉厥，并可致厥脱，叶氏用白头翁汤重加凉血药，或用黄连阿胶汤。

结语： 从本门所列诸证中可以看出，叶天士治痢实证辨湿热气血，重在三焦和胃肠；虚证分阴伤阳惫，突出肝脾肾脏及奇经。若湿热错杂，施清渗则腑净而痢自减；若气血衰败，治本为宜；邪入血分，凉血止血。通滞有寒下、温下之不同，涩肠有酸甘、辛甘之区别。同为益阴和中，分甘凉益胃，辛平升脾，咸温以养奇脉；表里不和，进以和解，上下隔拒，苦辛同用。虚痢当补而兼敛，敛之不效则升清固下。在具体运用时有前攻后补，前温涩后寒涩等法。疏方遣药，均随证情转化，灵活善变，并能汲取前人经验，独抒创见，用药贴切，曲尽组方配伍之妙。

痢疾病机较为复杂，有寒热互见，有脏腑并病，有虚实夹杂，有升降失调，辨证务宜精确，治疗须分主次，审其偏而调之使平。叶氏常恰当地适应临床实际，做到方药相辅相成。

①寒热并用

如祝案十年久痢，湿热蕴滞肠中，单纯用苦味难以胜湿清热，故在秦皮、黄柏、茵陈之外，加藿香芳香化浊，白芷"风药之辛"宣透逐邪，湿祛则热自除。又某案血热痛痢，叶天士在大黄牡丹皮汤中加肉桂，一为反佐辛热宣痹，二为疏导血脉，共奏通腑坚阴和脉之效。

②刚柔并济

痢症最伤胃液肠脂，即使阳虚致痢，也应刚中寓柔，他说："治阳必用刚药，其阴更涸。"（《临证指南医案·痢》）用炮姜常加粳米制其燥烈，用桂、附常配白芍滋阴涵阳，用吴茱萸、肉豆蔻必加五味子防其辛窜。凡此均深得古法，用之颇合分寸。同时，阴虚之痢用柔，须顾护胃气，他说："厌食欲呕，此皆痢之款症。"（《临证指南医案·痢》）胃气一倒，百药难施，反对呆补蛮补，案中用熟地黄、当归、乌梅、白芍等用炭或用炒，取其敛，也不致滞胃。

③通摄并用

叶天士认为痢虽夹积，多系湿热，与伤寒阳明腑证的化燥伤津不同，实而不坚，难任峻下，所以初用宣通祛热，黄芩、黄连、大黄必加甘草以缓之，苦能燥湿，寒以逐热，祛邪不伤正，起到相互拮抗作用。至于痢症用补，务宜慎重，以免碍邪，叶天士曾言"考《内经》二虚一实者治其实，开其一面"，说明祛邪务尽的重要性，当然体虚证实者，如血痢腹痛，脉右弦左弱，用人参、黄芪、石莲子，配川黄连、金银花，"补虚之中，佐以清邪"，补阴防滞，用熟地黄、当归每伍山楂、谷芽之消导，补中寓疏，既疏达胃气，又使养阴得力；脾虚血痢，湿热交错，取生苍术芳香理脾，猪苓、泽泻开泄膀胱，又用炒黑黄柏、炒黑地榆苦味坚阴燥湿，动静开阖，各得其宜，用生用炒，皆寓深意；胃呆纳少，下焦滑泄，用参苓白术散加炮姜炭、肉豆蔻，"以上脘宣通其清阳，下焦当固摄其滑脱"。

④升降结合

脾胃居中，为气机枢纽，中气虚衰，斡旋失职，清气下陷，浊气上升，观东垣诸方，升清与降浊两不可少。叶天士除用人参、生姜、大枣健中外，常用防风、葛根、羌活、升麻等风药轻扬，鼓动阳气，而配茯苓、泽泻利湿降浊，其运用则随证情而异，又如在补养奇经用血肉温润的同时，常加人参、茯苓，叶天士认为：茯苓为"阳明本药，能引诸药入于至阴之界"，疏调气机，上下交通，有扶虚益损之功。

叶天士反对痢症见热恣用寒凉，见积滥施攻下，不切病情，不顾体质，往往邪未祛正已伤，致虚实夹杂，数脏同病，治疗棘手，化源不继，预后欠佳。他说："药味气劣，胃衰必恶，久痢久泻，务在能食。"若久痢脉弦，神疲，纳呆，腹胀，每于方中加入胃药，即使用阴柔也多炮制，同时调节饮食，虽非治疗之方，实寓求本之意，他指出："必得胃气渐醒，方有转危为安。""必脾胃气醒，始可磨耐。"但痢症不食亦未必尽属虚象，叶天士于此亦深有体验，正如邵新甫说："最危险者，莫如噤口痢，却有两端，若固暑湿邪充，格拒三焦者，气机皆逆传而闭，上下之势，深如两截，若治不得其要，则邪无出路，正立消亡，此丹溪立法最高，后世都宗其旨，先生又借用半夏泻心汤减去守中之品，取补以运之，辛以开之，苦以降之，与病情尤为允协。"其阐述较为切当，值得学习借鉴。

9. 便血

便血以大便下血为临床表现。根据出血部位的不同，有远血、近血之分；按血色的鲜浊，又有肠风、脏毒之别。叶氏在前人基础上对便血一证从病因、病机、治法上都有较为深刻的认识和较为全面的阐发。

（1）湿热

案例1

郑，夏至后，湿热内蒸，肠风复来。议酸苦法。

川连　黄芩　乌梅肉　生白芍　广皮　厚朴　荆芥炭　菊花炭

又，驻车丸二钱。(《临证指南医案·便血》)

按语：本案属肠风便血，久痢伤阴，治以酸苦法，用乌梅丸加减。

案例2

某，脉右数，形色苍黑，体质多热，复受长夏湿热内蒸，水谷气壅，血从便下。法以苦寒，佐以辛温。薄味经月，可冀病愈。

茅术　川连　黄芩　厚朴　地榆　槐米

按语：本案解释了湿热便血的成因，形瘦色黑为木火之质，阴虚火旺之体；长夏湿热内蒸为自然气候因素；水谷气壅，是饮食所伤。三因相合湿热下注，故血从便下。方中以苍术、厚朴化湿，川黄连、黄芩清热除湿，地榆、槐米凉血止血。全方以苦寒清热为主，佐以辛温化湿，为清热化湿止血良方。体质因素和气候因素无法掌控，饮食的人为因素一定加以控制，所以叶天士强调，除服药外，应"薄味经月，可冀病愈"。

案例 3

程，年前痰饮哮喘，不得安卧，以辛温通阳劫饮而愈。知脾阳内弱，运动失职，水谷气蒸，饮邪由湿而成。湿属阴，久郁化热，热入络，血必自下，但体质仍属阳虚。凡肠红成方，每多苦寒，若脏连之类，于体未合，毋欲速也。

生於术　茯苓　泽泻　地榆炭　桑叶　丹皮（《临证指南医案·便血》）

按语：本案的精髓在于虽然刻下因湿热便血，但究其湿热产生的根本原因是脾阳虚导致水湿不运，积湿生热。因此在治疗上并未像前两则医案以苦寒清热为主，而是以健脾利湿为主，少佐清热凉血，显示出叶天士治病求本，深思熟虑，值得今人学习。

（2）阳虚寒湿

案例 1

俞，阳虚，肠红洞泻。议劫胃水。理中换生茅术、生厚朴、附子炭、炮姜。（《临证指南医案·便血》）

按语：患者素体阳虚，过饮湿盛，导致大便溏滑不禁，腹胀，肠红或便后有血。证属寒湿伤阳，治宜暖胃通阳，温中祛湿，用理中汤加减。本方为平胃散与附子理中汤合方化裁，温中化湿升阳止血，叶天士称之为"劫胃水法"。对于阳虚湿盛所致消化道出血，误用凉血止血而血反不止者，屡获良效。

案例 2

程三一，食入不化，饮酒厚味即泻，而肠血未已。盖阳微健运失职，酒食气蒸，湿聚阳郁，脾伤清阳日陷矣。议用东垣升阳法。

人参 茅术 广皮 炙草 生益智 防风 炒升麻（《临证指南医案·便血》）

按语：如脾阳虚，寒湿内聚，郁而化热，见便血同时脾伤清阳，脾气下陷证，则用温中化湿升阳法治之。

（3）郁怒木火犯土

案例

刘六一，郁怒，肠红复来，木火乘腑络，腹中微痛。议用和阴。

冬桑叶 丹皮 生白芍 黑山栀 广皮 干荷叶边 生谷芽（《临证指南医案·便血》）

按语：郁怒木火犯土，总因木火太过，见嗔怒、风动、头巅眩痛等症，兼见土虚，反胃则呕，侮脾则胀，腹痛便血。治法不一，但总以补土泻木为法。清肝和阴用桑叶、牡丹皮、栀子、白芍、广陈皮、荷叶边、谷芽；或当归龙荟丸、驻车丸（黄连、阿胶、干姜、当归）。如肝火犯脾，脾阳衰微，中焦痞结。色萎如痿，便后有血。用人参、当归养脾之营，枳实、半夏通阳明之滞，桑叶、牡丹皮泄少阳之郁。

（4）大肠血热

案例

某三七，内热，肠红发痔，当清阴分之热。

生地 炒丹皮 酒炒黄芩 炒黑槐花 柿饼灰 元参 银花 黑山栀（《临证指南医案·便血》）

按语：中焦之热下移，肠腑热炽伤阴，阴虚内热，见肠红、发痔、脉数。用清热凉血育阴法。养阴和血用生地黄、石斛、白芍、玄参之类；清热凉血用金银花、黄芩、黄柏、牡丹皮、槐花之类；凉血止血用地榆炭、柿饼灰、炒黑樗根皮。

（5）脾胃虚弱

案例 1

某二三，便血如注，面黄，脉小，已经三载。当益胃法。

人参一钱　焦术三钱　茯苓三钱　炙草五分　木瓜一钱　炮姜五分（《临证指南医案·便血》）

按语：脾胃阳虚，不能统血，症见便血或便后下血，面黄，脉小等，治宜健脾益胃。用四君子汤加炮姜，理脾胃之阳，温中止血。用木瓜一钱扶土抑木，是预护其虚。

案例 2

蔡三八，脉濡小，食少气衰，春季便血，大便时结时溏。思春夏阳升，阴弱少摄。东垣益气之属升阳，恐阴液更损。议以甘酸固涩，阖阳明为法。

人参　炒粳米　禹粮石　赤石脂　木瓜　炒乌梅（《临证指南医案·便血》）

按语：阳明不阖，症见食少气衰，大便时结时溏，用甘酸固涩，阖阳明法，用桃花汤、赤石脂禹余粮汤合方。

案例 3

李三十，上年夏季，络伤下血，是操持营损。治在心脾。归脾饴糖丸。（《临证指南医案·便血》）

按语：长期操劳过度，心脾两虚，脾不统血者，治在心脾，用归脾汤加饴糖。

案例 4

姚，劳伤下血，络脉空乏为痛。营卫不主循序流行，而为偏寒偏热。脉右空大，左小促，中虚营卫两伤，用黄芪建中汤。（《临证指南医案·便血》）

按语：本案为劳伤营卫，络脉空乏不能摄血。症见营卫不和，偏寒偏热。营卫两伤建其中，用黄芪建中汤。

（6）肾虚

案例1

唐四七，《内经》以阴络伤则血内溢。盖烧酒气雄，扰动脏络聚血之所。虽得小愈，而神采爪甲不荣，犹是血脱之色。肛坠便甚，治在脾肾。以脾为摄血之司，肾主摄纳之柄故也。晚，归脾去木香。早，六味去丹、泽加五味、芡实、莲肉、阿胶丸。（《临证指南医案·便血》）

按语： 便血、痔血，神采、爪甲不荣，肌肉萎黄，甚则筋骨痿软，寒热，夜卧口干，或喘促浮肿，由脾及肾。治以脾肾双补，用黑地黄丸、天真丸，或朝用六味地黄丸去牡丹皮、泽泻，加五味子、芡实、莲子肉、阿胶为丸，晚服归脾汤去木香。

案例2

陈三十，肾阴虚，络中热，肝风动。肠红三载不已，左胁及腹不爽，少阳亦逆。多以补中调摄，故未见奏功。姑用疏补，为益脏通腑。熟地炭、炒当归、炒楂肉、炒地榆、炒丹皮、冬桑叶。又，益阴泄阳，四剂血止。但腰痠、脘中痹，咽燥喜凉饮，肛热若火烙。阳不和平，仍是阴精失涵，用虎潜法。

熟地炭　白芍　当归　地榆炭　龟胶　知母　黄柏　猪脊髓丸（《临证指南医案·便血》）

按语： 症见上下失血，先泄血，后便泻，腰酸，肾阴虚便血。叶氏用六味丸去牡丹皮、泽泻为基本方，固涩加五味子、龙骨；复阴液用芍药、乌梅；清肝胆中热加桑叶、牡丹皮；止血用熟地黄炭加地榆炭；若阴虚相火内炽，则用丹溪虎潜法。

案例3

杨四八，中年形劳气馁，阴中之阳不足。且便血已多，以温养固下。男子有年，下先虚也。

人参　茯苓　归身　淡苁蓉　补骨脂　巴戟　炒远志

生精羊肉熬膏丸，服五钱。(《临证指南医案·便血》)

按语：症见便血已久，晨泻腹痛，治宜温养固下，用人参羊肉丸，或四神丸加减（补骨脂、小茴香、五味子、茯苓、菟丝子），或用斑龙丸、归脾膏朝夕服用。

（7）奇脉损伤

案例

陈三七，脉左虚涩，右缓大，尾闾痛连脊骨，便后有血，自觉惶惶欲晕，兼之纳谷最少。明是中下交损，八脉全亏。早进青囊斑龙丸，峻补玉堂、关元。暮服归脾膏，涵养营阴。守之经年，形体自固。鹿茸生切薄另研、鹿角霜另研、鹿角胶盐汤化、柏子仁去油烘干、熟地九蒸、韭子盐水浸炒、菟丝子另磨、赤白茯苓蒸、补骨脂胡桃肉捣烂蒸一日揩净炒香，上溶膏炼蜜为丸，每服五钱，淡盐汤送。

鹿茸壮督脉之阳，鹿霜通督脉之气，鹿胶补肾脉之血。骨脂独入命门，以收散越阳气。柏子凉心以益肾，熟地味厚以填肾。韭子、菟丝，就少阴以升气固精。重用茯苓淡渗，本草以阳明本药，能引诸药入于至阴之界耳。不用萸、味之酸。以酸能柔阴，且不能入脉耳。(《临证指南医案·便血》)

按语：奇经受损的便血症往往便血多年，且腰脊酸楚疼痛，跗膝常冷，而骨髓热灼。由阴液损伤，治宜升固奇经，用血肉有情之品。

（8）血瘀在络

案例

计五三，瘀血必结在络，络反肠胃而后乃下，此一定之理。平昔劳形奔弛，寒暄饥饱致伤。苟能安逸身心，瘀不复聚。不然，年余再瘀，不治。

旋覆花　新绛　青葱　桃仁　当归须　柏子仁(《临证指南医案·便血》)

按语：血瘀在络可症见便血肠红，劳怒后必有污浊暴下，衄血喉痛，气攻则腹痛如梭，治宜化瘀通络，用旋覆花汤加减或柏仁泽兰方（柏子仁、泽兰、卷柏、黑大豆皮、茯苓、大腹皮）。

结语：综上所述，叶天士对于便血症的认识是非常全面的。从邪实的角度可以分为湿热和寒湿。从脏腑角度看，叶天士非常重视肝、脾、肾三脏。从中焦脾胃论治又有补脾升阳、补益心脾、温阳建中等法。从肾脏论治又可分为肾阴虚、肾阳虚和阴阳两虚。叶天士还强调了奇经亏损和血瘀在络两种便血证型，对临床有指导意义。

10. 便秘

叶天士在辨治便秘方面集前代医家之大成，《临证指南医案》便闭门中的诸多医案基本涵盖了便秘的主要证型，辨治思路清晰，处方切中病机，攻补有序，对临床有很大启发。现将辨治规律总结如下。

（1）郁热燥结

案例

叶二十，阳气郁勃，腑失传导，纳食中痞，大便结燥。调理少进酒肉坚凝，以宣通肠胃中郁热可效。

川连　芦荟　莱菔子　炒山楂　广皮　川楝子　山栀　厚朴_{姜汁炒}　青皮

又，热郁气阻，三焦通法。

杏仁　郁金　厚朴　广皮白　芦荟　川楝子（《临证指南医案·便闭》）

按语：阳气郁勃，腑失传导，纳食中痞，大便结燥，治宜宣通肠胃郁热。用药时注重宣通气机、消积导治，并不在泻热上着意太多，以免苦寒太过伤及脾胃。

（2）湿热内蕴

案例 1

高，多郁多怒，诸气皆痹，肠胃不司流通，攻触有形，乃肝胆厥逆之气。木必犯土，呕咳恶心，致纳食日减。勉进水谷，小肠屈曲不可变化，

为二便不爽。所谓不足之中而兼有余，医勿夯视。丹溪小温中丸，每服二钱五分。(《临证指南医案·便闭》)

按语：湿热内蕴肠胃不司流通，攻触有形，腹满坚实，二便皆不通利，用丹溪小温中丸（白术、茯苓、陈皮、姜半夏、生甘草、焦神曲、香附、苦参、炒黄连、针砂醋炒红研细）。

案例 2

李四九，诊脉如前，服咸苦如阴，大便仍秘涩。针刺一次，病无增减，可谓沉锢之疾。夫病著深远，平素饮酒厚味，酿湿聚热，渍筋烁骨。既已经年不拔，区区汤液，焉能通逐？议以大苦寒坚阴燥湿方法，参入酒醴引导，亦同气相求之至理。

黄柏　茅术　生大黄　干地龙　金毛狗脊　川连　草薢　晚蚕砂　穿山甲　汉防己　仙灵脾　海金沙　川独活　北细辛　油松节　白茄根

黄酒、烧酒各半，浸七日。(《临证指南医案·便闭》)

按语：若平素饮酒厚味，酿成湿火，渍筋烁骨。用大苦寒坚阴燥湿，仍用酒醴引导。

（3）血结热瘀

案例

金二十，汤饮下咽，嗳噫不已，不饥不食，大便干，坚若弹丸。大凡受纳饮食，全在胃口，已经胃逆为病，加以嗔怒，其肝木之气贯膈犯胃，斯病加剧。况平昔常似有形骨梗，脉得左部弦实，血郁血结甚肖。进商辛润方法。

桃仁　冬葵子　皂荚核　郁李仁　大黄　降香　郁金(《临证指南医案·便闭》)

按语：症见汤饮下咽嗳噫不已，不饥不食，大便干坚若弹丸，或脘胁痞胀，大便阻塞不通，脉左弦实，治宜辛润攻瘀，用桃仁、冬葵子、皂荚核、郁李仁、大黄、降香、郁金。或桃核承气汤为丸。

（4）血液枯燥

案例

周三一，减食过半，粪坚若弹丸。脾胃病，从劳伤治。

当归　麻仁　柏子仁　肉苁蓉　松子肉（《临证指南医案·便闭》）

按语： 叶天士血液枯燥便闭案，多由脾胃液耗，火升便难，故粪坚若弹丸。用天冬、地黄、人参、麦冬、茯神、川石斛，或当归、火麻仁、柏子仁、肉苁蓉、松子肉。若肝血肾液久伤，大便秘结，小溲淋浊，用润剂滋之，生地黄、阿胶、天冬、沙苑子、柏子仁等。若高年下焦阴弱，六腑之气不利。多痛，不得大便，乃幽门之病。面白脉小，不可峻攻，用五仁丸加味（火麻仁、郁李仁、柏子仁、松子仁、桃仁、当归、白芍、牛膝）。

（5）肾阳虚衰

案例

甘五三，脉左微弱，右弦。前议入夜反胃脘痛，是浊阴上攻。据说食粥不化，早食至晚吐出，仍是不便之形。火土不生，不司腐熟，温药一定至理。第气攻膈中，究泻不得爽，必肠间屈曲隐处，无以旋转机关，风动则鸣。议用半硫丸。（《临证指南医案·便闭》）

按语： 因肾阳虚衰，肠内阳气闭窒，浊阴凝痼而成阴结。因阳气虚衰可见朝食暮吐，食谷不化，或口甜、腹胀，叶天士用半硫丸或来复丹、玉壶丹。

（6）肠痹

案例

张，食进脘中难下，大便气塞不爽，肠中收缩，此为肠痹。

大杏仁　枇杷叶　川郁金　土瓜蒌皮　山栀　香豉（《临证指南医案·肠痹》）

按语： 在《临证指南医案》中单设肠痹一门，其门人华玉堂总结为"肠痹本与便闭同类，今另设一门者，欲人知腑病治脏，下病治上之法也。盖肠痹之便闭，较之燥屎坚结，欲便不通者稍缓，故先生但开降上焦肺气，上窍开泄，下窍自通矣"。故叶天士常用杏仁、枇杷叶、瓜蒌皮、紫苑、郁金、桔梗等药，开上窍以通下，是其临证特色。

结语： 综观诸案例，便秘的病机总不离阳明的通降失司。有胃阴虚、胃阳虚、脾阴虚导致脾胃升降失司；有肝肾阴虚、肝血肾精久伤延及胃腑；有三焦气机阻滞、肺失宣降导致阳明不降；有阳明久病入络，血瘀阻滞。其治虽有治脾、治胃、治肝、治肾、治肺之别，治法有宣、降、温、通、润之不同，但最终目的都是为了恢复阳明之通降。

（四）内科杂病三

1. 黄疸

叶天士对黄疸的辨治提出"阳黄治胃，阴黄治脾"的原则。其弟子在《临证指南医案·疸》中指出："黄疸，身黄目黄溺黄之谓也。病以湿得之，有阴有阳，在腑在脏。阳黄之作，湿从火化，瘀热在里，胆热液泄，与胃之浊气共并，上不得越，下不得泄，熏蒸遏郁，侵于肺则身目俱黄，热流膀胱，溺色为之变赤，黄如橘子色。阳主明，治在胃。阴黄之作，湿从寒水，脾阳不能化热，胆液为湿所阻，渍于脾，浸淫肌肉，溢于皮肤，色如熏黄。阴主晦，治在脾。"兹总结其辨治规律于下。

（1）湿热并重

案例

黄，一身面目发黄，不饥溺赤。积素劳倦，再感温湿之气，误以风寒发散消导，湿甚生热，所以致黄。

连翘　山栀　通草　赤小豆　花粉　香豉

煎送保和丸三钱。(《临证指南医案·疸》)

按语：水谷留湿，湿甚于热，精微不主四布，郁蒸发黄。症见一身面目发黄、不饥溺赤、中痞恶心、不食不便、烦倦，或手足汗出，脉沉等，治宜苦辛寒，宣导湿热，以保和丸兼化食滞。

（2）热重于湿

案例

刘三九，心下痛，年余屡发，痛缓能食，渐渐目黄溺赤。此络脉中凝瘀蕴热，与水谷之气交蒸所致。若攻之过急，必变胀满，此温燥须忌。议用河间金铃子散，合无择谷芽枳实小柴胡汤法。

金铃子　元胡　枳实　柴胡　半夏　黄芩　黑山栀　谷芽（《临证指南医案·疸》）

按语：络脉中凝瘀蕴热，与水谷之气交蒸，症见心下痛年余屡发，痛缓能食，渐渐目黄溺赤，治疗不宜攻之过急，否则易变胀满，治宜疏通络热，用金铃子散合谷芽枳实小柴胡汤。"谷芽枳实小柴胡汤"在陈无择《三因极一病证方论》中并无记载。《古今医统大全·谷疸》中有载，但未言及出处："治谷疸食已即饥而头眩，心中郁怫不安，饥饱所致蒸疸而黄。谷芽、枳实、厚朴各一钱，山栀、大黄、柴胡、黄芩各六分，陈皮、半夏、人参、炙甘草各五分。上水二盏，姜三片，枣一枚，煎八分，不拘时服。"俞嘉言在《医门法律·黄瘅》中也载有"陈无择治谷疸，用谷芽枳实小柴胡汤……半消半和半下，三法并用，漫无先后。"无论本方是否出自陈无择，其法可参。

（3）湿重于热

案例1

湿阻内瘀发黄，丹溪谓五疸皆由湿热而成。

茵陈　枳实皮　广皮　大豆黄卷　谷芽　陈皮　茯苓（《未刻本叶氏医案》）

案例 2

蒋，由黄疸变为肿胀，湿热何疑？法亦不为谬。据述些少小丸，谅非河间、子和方法。温下仅攻冷积，不能驱除湿热。仍议苦辛渗利。每三日兼进浚川煎六七十粒。用鸡内金、海金沙、厚朴、大腹皮、猪苓、通草。（《临证指南医案·疸》）

按语：湿阻发黄，腰痛溺赤，治宜清利为主，苦寒慎用。

（4）脾胃虚弱

案例 1

杨七十，夏热泄气，脾液外越为黄，非湿热之疸。继而不欲食，便溏。用大半夏汤通胃开饮，已得寝食。露降痰血，乃气泄不收，肃令浅。不必以少壮热症治，顺天之气，是老年调理法。

人参　炙草　生扁豆　山药　茯神　苡仁（《临证指南医案·疸》）

案例 2

汪三九，饮酒发黄，自属湿热，脉虚涩，腹鸣不和，病后形体瘦减，起居行动皆不久耐。全是阳气渐薄，兼之思虑劳烦致损。议两和脾胃之方。戊己加当归、柴胡、煨姜、南枣。（《临证指南医案·疸》）

按语：脾胃虚弱导致黄疸，症见发黄、不欲食、便溏，治宜调理脾胃，先用大半夏汤通胃开饮，继用参苓白术散加减健脾养胃。如黄疸病后形体瘦减，行动乏力，腹鸣不和，脉虚涩，治宜两和脾胃法，用戊己汤加味。

（5）心脾两损

案例

张三二，夏秋疸病，湿热气蒸而成，治法必用气分宣通自效。盖湿中生热，外干时令，内蕴水谷不化黄乃脾胃之色，失治则为肿胀。今调治日减，便通利，主腑已通，薄味自可全功。平昔攻苦，思必伤心，郁必伤脾。久坐必升太过，降不及。不与疸症同例。归脾丸。（《临证指南医案·疸》）

按语：思伤心，郁伤脾，症见黄疸肿胀将愈，两便通利，治宜悦脾养心以善后，用归脾丸。

（6）血枯风动

案例

某氏，脚气，古称南地多因湿热，医用苦辛宣通，开气渗湿。久进病未祛除，而血液反耗，心热气冲，目黄呕涎，烦躁头痛，昏厥，四肢筋纵挈痉，大便艰涩。显然肝血衰涸，内风掀起。此风乃阳气之化，非外来八风同例而治。分经辨治，病在肝脏，扰动胃络，由气分湿热延中，血中枯燥。静摄小安，焦烦必甚。盖内伤情怀，草木难解，斯为沉痼。

石决明　穞豆皮　天冬　生地　芜蔚子　阿胶

丸方：

生地　白芍　天冬　桂圆肉　丹参　杞子　阿胶　麦冬　知母　芜蔚子　穞豆皮　乌骨鸡煮烂杵丸（《叶天士医案》）

按语：本案为肝血衰涸，血虚生风。肝风扰动胃络，由气分湿热延中，血中枯燥。故而治法上以滋肝息风潜阳为主，不在分消湿热上用功。

结语：叶天士治疗黄疸的医案较少，仅十余案，自然就不能完全代表他的经验。在湿热黄疸的治疗上，叶氏除了使用前人的疏利肝胆、苦辛宣腑等法外，他创立了分消三焦法。他说："湿热气蒸而成，治法必用气分宣通自效。""开上郁，佐中运，利肠间，亦是宣通三焦也。"他常用杏仁、香豉、大豆黄卷、防己宣开上焦，以豆蔻仁、半夏、厚朴、薏苡仁燥化中焦，以滑石、赤小豆、茯苓皮、通草、枳实清利下焦，再选择连翘、山栀子、金银花、石膏、黄柏等一二味清热解毒药物，从三焦分消湿热，使湿热很快消除。其中三仁汤、三石汤、杏仁滑石汤、黄芩滑石汤为其代表方。此外叶天士治疗虚黄，重视两和脾胃法，可供临床效法。叶天士在湿温、疟疾、积聚中的不少治法，对黄疸颇有参考价值，可以互参。

2. 胁痛

胁痛系指一侧或两侧胁肋疼痛为主要表现的病证。常因气滞、血瘀、湿热及实火，或肝阴不足致肝络不畅，气血失养所致。《古今医鉴》中论述："夫胁痛者，厥阴肝经为病也。其病自两胁下痛引小腹，亦当视内外所感之邪而治之。若因暴怒伤触悲哀气结，饮食过度，冷热失调，颠仆伤形，或痰积流注于血，与血相搏，皆能为痛，此内因也；若伤寒少阳，耳聋胁痛，风寒所袭而为胁痛，此外因也。治之当以散结顺气，化痰和血为主，平其肝而导其气，则无有不愈矣"。叶天士治疗胁痛，见于《临证指南医案》胁痛门的二十几个医案中，案虽不多，药亦不繁，却能显现出在治疗方法上有迥异前人的独特之处。邹时乘把叶氏治疗胁痛的方法归纳为四类，即"辛温通络""甘缓理虚""温柔通补""辛泄宣瘀"。邹氏称此"皆属肝着胁痛之剂"誉为"曲尽病情，诸法皆备"。现将叶天士胁痛辨治规律总结如下。

（1）肝郁气滞

案例

张六五，胁胀夜甚，响动则降，七情致伤之病。

橘叶　香附子　川楝子　半夏　茯苓　姜渣（《临证指南医案·胁痛》）

按语：肝郁气滞是胁肋胀痛的常见证型，疏肝理气也是治疗胁痛的常法。由于此法简单而常见，叶氏医案中仅有一例，且十分简单。

（2）肝火犯肺

案例

汤十八，气逆，咳血后，胁疼。

降香汁八分，冲　川贝一钱半　鲜枇杷叶三钱　白蔻仁五分　杏仁二钱　橘红一钱（《临证指南医案·胁痛》）

按语：肝气肝火犯肺，灼伤肺络，而见气逆、咳血、胁痛，用清金治木法。

（3）湿热壅滞

案例

丁，由虚里痛起，左胁下坚满，胀及脐右，大便涩滞不爽。用缓攻法。小温中丸。（《临证指南医案·胁痛》）

按语：湿热阻滞胃肠，大便黏滞不爽，脐腹胀痛，胁下坚满。以小温中丸缓攻。其中针砂入脾与大肠经，消积聚满、黄疸，现在临床已不常用。

（4）络脉虚寒

案例

郭三五，痛必右胁中有形攻心，呕吐清涎，周身寒凛，痛止寂然无踪，此乃寒入络脉，气乘填塞阻逆。以辛香温通法。

荜拨　半夏　川楝子　延胡　吴茱萸　良姜　蒲黄　茯苓（《临证指南医案·胁痛》）

按语：对于寒入络脉的胁痛，叶氏用辛温通络法，其常用药为桂枝、肉桂、青葱、荜茇、小茴香、吴茱萸、金铃子散等。此法也通用于寒疝（同属肝病）。

（5）血络瘀痹

案例 1

程，胁下痛犯中焦，初起上吐下泻，春深寒热不止。病在少阳之络。

青蒿根　归须　泽兰　丹皮　红花　郁金（《临证指南医案·胁痛》）

按语：本案为胆络血滞。病在少阳之络，症见胁下痛犯中焦，初起上吐下泻，春深寒热不止，治宜清胆活血，通络散瘀。

案例 2

沈二一，初起形寒寒热，渐及胁肋络痛，进食痛加，大便燥结。久病已入血络，兼之神怯瘦损。辛香刚燥，决不可用。

白旋覆花　新绛　青葱管　桃仁　归须　柏子仁（《临证指南医

案·胁痛》）

按语： 本案为肝络凝滞，常症见嗔怒动肝，劳怒致伤气血，肝著，症见寒热旬日，胁痛板著，难以舒转，甚则痛及腹背，进食通胀，大便燥结，治宜辛泄宣瘀。取意仲景旋覆花汤、金铃子散，常用旋覆花、当归尾、桃仁、红花、青葱管、新绛、泽兰、郁金，兼寒常加小茴香、桂枝，络热迫血妄行常加鲜生地黄、藕节。

案例 3

李十九，左胁痞积攻痛。

生牡蛎　南山楂　炒延胡　川楝子　炒桃仁　归须　丹皮　桂枝木（《临证指南医案·胁痛》）

按语： 此案较前案血瘀络阻的基础上以发展到有形之痞积，故在活血通络基础上加入散结消痞药。

案例 4

汪六八，络虚则热，液亏则风动。痛减半，有动跃之状。当甘缓理虚。炙甘草汤去姜、桂。又，痛止，便难，液耗风动为秘。议用东垣通幽法。

当归　桃仁　柏子霜　火麻仁　郁李仁　松子肉　红花（《临证指南医案·胁痛》）

按语： 此案中的血络瘀阻伴有血液亏虚，络虚则热，热则进一步耗伤阴血，形成恶性循环，这种情况在临床上非常多见。古方中以鳖甲煎丸为代表的润通法即针对此类情况。所谓欲其通之，必先充之，以养阴润燥之品为主，活血化瘀为辅。

（6）痰饮阻络

案例

某，痰饮搏击，胁痛。

半夏　茯苓　广皮　甘草　白芥子　刺蒺藜　钩藤（《临证指南医案·胁痛》）

按语：痰饮阻络致胁痛，治以二陈丸加白芥子、刺蒺藜、钩藤，化痰通络。

结语：叶天士对胁痛，在《叶氏医案存真》中曾归纳为五种。他说："古人治胁痛法有五，或犯寒血瘀，或血虚络痛，或血著不通，或肝火抑郁，或暴怒气逆，皆可致痛。"从胁痛案中所见，叶氏对络病的认识也并非局限于活血通络一法。叶氏很少使用香燥理气药，不用柴胡（其用意是避免耗血、劫阴以护肝体），重视甘缓，讲究刚柔互济，趋降远升，通络宣瘀，尤为叶氏处理痛症之要法，值得后人学习效法。

3. 积聚

积聚是腹内结块，或胀或痛的病证，因积与聚关系密切，故统称为积聚。叶天士辨治积聚分别脏腑阴阳，其门人姚亦陶在《临证指南医案·积聚》中概括为："著而不移，是为阴邪聚络，大旨以辛温入血络治之。盖阴主静，不移即主静之根，所以为阴也。可容不移之阴邪者，自必无阳动之气以旋运之，而必有阴静之血以倚伏之，所以必借体阴用阳之品，方能入阴出阳，以施其温通之力也。"现将其辨治规律概括如下。

（1）木犯土虚中夹滞

案例

葛，嗔怒强食，肝木犯土。腹痛，突如有形，缓则泯然无迹，气下鸣响，皆木火余威，乃瘕疝之属。攻伐消导，必变腹满，乃虚中夹滞，最难速攻。近日痛泻，恐延秋痢。

丁香　厚朴　茯苓　炒白芍　广皮　煨益智仁。

又，下午倦甚，暮夜痛发，阳微，阴浊乃踞。用温通阳明法。

人参　吴萸　半夏　姜汁　茯苓　炒白芍

又，照前方去白芍，加川楝子、牡蛎。（《临证指南医案·积聚》）

按语：本案连续三诊，叶天士开篇点出病因"嗔怒强食，肝木犯土"治以扶土抑木。二诊中土虚衰，浊阴盘踞明显，故以温通阳明为主。三诊时以方测证，瘕聚在胁肋，故去白芍加川楝子、牡蛎。

（2）湿热积聚

案例

陈十八，湿胜脾胃，食物不化。向有积聚，肠腑不通，热气固郁，当进和中。忌口勿劳，不致变病。

黄芩　枳实　广皮　莱菔子　白芍　白术　苍术　鸡肫皮

水泛丸。（《临证指南医案·积聚》）

按语：病后肠胃失和，或湿盛脾胃，食物不化，肠中变化传导失职，气滞酿湿，郁而成热，六腑滞浊为之聚。肠胃宿病，当以丸药缓攻。健脾用苍术、白术、鸡内金，理气消导用广陈皮、枳实、莱菔子、青皮、木香、厚朴，清热用川黄连、芦荟。

（3）气聚痰凝

案例

吴三一，右胁有形高突，按之无痛，此属瘕癖。非若气聚凝痰，难以推求。然病久仅阻在脉，须佐针刺宣通，正在伏天宜商。

真蛤粉　白芥子　瓜蒌皮　黑栀子　半夏　郁金　橘红　姜皮（《临证指南医案·积聚》）

按语：气聚痰凝，症见右胁有形高突，按之无痛，治宜化痰宣通，用真蛤粉、白芥子、瓜蒌皮、黑栀皮、半夏、郁金、橘红、姜皮。如症见左胁澼积，大便艰涩，治用半夏、生姜渣、枳实、杏子、瓜蒌子、麦芽。如痰凝气血交结，络中不和，攻补皆不祛病，仿五积散以疏通缓逐为法，用鸡内金、浮海石、蛤壳粉、当归须、桃仁、半夏、瓜蒌子、枳实、山楂。

（4）浊阴凝聚

案例 1

脉沉而微，沉为里寒，微为无阳，舌白似粉，泻起口渴，身体卧著，其痛甚厉。交夏阴气在内，其病日加，寅辰少阳升动，少缓少腹，至阴部位，浊阴凝聚，是为疝瘕。若读书明理之医，凡阴邪盘踞，必以阳药通之归、地列于四物汤。护持血液，虽佐热剂，反与阴邪树帜。当以纯刚药，直走浊阴凝结之处调摄，非片言可尽也。

川附子　黑川乌　吴茱萸　干姜　猪胆汁（《叶天士医案》）

案例 2

男子结疝，在《内经》则曰冲、任为病。子和统论疏肝。今疝未愈，脐右腹高突硬起，乃由疝渐至瘕聚肠覃之属。夫肠覃者，寒气客于大肠，与胃气相搏。大肠与肺表里传送，肺气寒则气凝不行，清气散而浊气结为瘕，迁延日久，如怀胎妊，按之坚，推之移，气病而血不病也。

穿山甲　椒目　桂枝　川楝子　小茴香　茯苓　麝香　白芥子（《叶天士医案》）

按语： 症见疝瘕，卧则痛厉，交夏病加，春至痛缓，脉沉而微，舌白似粉，治宜以纯刚药直走浊阴凝结之处，用通脉四逆汤加减。如右脐腹高突硬起，如怀胎妊，按之坚，推之移，治宜理气，用穿山甲、椒目、桂枝、小茴香、茯苓、麝香、白芥子。如寒痰凝滞，症见病后左胁起有形坚凝无胀痛，下焦常冷，治宜温通阳气，用牡蛎、姜汁炒天南星、肉桂、白附子、当归身、川芎，姜汁泛丸。

（5）阳虚积聚

案例

病因食物不节，其受病在脾胃，既成形象，在左胁之旁，是五积六聚。喜暖恶寒，阳气久伤，温剂必佐宣通，食物宜慎。

草果　荜拨　鸡内金　砂仁壳　厚朴　广皮　阿魏

捣丸。（《叶氏医案存真·卷一》）

按语： 如脾胃阳气已虚，症见积聚在左胁之旁，喜暖恶寒，治宜温运宣通，用草果、荜茇、鸡内金、砂仁壳、厚朴、广陈皮、阿魏，捣丸服。如下焦阳虚，气不能运化，症见膈间肿横如臂、坚硬痛楚，体髀胻股皆肿，治宜温补下焦阳气，用川附子、荜澄茄、人参、鹿茸、茯苓。如下焦阳虚，厥气犯胃，症见产后左小腹结块，发时小腹胀痛，上攻膈间，饮食入胃即吐，治宜温运消癖，用炒小茴香、桂酒炒当归、鹿角霜、山楂、川芎、菟丝子，煎送阿魏丸。

（6）脉络凝痹

案例

王三七，骑射驰骤，寒暑劳形，皆令阳气受伤，三年来，右胸胁形高微突，初病胀痛无形，久则形坚似梗，是初为气结在经，久则血伤入络。盖经络系于脏腑外廓，犹堪勉强支撑，但气血交乱，病必旋发。故寒温消克，理气逐血，总之未能讲究络病功夫。考仲景于劳伤血痹诸法，其通络方法，每取虫蚁迅速飞走诸灵，俾飞者升，走者降，血无凝著，气可宣通。与攻积除坚，徒入脏腑者有间。录法备参末议。

蜣螂虫　䗪虫　当归须　桃仁　川郁金　川芎　生香附　煨木香　生牡蛎　夏枯草

用大酒曲末二两，加水稀糊丸，无灰酒送三钱。（《临证指南医案·积聚》）

按语： 脉络凝痹，初病胀痛无形，久则形坚如梗，着而不移，脉弦缓或数、左大，或数坚，初为气结在经，久则血伤入络，治宜虫蚁通络。

结语： 叶天士治疗积聚的特点在于以气血为纲，重视病因，并非一律攻消。其提出："初为气结在经，久则血伤入络。"气分受病，郁则行，寒则温，热则清，痰则消，辨治在肝脾之间。久则血分受病，如果仅是一般的气血凝滞，叶天士也仅用当归、桃仁、益母草之类即可获效。如果病久血伤入络，必须用虫蚁通络法。由于络病其邪伏匿与血络深沉之所，攻补消磨都不能取消，必须用虫蚁动物药，借其体阴用阳之功，才能入阴通阳，剔邪外泄，通络治顽。叶天士在辨治积聚时，还有一个显著特点，就是注重保护正气。因为积聚乃由邪气留滞不祛而成，所以疏通祛邪也不可急切求功；况且病久正气已怯，更需缓攻取消；奇经受损还当通、补、升、固并用，所以常用丸剂缓攻。俞东扶在《古今医案按》中说："阅叶氏医案积聚门，只用鸡肫皮、莱菔子、蛤粉、芥子、蜣螂、䗪虫、青、朴，并无古方狠药，其理尤可想见。"

4. 疝气

早在《内经》中就有"七疝"的记载。叶天士在继承前人论述的基础上，辨治"疝气"，主张"疝病之本，不离乎肝，不越乎寒"，非常重视《内经》中提出的"任脉为病，男子内结七疝，女子带下瘕聚"，进一步提出了以柔剂阳药通补奇经以治疝气等治疗大法。

（1）湿热内蕴

案例

戴五二，湿热下注，久则囊肿形坚，下焦血多气少，子和法中，原有虎潜诸论，后医弃置不用，惜哉。

龙胆草　黄柏　芦荟　山栀　知母　海金沙　猪苓　泽泻　细辛（《临证指南医案·疝》）

按语：久食肥甘或酒客，使湿热下注，症见肾囊、睾丸肿大，两便不爽，腰胯气痛，舌灰白边，脉沉弦，治宜分消湿热，龙胆泻肝汤加减；若见痛自肾囊，渐踞少腹，治宜泄气宣通，川黄连、小茴香、黑栀子、橘核、川楝子、青木香、郁李仁、冬葵子。

（2）寒湿阻滞

案例

孙，疝坠于右，筋缩连小腹痛，此寒主收引，议进温通厥阴之络。

川楝子二两　穿山甲二两，炙　炮黑川乌五钱，去皮　炒黑小茴香一两　橘

核二两，炒　乳香五钱

用老韭白根汁泛丸，饥时服二钱五分。(《临证指南医案·疝》)

按语：久居阴冷，体感寒湿，使寒湿入太阳之里，膀胱之气不利，症见阴囊茎肿，立法通利寒湿，五苓散加减；若寒湿阻于厥阴，则可发狐疝，症见睾丸痛引少腹，得呕气泄则止，叶氏治以小茴香、茯苓、淫羊藿、胡芦巴等温经散寒利湿；若金匮寒疝，则用川楝子、荔枝核、茯苓、橘核、小茴香、桂枝。

（3）肝郁气滞

案例

周三六，久久劳怒，肝木内震，胁中少腹，皆肝脉游行之所，气凝聚为胀，聚久结形为瘕疝，情怀忧郁，永不能痊，以内起情志，不专草木微功耳。

炒小茴　黑山栀　川楝子　延胡　青木香　青皮　生香附　橘核(《临证指南医案·疝》)

按语：患者心情不悦，或多怒，使肝木内震，症见胁中少腹气凝为聚为胀，胀入少腹下坠，胀甚延及睾丸，症属肝疝，治宜疏肝理气，小茴香、栀子、川楝子、延胡索、青木香、青皮、香附、橘核加减；若肝气逆，胃阳虚，浊阴内迫胃，症见少腹厥气上冲，涌吐味酸，食不化，下有宿疝，或疝发后肢冷潮热，食纳减半，治宜温胃散寒，泄厥阴以安阳明，附子、干姜、猪胆汁、吴茱萸、川楝子加减；若肝厥上逆，症见因怒疝攻上触，必倾囊呕物，得吐而解，治宜温理肝胃，以炒川椒、小茴香、川楝子、橘核、青皮汁、青木香加减治之。

（4）浊阴阻络

案例

朱二一，劳伤，温里已效，脐旁动气，少腹结疝，睾丸偏坠，皆阳气不自复，浊阴聚络，不宜急于育子。

当归　舶茴香　淡苁蓉　枸杞子　安息香　茯苓（《临证指南医案・疝》）

按语：下焦阳气不足，则阴寒容易凝滞，使"少腹结疝，睾丸偏坠"，治宜温里通络，多用当归、小茴香、肉苁蓉、枸杞子、安息香、茯苓，或附子、干姜、小茴香研末，安息香捣为丸；更重者，疝坠于右，筋缩连小腹痛，治宜温通厥阴之络，以川楝子、穿山甲、炮川乌、小茴香、橘核、乳香、老韭菜白根汁泛丸；若肝郁气滞而引起，症见少腹横痛，发必痛绕胁腰及阴囊，治宜苦辛，用左金丸合金铃子散；若兼血瘀，可见少腹坚聚有形，当脐痛连少腹，呕吐黄浊，大便不通，叶天士称之"肝气疝瘕"，以当归须、杜牛膝根、小茴香、川楝子、穿山甲、柏子仁等。

（5）气虚下陷

案例

李四四，劳必疝坠，按之有声而解，是虚而气乘，非因寒也。阅所服之药，半属辛热，不知质偏精血内空，法当摄固，不必偏热偏寒。

熟地　茯神　炒远志　线鱼胶　柏子仁　五味子　桃肉　沙苑子（《种福堂公选良方》）

按语：患者素体素体气虚，出现疝坠，宜取东垣升举之法，补中益气加减；若肾气久乏出现肾不纳气而产生之疝，可用金匮肾气丸化裁加减八角茴香、胡芦巴等温肾纳气。

（6）奇经虚损

案例

朱，动气疝瘕，绕脐汩汩有声，男子精气不充，是下焦损伤，温补勿过刚燥，须察八脉，以推病情。

淡苁蓉　归身　炒枸杞　小茴　炒沙苑　茯苓　红枣肉（《临证指南医案・疝》）

按语：奇经辨治内伤杂病是叶氏诊疗的一大特色。患者劳伤过耗，肝肾久虚，累及奇经，偏疝坠气，动气疝瘕，绕脐汩汩有声，痛则气胀上升，气消绝无形迹，经用辛香泄肝、参术升补无效，可则之奇经，以求温补奇脉升阳，与鹿茸、鹿角霜、当归、菟丝子、沙苑子、桂枝，所用之药皆为通行奇经之品。

结语：俞东扶在《古今医案按》中评论叶氏治疗疝气之法"《指南》疝疾门集案甚少，而方法甚多"，赞叹叶氏治疗疝气用药灵巧多端。《临证指南医案》云"夫厥阴之脉，绕乎阴器，操持谋虑，都主伤肝"，强调了在治疗上叶天士秉承了前人从肝论治的思想，"暴疝多寒、久疝多热"则是其多年临床治验的发挥，对暴寒为疝者，多用姜、附、椒、桂、茴香；对暴热为疝者多用连、柏、丹、栀、川楝子之类。

（五）内科杂病四

1.胸痹、心痛

胸痹，指胸中痞塞不通使胸部内外出现疼痛的一类病证，临床症状以胸部憋闷、胸痛、短气为主。心痛，指胸中疼痛。胸痹和心痛两者关系密切，临床常见相伴发生，从病情上说心痛比胸痹更加严重。在叶氏辨治规律中主要分为虚实两部分，并以实证多见。

（1）实证

①清阳不运

案例 1

浦，中阳困顿浊阴凝泣。胃痛彻背，午后为甚。即不嗜饮食，亦是阳伤。温通阳气，在所必施。

薤白三钱　半夏三钱　茯苓五钱　干姜一钱　桂枝五分（《临证指南医案·胸痹》）

案例 2

王五七，气逆自左升，胸脘阳痹，仅饮米汤，形质不得下咽。此属胸

痹，总仲景法。瓜蒌薤白汤。(《临证指南医案·胸痹》)

按语：以上两案都属胸脘清阳不运。即中阳困顿，浊阴凝滞，症见胸痛彻背，午后为甚，或胸脘痹痛欲呕，脉弦，便结。仿仲景瓜蒌薤白汤之意，通阳加桂枝，和胃降逆止呕加半夏、生姜，气机不降加杏仁、枳实、厚朴。

②痰气阻肺

案例

某二六，肺卫窒痹，胸膈痹痛，咳呛痰粘，苦辛开郁为主，当戒腥膻。

瓜蒌皮　炒桃仁　冬瓜子　苦桔梗　紫菀　川贝母(《临证指南医案·胸痹》)

按语：此案属肺气不通伴有宿痰，故出现胸痛及咳出黏痰之症。叶氏重在宣肺化痰开结而兼顾肺阴，以瓜蒌皮、苦桔梗、紫菀宣开肺气兼以消痰化浊，冬瓜子、桃仁化瘀以散其痰结，贝母润其燥而清化养阴。若见肺痈，症见咳嗽咳痰日久，胸中痹痛，则以枇杷叶、紫苏子、杏仁、冬瓜子、旋覆花、薏苡仁之属开肺排脓，仿千金苇茎汤之意。

③痰饮停滞

案例

华，阳气微弱，胸痹，苓桂术甘汤。(《临证指南医案·胸痹》)

按语：阳虚不能化饮所导致的胸痹，临床上除胸闷憋气外，常兼见畏寒、口不渴或口渴不欲饮，舌质多淡白，舌体胖大，舌苔水滑，甚则晕眩欲呕。可与苓桂术甘汤温阳化饮。

④寒湿痹闭

案例

某，脉沉，短气咳甚，呕吐饮食，便溏泻，乃寒湿郁痹，胸痹如闷，无非清阳少旋。小半夏汤加姜汁。(《临证指南医案·胸痹》)

　　按语：小半夏汤出自《金匮要略》，见于"痰饮""黄疸""呕吐"篇中。痰饮篇中"呕家本渴，渴者为欲解，今反不渴，心下有支饮故也，小半夏汤主之"；黄疸篇中"黄疸病，小便色不变，欲自利，腹满而喘，不可除热，热除必哕，哕者，小半夏汤主之"；呕吐篇中"呕吐，谷不得下者，小半夏汤主之"。由此可以看出仲景用以半夏生姜配伍治疗不同原因引起的呕吐。本案属寒湿内困而致胸闷胸痹，叶天士活用仲景方切中病机，以姜汁替生姜增强辛温开散滑利之性，半夏温化寒痰，使水湿流通，病祛正安。若中焦脾胃阳虚兼湿阻气滞则以半夏、干姜、杏仁、茯苓、厚朴、豆蔻为方；若脾寒夹湿，则可见心痛引背，口涌清涎，则用高良姜、姜黄、苍术、丁香、草果、厚朴辛香开通，温脾化湿。

　　⑤血络瘀阻

　　案例

　　某，痛久入血络，胸痹引痛。

　　炒桃仁　延胡　川楝子　木防己　川桂枝　青葱管（《临证指南医案·胸痹》）

　　按语：气滞痰阻日久可使久病入络，血瘀而脉络不利发为胸痛，本案正属此类，叶天士多用活血通络法而治之。方中桃仁、延胡索、川楝子活血化瘀止痛，桂枝、葱管温散通心脉，防己宣上焦郁闭。若积劳损伤阳气而导致的血瘀，则症见心下痛，不能食谷，下咽阻膈，痛及昏厥，舌白，则以鹿角、当归须、姜汁、肉桂等温通血脉；若因情志抑郁引起，则多用桃仁、柏子仁、延胡索、牡丹皮之属活血解郁。

　　⑥气火逆上

　　案例

　　毛四十岁，气塞填胸阻喉，不饥不饱，病起嗔怒，寅卯病来，临晚病减。凡气与火，必由少阳木性而升，故上午为剧。

栝蒌皮　薄荷梗　神曲　黑栀皮　新会皮　青蒿梗（《叶氏医案存真·卷三》）

按语： 若嗔怒后气塞填胸，则宜舒气清热，治以瓜蒌皮、栀子皮、薄荷梗之属。

⑦秽蒙心包

案例

舒，口鼻触入臭秽浊气，蒙闭心胞，遂心胸痛呕瘀血，且欲昏闭，即方书中恶之症。苏合香丸能辟秽恶之邪。若误认阴症，擅投桂附，则抱薪救火矣。苏合香丸二丸。（《种福堂公选医案·中恶》）

按语： 苏合香丸芳香开窍，行气止痛，常用于痰迷心窍所致的痰厥昏迷、中风偏瘫、肢体不利，以及中暑、心胃气痛，现广泛应用于临床。

（2）虚证

①肝郁脾虚

案例

田十三，脉细数，闻雷被惊，心下漾漾作痛。逍遥散去柴胡加钩藤、丹皮。（《临证指南医案·心痛》）

按语： 症见如闻雷惊，心下痛，脉细数，胸胁不舒，治以疏肝健脾，逍遥散加减。

②营血不足

案例

脉小数色苍，心痛引背，胁肋皆胀，早上牙宣龈血，夜寐常有遗泄。此形质本属木火，加以性情动躁，风火内燃，营阴受劫，故痛能进食。历来医药治痛，每用辛温香窜，破泄真气。不知热胜液伤，适令助其躁热，是经年未能痊期。议以柔剂，熄其风，缓其急，与体质病情，必有合窍之机。

细生地　阿胶　牡蛎　玄参　丹参　白芍　小麦　南枣（《种福堂公选医案·遗精》）

按语： 本案是因多用辛燥而使营阴不足发为心痛。脉小数、牙宣龈血、夜寐遗泄均是热盛阴伤之象，以养营滋阴为主，切忌辛温香窜。方用生地黄、阿胶、玄参、白芍等填补阴液，牡蛎潜镇，小麦、南枣滋养，丹参辅以活血，使滋阴液而不滞。

结语： 叶天士治疗胸痹心痛多采用辛滑通阳、化痰理气、活血通络等法。临床上心痛症状多重于胸痹，叶氏对心痛更加重视温通络脉，如肉桂、丁香、桂枝之属。在治疗上，他灵活运用血府逐瘀汤、大小陷胸汤等，皆有良效。

2. 心悸

心悸是指患者心中加速跳动，多伴惊惶不安，不能自主，脉见慌乱结代的一种证候。心悸实证称为惊悸，多因情绪激动、惊恐、劳累而诱发；虚证称为怔忡，则因虚劳耗费心神，自觉心中悸动不安。火扰、阳虚、血虚、痰饮、瘀血都可以导致心悸。叶天士的医案当中并无心悸一症的专门记载，但从其他各门医案中可见心悸症，从中可以对其辨治经验加以归纳总结。

（1）阳虚卫弱

案例

周，大寒土旺节候，中年劳倦，阳气不藏，内风动越，令人麻痹，肉瞤心悸，汗泄烦躁，乃里虚欲暴中之象，议用封固护阳为主，无暇论及痰饮他歧。

人参　黄芪　附子　熟术（《临证指南医案·中风》）

按语： 汗为心之液。阳虚卫弱，肌表不固，汗泄阳伤，心神浮越，而心悸怔忡者，又宜益气固卫，温阳补火。因患者阳气不足使卫气失职，开泄过度出现肉𥆧心悸，汗泻烦躁，治则以护阳固卫，以参、芪、术、附扶中理阳。若出现寒从背起，汗泄甚，面无㵀泽，舌色仍白，则以救逆汤加减。

（2）心脾两虚

案例

某二一，诵读身静心动，最易耗气损营，心脾偏多，不时神烦心悸，头眩脘闷，故有自来也，调养溉灌营阴，俾阳不升越，恐扰动络血耳。

淮小麦三钱　南枣肉一枚　白芍一钱　柏子仁一钱半　茯神三钱　炙草四分

（《临证指南医案·虚劳》）

按语： 叶天士谓："思郁伤心脾，二脏主乎营血。"（《临证指南医案·吐血》）此即思虑过度，劳伤心脾之谓。脾为营卫生化之源，心主血而藏神，心脾营损，心神失充，而心悸作矣。华岫云曰"思虑郁结，心脾营损于上中"宜"柔剂养心脾之营"，俾阳不升越，则心神自宁矣。此案患者思虑过度劳伤心脾，心脾阴液耗损，虚阳不敛上浮，发为心悸。以柔平之剂敛及心阴，使心火降而不浮，心神自宁。此法不用参、芪甘温益气，而用酸甘柔润之剂以补养心脾之营，以营属血，营阴损极，热自内炽，故用酸寒甘淡以凉润之。若患者素体心气不足，多畏惧，健忘，夜不能寐，脉芤虚，以妙香散（麝香、木香、山药、茯苓、茯神、黄芪、远志、人参、桔梗、炙甘草、朱砂）益气宁心为治法；若夜间易惊醒，不饥不纳，则以人参、茯苓、龙骨、小麦、炙甘草、金箔安心镇怯；若惊狂后心悸，夜卧不寐，脉虚细如丝，法以养心安神，治之以天王补心丹加减（人参、茯神、酸枣仁、玄参、丹参、天冬、麦冬、生地黄、黄连、柏子仁、石菖蒲、桔梗、远志）。

（3）饮邪内伏

案例

胡四六，脉沉而微，微则阳气不足，沉乃寒水阴凝，心痛怔忡，渐及两胁下坠，由阳衰不主营运，痰饮聚气欲阻，致痛之来，其心震之谓，亦如

波撼岳阳之义，议用外台茯苓饮合桂苓方人参、茯苓、半夏、枳实、桂枝、姜汁。(《临证指南医案·痰饮》)

按语: 饮邪致悸，历代前贤多有论述。如《张氏医通》谓:"停饮者，水停心下，侮其所胜，心主畏水，不能自安，故惕惕而动。"而叶天士论治，则独倡外饮治脾，内饮治肾之说。以痰饮之作，必由元气亏乏，阴盛阳衰，致津液凝滞而成。症见阳虚运化水液不利，聚而痰饮互生，心痛心悸，累及两胁，脉沉而微，以《外台秘要》茯苓饮加减。此案阴寒日久沉积，使脉沉而不显。寒水上溢，发为心悸，故以阳药散寒化湿。壮脾阳以济心阳，使悸自除。

(4)脾肾阳虚

案例

沈四四，眩晕怔忡，行走足肢无力，肌肉麻木，骨骸色变，早晨腹鸣瘕泄，此积劳久伤阳气，肝风内动，势欲痿厥，法当脾肾双补，中运下摄，固体治病。脾肾双补丸山药粉丸，缪仲淳方。(《临证指南医案·痿》)

按语: 脾肾阳虚，叶天士多责之以奇经亏虚论。"夫奇经，肝肾主司为多。"肝肾二脏，乙癸同源，精血相生，若积劳劳伤阳气;或纵欲伤精;或"常有梦遗，阴精不固";"或高年下焦空虚"，皆可累及肝肾，伤及精血，致少阴肾气失纳，阳浮不肯潜伏，心肾不交，心神难宁，喘而心悸者，宜温养奇脉，填纳固摄。叶天士谓:"由精伤及神气，法当味厚填精，质重镇神，佐酸以收之，甘以缓之……"药多用熟地黄、人参、龙骨、枸杞子、五味子、山药、茯神、牛膝、肉苁蓉、紫河车胶、紫石英、小茴香、当归、胡桃肉、沙苑子、补骨脂、桑椹、大枣等，择而用之。其立法主旨，诚如天士所云"肝肾下病，必留连及奇经八脉，不知此旨，宜乎无功""下焦之病，多属精血受损"宜"柔剂温通"，而草木药饵，总属无情，不能治精血之惫，当以血肉充养，通补奇经。他还指出:"当归小茴香，拌炒焦黑，以通肝脏脉络之阳，又辛散益肾也。"且甚赞紫石英有"镇固冲脉，兼以包固大气之散越"的作用。叶天士以此法治多梦纷扰，头面时热，目下肉，心悸怔忡，四末汗出，两足跗肿，常冷不温，走动数步即吸短欲喘者。

（5）营阴亏耗

案例

某姬，脉右虚左数，营液内耗，肝阳内风震动，心悸眩晕少寐。

生地　阿胶　麦冬　白芍　小麦　茯神　炙草（《临证指南医案·肝风》）

按语：病久营络受损包络凝瘀，血失灌溉，心少滋荣，则神伤不宁者，又宜辛润通络之余，养心和营。药取辛润宣通之品。若血络瘀阻，胁痛心悸，嗌干舌燥者，可用本法治之。营阴枯槁，心悸嘈杂咳嗽，治宜养阴复脉，用炙甘草汤去姜、参，加牡蛎、白芍，或以贞元饮；营液内耗，肝阳内风震动，症见心悸眩晕少寐，脉右虚左数，治以养营息风，以生地黄、阿胶、麦冬、白芍、小麦、茯神等治之；若气分早亏，风阳动泄，症见汗出心悸，治宜静药和阳，以阿胶鸡子黄汤加减治之；若失血后，营液损伤，络脉空隙，症见心悸怔忡，胁下动，治以甘缓平补，以枸杞子、柏子仁、生地黄、酸枣仁、茯神、白扁豆治之；若失血，心悸头眩晡热，脉虚数，治宜补心肾阴液，以淡菜、牛膝炭、白扁豆、茯苓、藕节、糯稻根须等治之；若烦劳伤营，心悸脘痛，治宜补营温通，以当归桂枝汤加减。

（6）心肾不交

案例 1

徐四二，心肾精血不安，火风阳气炽，失血眩晕，心悸溺精，若过用心作劳，不能复元矣。

熟地　黄肉　山药　茯神　芡实　远志　建莲　五味　海参胶（《临证指南医案·吐血》）

按语：肾阴亏损，阴精不能上承，因而心火偏亢，亦可出现心悸。治疗以填补肾经为主，宁心安神固涩为辅。

案例 2

某，心肾不交，心悸内怯，阳痿不举。

淮小麦　枣仁　远志　柏仁　龙齿　建莲。(《未刻本叶氏医案》)

按语：此案心悸与阳痿不举并见是其特点，心悸责之肾水不上济心阴，使心火上浮；阳痿责之心火不降以应肾阳，使阳气不潜。治之以沟通心肾，小麦、酸枣仁之品敛阴增液，龙齿以潜阳，建莲以收涩。

（7）肝胃不和

案例

梁，木火体质，复加郁勃，肝阴愈耗，厥阳升腾，头晕目眩心悸，养肝息风，一定至理，近日知饥少纳，漾漾欲呕，胃逆不降故也，先当泄木安胃为主。

桑叶一钱　钩藤三钱　远志三分　石菖蒲三分　半夏曲一钱　广皮白一钱半　金斛一钱半　茯苓三钱 (《临证指南医案·肝风》)

按语：肝为风木之脏，赖血以滋养，则和畅敷荣，疏泄调达。若肝体素亏，木火偏亢，复加郁勃，肝阴愈耗，则厥阴升腾化风，冲肆横逆，乘心犯胃，胃逆不降，而心悸、眩晕、漾漾欲呕。叶天士立平肝泄木，和胃安神一法。其方用桑叶、钩藤、远志、石菖蒲、半夏、陈皮、石斛、茯苓。方中桑叶、钩藤泄木清肝；半夏、陈皮、茯苓降逆和胃；远志、菖蒲辛香理郁宁神；石斛养阴清热。若阳升不降，风火内旋，以致气撑至咽，心中溃溃，悸动不宁者，又宜介类以潜之，辛甘凉润以濡之，微苦以清之。药用石决明、钩藤、橘红、茯神、羚羊角、桑叶、菊花。凡木火之质，形瘦色苍之人，悒郁不舒，而见上述诸症，可用上法裁而用之。

结语：叶天士在论治心悸时，往往从整体辨治，主张"治法宜惟理偏"，从虚实入手，详审病机，并不一味依靠金石重镇。叶氏用药多用淮小麦、茯神、远志、人参、丹参、玄参、酸枣仁、柏子仁等，金石之品仅为龙骨、牡蛎、龙齿、紫石英、琥珀等几味。

3. 不寐

邵新甫曰："不寐之故，虽非一种，总是阳不交阴所致。"叶天士辨治不寐多从里证入手，"或焦烦过度，而离宫内燃，从补心丹及酸枣仁汤法。或忧劳愤郁，而耗损心脾，宗养心汤及归脾汤法"（《临证指南医案·不寐》）。叶天士基于前人基础上，提出咸苦酸收之法以填实肝肾，治疗肝肾阴亏阳浮，从而改善睡眠，值得重视。

（1）火郁少阳

案例

吴，少阳郁火，不寐。

丹皮　半夏　钩藤　桑叶　茯苓　橘红（《临证指南医案·不寐》）

按语：少阳郁火内扰，心烦口苦，治之以轻宣少阳相火，以桑叶、钩藤、牡丹皮轻清少阳郁火，半夏、橘红、茯苓化痰降气安胃，痰火降，寐自安。

（2）心火炽盛

案例

倪，多痛阳升，阴液无以上注，舌涸赤绛，烦不成寐，当益肾水以制心火。

鲜生地　玄参　麦冬　绿豆皮　银花　竹叶心（《临证指南医案·不寐》）

按语：肾水上济不利，或因思虑过多郁于心经化热不寐，多痛阳升，舌涸赤绛，宜补肾水以纳心火，使心火有制，方药以清宫汤加减；若不能寐，舌心辣痛，以生地黄、川贝母、玄参、麦冬、茯神、灯心草加减治之。

（3）痰饮作祟

案例 1

顾四四，须鬓已苍，面色光亮，操心烦劳，阳上升动，痰饮亦得上溢，《灵枢》云：阳气下交入阴，阳跷脉满，令人得寐，今气越外泄，阳不入阴，勉饮酒醴，欲其神昏假寐，非调病之法程，凡中年已后，男子下元先损，早上宜用八味丸，暇时用半夏秫米汤。阳跷脉虚（《临证指南医案·不寐》）

案例 2

赵_氏，呕吐眩晕，肝胃两经受病，阳气不交于阴，阳跷穴空，寤不肯寐，《灵枢》方半夏秫米汤主之。（《临证指南医案·不寐》）

按语：《素问·逆调论》："胃不和，卧不安。"饮食不节，脾虚生痰，症见寤不肯寐，面色光亮，呕吐眩晕，气逆填脘，阳气不交于阴，治宜化痰和胃，半夏秫米汤加减，温胆汤、滚痰汤加减亦可；若痰饮夹热，症见咽燥不成寐，冲逆心悸，震动如惊，肢肌麻木，治宜通摄兼进，以十味温胆汤合秫米汤加减治之。

（4）阴虚阳亢

案例

某_{三三}，寤不成寐，食不甘味，尪羸，脉细数涩。阴液内耗，厥阳外越，化火化风，燔燥煽动，此属阴损，最不易治，姑与仲景酸枣仁汤。

枣仁_{炒黑，勿研，三钱}　知母_{一钱半}　云茯神_{三钱}　生甘草_{五分}　川芎_{五分}（《临证指南医案·不寐》）

按语：肝肾阴精不藏于下，或因常年劳损累及，或因久服辛香燥烈之品，肝肾阴虚，肝阳借势上扬不降，化火化风，燔燥煽动，症见夜不寐，或食入即呕，神识不静不寐，或寤不能寐、食不甘味，尪羸，脉细数涩，治宜养阴清热，酸枣仁汤加减；若心有狐疑，入夜心事交集，不寐，治宜潜阳益阴，甘麦大枣汤加减；阳亢伤阴，内风不息，左寸关弦动甚锐，以益阴和阳，补心丹加减；若肝肾亏甚，症见不寐外，心腹灼热，宜咸苦酸收，以介属之咸，佐以酸收甘缓，龟甲胶、淡菜、熟地黄、黄柏、茯苓、山茱萸、五味子、远志加减治之。

（5）心脾两虚

案例

某四二，脉涩，不能充长肌肉，夜寐不适，脾营消索，无以灌溉故耳，当用归脾汤意温之。

嫩黄芪　於术　茯神　远志　枣仁　当归　炙草　桂圆　新会皮（《临证指南医案·不寐》）

按语：患者夜寐不适，肌肉消瘦，脉涩，治宜甘益心脾，归脾汤加减。

（6）惊伤心神

案例

惊目外触，恐自内起。内经论惊必伤肝，恐则伤肾。丹溪谓上升之气，多从肝出，谓厥阳暴升莫制，则气塞于上，阴不上承，即天地不能交泰，而为痞塞。至于梦扰筋缩，乃精气不能护神，神无所依，用药当镇其怯，益其虚，渐引道以致二气之交合，是为医之能事。妙香散（《三家医案合刻·卷一》）

按语：惊恐伤神，症见梦扰筋缩，治宜镇怯益虚，妙香散（人参、茯苓、远志、酸枣仁、当归、龙眼肉、新会皮、炙甘草）加减。

结语：叶天士治疗不寐的医案当中，还缺少我们常见的证型，如心肾不交的交泰丸证；心虚胆怯的安神定志丸证；血虚阳亢的珍珠母丸证；以及血瘀不运引起的血府逐瘀汤证等，需要我们在研读其他著作时揣摩。

4. 癫

癫病主要特征为精神抑郁、表情淡漠、沉默痴呆、语无伦次、静而少动。癫病，最早语出《灵枢·癫狂》，"诸躁狂越，皆属于火"说明火邪扰心可发癫病。"得之忧饥""大怒""有所大喜"等记载，说明情志因素亦可致病。《难经·二十难》提出了"重阴者癫""重阳者狂"，使癫病和狂病有所分别。金元时期又有河间"心火旺，肾水衰，乃失志而狂越"。丹溪又提出癫狂与"痰"的关系。叶天士在总结先人经验基础上从以下几方面论治癫病。

（1）阳化内风

案例1

叶二九，五志阳升，神识迷惑，忽清忽甚者，非有形质之邪，乃热气化风上巅，致于竟夜不寐，攻痰疏利，决不效验，先以极苦之药，冀其亢阳潜降。

生地　龙胆草　丹参　木通　山栀　芦荟　青黛　薄荷（《临证指南医案·癫痫》）

按语：因情志不遂而起，或素体阴虚无以制阳，使阳动风起，使神识迷惑，忽清忽甚，竟夜不能寐，治宜极苦之药，潜降亢阳，以龙胆泻肝汤加减。

案例2

某，平昔操持，身心皆动，悲忧惊恐，情志内伤，渐渐神志恍惚，有似癫痫，其病不在一脏矣，医药中七情致损，二千年来，从未有一方包罗者，然约旨总以阴阳迭偏为定评，凡动皆阳，当宗静以生阴是议，阳乘于络脏阴不安，敛摄镇固，久进可效，家务见闻，必宜屏绝，百日为期。

人参　廉珠　茯神　枣仁　炙草　生龙骨　萸肉　五味　金箔（《临证指南医案·癫痫》）

按语：劳心太过，心火亢旺，阳动莫制，治以镇心安神。方中人参、山茱萸、五味子、酸枣仁、茯神、炙甘草补养心营，廉珠、生龙骨、金箔重镇潜阳安神。

（2）心肾不交

案例

某，癫疾，脉不鼓指，议交心肾，益神志。

生地　龟甲　黄柏　川连酒炒　菖蒲　茯神　远志　山栀　竹叶（《临证指南医案·癫痫》）

按语： 肾阴虚，心火旺，坎离不通。患者神烦舌干，脉不鼓指，治宜沟通心肾，药用生地黄、鳖甲、黄柏、川黄连、石菖蒲、茯神、远志、栀子、竹叶加减。

5. 狂

狂病以精神亢奋、狂躁刚暴、喧扰不定、毁物打骂、动而多怒等特征。狂证首见于《灵枢·癫狂》，多因七情不遂，五志化火，痰蒙心窍或因热盛邪入心包所致。多见发作刚暴，骂詈不避亲疏，甚者持刀持杖，登高而歌，弃衣而走，逾垣上屋，力大倍常；或多食，或卧不知饥，妄见妄闻，妄自尊大，妄走不止，日夜无休，脉多弦滑数。

（1）阳气上逆

案例

倪，骤然惊惕，阳气上逆，遂神呆不寐，倏尔叫喊，不食不饥不便，有癫痫之象。龙荟丸二服。（《临证指南医案·癫痫》）

按语： 阳气上逆无制而狂，症见神呆不寐，狂乱，倏尔叫喊，不食不便，治宜苦药清降，用当归芦荟丸加减。

（2）胆热痰扰

案例

褚，气郁，肝不疏泄，神狂谵语，非是外感，乃七情内伤之病，先进涤痰汤法。

川连　胆星　石菖蒲　半夏　钩藤　山栀　远志　橘红（《种福堂公选医案》）

按语： 肝郁气滞，使肝失疏泄，胆火内生兼夹痰阻扰神。症见神狂谵语，治宜清泄痰热，以涤痰汤加减。

（3）木火扰心

案例

吴，惊狂，乃木火扰动，虽得平静，仍心悸怔忡，夜卧不寐，诊脉虚细如丝，已非痰火有余，议补心丹，以理心之用。

人参　茯神　枣仁　玄参　丹参　天冬　麦冬　生地　川连　柏子仁　菖蒲　桔梗　远志。（《临证指南医案·癫痫》）

按语：惊狂之后，症见心悸怔忡，夜卧不寐，脉虚细如丝，为木火扰心。治宜理心之用，天王补心丹加减。

6. 痫

痫病为突然昏倒、不省人事、口吐涎沫、两目上视、肢体抽搐伴口中发出猪、羊等声音为特征。痫病首见于《灵枢·寒热病》，隋代巢元方《诸病源候论》描述了此病的临床特点，认识到是一种发作性的神志失常的疾患。元代朱丹溪认为痫证的发病，与痰浊关系密切。明代《简明医彀》曾描述"此病皆由惊动其神，使脏气不平，郁而生涎，闭塞诸经，痰涎壅积，变热生风"。

（1）痰浊内生

案例

孙十八，神呆，脉沉。因惊恐以致痫疾，语言不甚明了，此痰火阻其灵窍。深戒酒肉厚味，静室善调，经年可愈。

黄连　黄芩　山栀　枳实　橘红　胆星　菖蒲　远志（《临证指南医案·癫痫》）

按语：因素体痰浊壅盛，闭塞关窍，可见忽然神迷，逾时清醒，病起一年，频发渐近，脉细弱，治宜宣通神明，兼理痰气，青州白丸子加减合白金丸；若加痰火阻窍，症见惊恐神呆致痫虽未见动风，但语言不甚明了，脉沉，治宜清火化痰开窍，黄连温胆汤加减。

（2）风阳内动

案例

金二十，痫厥，神呆肢强。

犀角　羚羊角　元参　菖蒲　炒半夏　炒远志　郁金　橘红（《临证指南医案·癫痫》）

按语： 心肝火旺而动风，症见惊恐，遂发发宿痫、痫厥，动风，神呆肢强，吐痰呕逆，不言，治宜清肝化痰开窍，羚羊角、石菖蒲、胆南星、远志、连翘、钩藤、天麻、橘红加减治之。

（3）阴虚火旺

案例

曹十四，春病及长夏，痫厥屡发，前用龙荟丸意，苦泄肝胆，初服即泻，此久病阴分已虚，议理阴和阳，入酸以约束之。

生鸡子黄　阿胶　川连　黄柏　生白芍　米醋（《临证指南医案·癫痫》）

按语： 久病阴虚，无以制亢阳，治宜以酸味约束，黄连阿胶汤加减；下焦不足者填摄下焦，潜阳息风，药多用熟地黄、天冬、虎骨、龟甲、茯神、牛膝、牡蛎、黄柏、海参、川石斛、湘莲。

（4）血瘀为重

案例

叶氏，每遇经来紫黑，痫疾必发，暮夜惊呼声震，昼则神呆，面青多笑，火风由肝而至，泄胆热以清神，再商后法。

丹皮　丹参　细生地　黑山栀　茺蔚子　胡黄连

调入琥珀末。（《临证指南医案·癫痫》）

按语： 女性经来紫黑，出现痫疾，是瘀血不行，风火上行。治宜泄胆行血以清神，上方凉血活血，引热下行。

结语： 以上癫、狂、痫三篇，都是临床上常见的情志病。《临证指南医案》

中龚商年曾总结叶天士治法:"狂之实者,以承气白虎,直折阳明之火,生铁落饮,重制肝胆之邪,虚者当壮水以制火,二阴煎之类主之,癫之实者,以滚痰丸,开痰壅闭,清心丸泄火郁勃,虚者当养神而通志,归脾枕中之类主之,痫之实者,用五痫丸以攻风,控涎丸以劫痰,龙荟丸以泻火,虚者当补助气血,调摄阴阳,养营汤河车丸之类主之,狂癫痫三症治法,大旨不越乎此,今如肝风痰火者,苦辛以开泄,神虚火炎者,则清补并施,肝胆厥阳化风旋逆者,以极苦之药折之,神志两虚者,用交心肾法,劳神太过者,宗静以生阴意,为敛补镇摄,方案虽未详备,而零珠碎玉,不悉堪为世宝哉,医者惟调理其阴阳,不使有所偏胜,则郁逆自消,而神气得反其常焉矣。"虽然现存叶天士治疗癫、狂、痫病医案不多,但每案辨证精确巧妙。叶天士论治癫、狂、痫,实则重视痰、火、风邪相并,多从肝胆入手;虚则重视养阴潜阳定志安神,以调心肾为主。

(六)内科杂病五

1. 遗精

遗精,即不因性生活而精液遗泄的病症,因梦而遗为"梦遗",清醒时精液流出为"滑精"。本病首载于《内经》,该书称之为"精自下",《灵枢·本神》指出"心怵思虑则伤神,神伤则恐惧,流淫而不止。恐惧而不解则伤精,精伤骨酸痿厥,精时自下",其中指出了因思虑、恐惧等精神状态与遗精的密切联系。《金匮要略》中称遗精为"失精",认为是由虚劳引起,《金匮要略·血痹虚劳病脉证并治》中"夫失精家,少腹弦急,阴头寒,目眩,发落""梦失精,四肢酸痛,手足烦热,咽干口燥",以桂枝加龙骨牡蛎汤治之。隋唐时期,《诸病源候论》认为"肾气虚损,不能藏精,故精漏失",此论为后世肾虚遗精理论奠定了基础。宋之后,《普济本事方》将其分为遗精和梦遗,并认为此病多是"心肾不交"证。金元时期,朱丹溪提出"相火论",指出"肝与肾皆有相火,每因心火动则相火亦动"。叶天士总结前人经验,大体治法如下。

（1）阴虚阳动

案例

某四十，梦遗精浊，烦劳即发，三载不痊，肾脏精气已亏，相火易动无制，故精不能固，由烦动而泄，当填补下焦，俾精充阳潜，可以图愈。

熟地八两　麦冬二两　茯神二两　五味二两　线胶四两　川斛膏四两　沙苑二两　远志一两　芡实三两　湖莲三两

金樱膏丸。（《临证指南医案·遗精》）

按语：叶天士认为"夫精之藏制虽在肾，而精之主宰则在心"。故心火之久动妄动，可伤及肾水，使水不涵火，使相火浮越，扰动精室，应梦而泄。另外患者素体阴精不足，相火不敛扰动，也出现遗精。叶氏常以厚味填之，介以潜之，多以三才封髓丹；若阴虚日久者，峻补真阴以敛相火，再泻水中浮火。

（2）湿热扰动

案例

吴二二，病形在肾肝，但得泻头中痛微缓，少腹阴囊亦胀，想阴分固虚，而湿热留着，致腑经之气，无以承流宣化，理固有诸，先泄厥阴郁热，兼通腑气再议。

龙胆草　胡黄连　萆薢　丹皮　茯苓　泽泻（《临证指南医案·遗精》）

按语：叶天士有云"高粱酒肉，饮醇厚味之人，久之脾胃酿成湿热，留伏阴中，而为梦泄者"。可见患者遗精频作，或尿时少量精液外流，小溲热赤泄浊，由此湿热下注，扰动精室；湿热注于膀胱则分利失职而为诸症。治法宗清利湿热之法，切不可妄用固涩之法。此案重在肝经湿热不去，故以泻肝为主佐以利湿清热之品。

（3）肾关不固

案例

宋二三，无梦频频遗精，乃精窍已滑，古人谓有梦治心，无梦治肾，肾阴久损，阳升无制，喉中贮痰不清，皆五液所化，胃纳少而运迟，固下必佐健中。下损及中兼治脾胃。

人参　桑螵蛸　生龙骨　锁阳　芡实　熟地　茯神　远志

金樱膏丸。（《临证指南医案·遗精》）

按语：先天不足或手淫恶习、房劳过度等均可导致肾精失脱，有失封藏，出现梦遗及滑精。腰为肾之府，因而会出现腰膝酸软。阴虚生内热，可出现低热颧赤，心烦，咽干，阴虚阳浮，逼液外出而成盗汗。针对此证，叶天士多用"填精固摄"之法，如治某阴精不固，症见头面热，目下肉眴，心悸怔忡，四末汗出，两足浮肿，常吸短欲喘，叶氏认为此"少阴肾气氏纳，阳浮不肯潜伏之证，况多梦纷纭，由精伤及神气，法当味厚填精，质重镇神，佐酸以收之，甘以缓之"。本案重在肾阴不足，虚阳上浮。故药重用收涩、养阴之品，兼顾脾胃。

（4）阴虚失固

案例

又，交霜降，络中陡然热蒸，肢节皆麻，火风震动，多因脾肾液枯，议用二至百补丸意，斑龙二至百补丸加黄柏。（《临证指南医案·遗精》）

按语：遗精频频，或先天真阴不足，则已累及肝肾阴血。若阴虚火旺者，久则最易耗损，肾阴亏虚导致肾虚不藏，精关不固。叶氏认为"脾肾液枯而为遗精者，用二至百补丸"以"养阴固涩"，若兼见相火略有妄动，则予盐汤送服滋肾丸。

（5）肝郁脾虚

案例

客邸怀抱不舒，肝胆郁遏，升降失度，气坠精开为遗泄，地、萸、龙、牡钝涩，气郁者更郁。理气和肝获效，未经调理全功。当今冬令温舒，收藏之气未坚，失血之后胸中隐隐不畅，未可凝阴，只宜降气和血。

钩藤钩　降香　米仁　郁金　茯苓　杜苏子　丹皮　炒桃仁（《叶氏医案存真》）

按语：因脾虚为先，土虚木壅，或素体木火为盛者，易见怀抱不舒，肝胆郁遏，升降失调，气坠精开，症见遗泻失血，胸中隐隐不畅，曾用地、黄、龙、牡涩补无效，治宜和肝理气。开郁则火散，不扰封藏，遗泄自止。

结语：遗精，在叶天士以前医家多以肾失固摄、相火妄动等方面进行辨证论治。叶氏治疗遗精除考虑以上因素外，还有"通涩相用"、从奇经论治等特点，每获良效。叶氏曾说"纯以补涩，决不应病……与通涩两用""阴虚汗泄精遗，理应固涩，但先哲涩固之药，必佐以通滑，以引导涩味，医知斯理者鲜矣，用药常以芡实、湖莲、山茱萸等固涩，以茯苓、猪苓、泽泻等通利"。叶氏奇经辨证理论是叶氏的又一亮点，遗精亦可在其指导下诊治。患者肝肾久虚，叶氏有"治肝治肾不知治八脉之妙"的论断，常用龟甲、鹿角、鹿角霜、紫河车膏、鱼鳔胶等填补奇经，以助其升固。另外，叶氏还认为遗精与心神不宁有一定联系，常以坎离交媾、水火既济为治法，使心肾相交。

2. 淋浊

淋，即小便频数短涩，淋沥刺痛，小便拘急引痛为主症的病证。浊，有尿浊和精浊之分。尿浊指小便浑浊，白如泔浆，但无疼痛滞涩感。精浊，指尿道口流出浑浊的精样物，但尿色并不浑浊。叶天士辨治淋浊的显著特点即是分别气血、虚实，并归纳总结了淋浊和脏腑的联系，提出"淋属肝胆，浊属心肾"的著名观点，在临床上有重要的指导意义。

（1）实证

①湿热下注

案例

魏，脉数垂，淋浊愈后再发，肛胀便不爽，余滴更盛。

萆薢　猪苓　泽泻　白通草　海金沙　晚蚕砂　丹皮　黄柏（《临证指

南医案·淋浊》）

　　按语：湿热是引起淋浊的主要原因之一，《临证指南医案》中记述叶天士的观点"湿热下注，溺痛淋浊，先用分利"。若症见溺痛淋浊，腹中气坠，脉数垂等，以苦辛寒之品，分利湿热为要，多用萆薢、淡竹叶、瞿麦、萹蓄等；或以桂苓甘露饮及五苓散加减治之；若兼见少阴不足者，以咸苦坚阴泄湿之法，牡蛎、赤苓、黑豆皮、苦参、远志、萆薢加减；若心肝火炽者，心火叶氏多以导赤散加减，并以用知母、黄柏以清龙雷之火，肝火多用龙胆泻肝汤及当归芦荟丸加减。

　　②精瘀阻窍

　　案例

　　李，败精凝隧，通瘀痹宣窍已效。

　　生桃仁　杜牛膝　人中白　生黄柏　麝香二分，调入（《临证指南医案·淋浊》）

　　按语：败精瘀阻也是叶案中淋浊的一类病因。多见遗后痛浊转甚、有血块窒塞，尿管大痛，不能溺出，少腹坚满，大便秘涩等，治宜滑利通阳，辛咸泄急，宣窍通淤，多以虎杖散加减；如若年老虚损重者，以当归、小茴香、穿山甲、枸杞子、沙苑子。本案以桃仁和牛膝通瘀；以人中白、黄柏化瘀中之热；麝香开通窍闭。

　　③气闭成淋

　　案例

　　某氏，气闭成淋。

　　紫菀　枇杷叶　杏仁　降香末　瓜蒌皮　郁金　黑山栀

　　又，食入痞闷，小便淋痛。照前方去紫菀、山栀，加苡仁。（《临证指南医案·淋浊》）

　　按语：如遇上焦肺气闭阻，导致小便淋痛，治以紫菀、枇杷叶、瓜蒌皮等宣肺开闭。如中下焦气闭，或阳虚治郁闭常选青皮、陈皮、乌药、枳壳之属，李中梓治淋八法中已有详论。

④心肝火盛

案例1

黄，心热遗于小肠，则为淋浊。用药以苦先入心，而小肠火腑，非苦不通也。既已得效，宗前议定法。

人参　黄柏　川连　生地　茯苓　茯神　丹参　桔梗　石菖蒲（《临证指南医案·淋浊》）

案例2

许十八，血淋，尿管溺出而痛，脉沉实，形色苍黑。治从腑热。

芦荟　山栀　郁李仁　红花　当归　酒大黄　龙胆草　丹皮（《临证指南医案·淋浊》）

按语： 心火下遗于小肠和肝经湿热下注是淋病的常见类型，选用导赤散或龙胆泻肝汤加减。

（2）虚证

①阴虚湿热

案例

吴二四，久疮不愈，已有湿热，知识太早，阴未生成早泄，致阳光易升易降，牙宣龈血，为浊为遗，欲固其阴，先和其阳，仿丹溪大补阴丸，合水陆二仙丹，加牡蛎金樱膏丸。（《临证指南医案·淋浊》）

按语： 素体阴虚，感及湿热外邪，或湿热内蕴，症见淋浊茎痛，牙宣龈血，遗精目暗，脉左入尺或脉数，其治虽宜清热，亦必兼顾阴液，大补阴丸或滋肾丸加减；若老年下元亏虚，又常饮火酒，酒毒入肝，则见阳坠入阴，精腐即化紫黑之色，宿者出窍，新复淤结，溺出不痛，非久积宿腐，治宜补肾清肝。

②肾气不摄

案例

戈四五，脉左细劲，腰酸，溺有遗沥，近日减谷难化，此下焦脏阴虚馁，渐及中焦腑阳，收纳肝肾，勿损胃气。

熟地　杞子　柏子仁　当归身　紫衣胡桃　补骨脂　杜仲　茯苓　青盐

蜜丸。(《临证指南医案·淋浊》)

按语：兼见腰酸，溺有遗沥，或血淋管痛，每溺或大便坠下更甚，脉左细劲，治宜收纳肝肾，温补肾阳，益火暖土。

③奇经虚损

案例

夏六三，案牍神耗，过动天君，阳燧直升直降，水火不交，阴精变为腐浊，精浊与便浊异路，故宣利清解无功，数月久延，其病伤已在任督，凡八脉奇经，医每弃置不论，考孙真人九法，专究其事，欲涵阴精不漏，意在升固八脉之气，录法参末。

鹿茸　人参　生菟丝粉　补骨脂　韭子　舶茴香　覆盆子　茯苓　胡桃肉柏子霜

蒸饼为丸。(《临证指南医案·淋浊》)

按语：正经如沟渠，奇经为湖泽，肝肾久虚，累及奇经，发为淋浊。此类淋浊，"宣利清解无功"，其病已伤至任督，治宜理阳通补，升固八脉之气。叶天士曾说"八脉隧道纡远，泛然补剂，药力罔效……须用血肉填补固涩，庶可希其获效"，用青囊斑龙丸加减或鹿茸、人参之属通达奇经之药。

结语：叶天士诊淋浊时，以分清虚实为要。在脏腑所属分类上，认为淋之病因多由肝胆，浊之病因多属心肾。在《叶氏医案存真》一书中"治淋治疝，不越子和辛香流气，即从丹溪分消泄热，今形脉已衰，当从虚论"，他认为虽然淋浊以实证居多，但遇虚证则不可守旧，该补则补。其中，叶氏奇经理论为纲治疗虚损所致淋浊，对后世影响颇为深远，值得深入挖掘。

3. 阳痿

叶天士治疗阳痿首先重视疏解少阳之郁，其次强调心肾相交，认为阳气既伤，真阴必损，不可纯用刚热燥涩之补。有因思虑烦劳而成者，则心脾肾兼治。医案虽不多，但对临床启发颇深。

（1）湿热成痿

案例

夏三十，阴筋曰宗筋，肝主之，冷则筋缩，热则弛长。少壮茎痿，起于长夏，天气已热，地中湿蒸。《内经》病机一十九条例，谓曰湿者，大筋软短，小筋弛长，软短为拘，弛长为痿。此虽统论痿症而言，非指茎痿立论，然理亦相通。今逾年不愈，大暑时令诊得脉象，非下焦阳衰，两目红赤。想经营繁冗之劳，阳气交蕴化热，而烁筋致痿矣。法当苦以坚阴，燥以胜湿，介以潜阳，湿去热清，自有愈期。

生虎骨　熟地　苍术　黄柏　茯苓　龟板　石决明　天冬（《种福堂公选医案·阳痿》）

按语： 饮食肥甘厚味使痰湿郁于体内化热，下侵及肝经，见少壮茎痿，治宜苦以坚阴，宗丹溪法以治以虎潜丸加减。

（2）阳郁不伸

案例

徐三十，脉小数涩，上热火升，喜食辛酸爽口，上年因精滑阳痿，用二至百补通填未效，此乃焦劳思虑郁伤，当从少阳以条畅气血。

柴胡　薄荷　丹皮　郁金　山栀　神曲　广皮　茯苓　生姜（《临证指

南医案·阳痿》）

按语：患者肝郁日久，气滞血瘀，兼见郁火，可致阳痿滑精，上热火升，喜食辛酸爽口，脉小数涩等，经用补益肾元而未见效果，治当从少阳肝胆为主，以条畅气血为法。

（3）心肾不交

案例

仲二八，三旬以内，而阳事不举，此先天禀弱，心气不主下交于肾，非如老年阳衰，例进温热之比，填充髓海，交合心肾宜之。

熟地　雄羊肾　杞子　补骨脂　黄芪　远志　茯苓　胡桃　青盐

鹿筋胶丸。（《临证指南医案·阳痿》）

按语：先天不足或后天失养，心火炎上，肾水流下，心肾失交，症见阳痿者，以沟通心肾，用熟地黄、羊肾、枸杞子等填充之品，不宜温热。

（4）精血亏虚

案例

王五七，述未育子，向衰茎缩，凡男子下焦先亏，客馆办事，曲运神思，心阳久吸肾阴，用斑龙、聚精、茸珠合方。（《临证指南医案·阳痿》）

按语：劳伤气血，致使精气匮乏者，治宜峻补真元，叶氏多责之奇经虚损，多用血肉有情之品，如斑龙丸（鹿角胶、鹿角霜、熟地黄、菟丝子、柏子仁）。

结语：叶天士治疗阳痿医案中，多用上文提及之法。华岫云在《临证指南医案》中的评语颇具总结性，"男子以八为数，年逾六旬，而阳事痿者，理所当然也……盖胃为水谷之海，纳食不旺，精气必虚，况男子外肾，其名为势，若谷气不充，欲求其势之雄壮坚举，不亦难乎，治惟有通补阳明而已。"字字珠玑，其意已明。虽然现存叶天士治疗阳痿的医案数量较少，但从中不难看出其精准的辨证，在分清虚实寒热后，真元亏虚者峻补真元、损及奇经者温镇固摄、思虑烦劳者心脾兼治、郁而化火者则之于胆，以此为法度，收获良效。

（七）内科杂病六

1. 郁病

郁病的产生即可因于外邪亦可因于内伤。叶天士在前人的基础上，华岫云指出"郁则气滞，气滞久则必化热，热郁则津液耗而不流，升降之机失度，初伤气分，久延血分，延及郁劳沉疴，故先生用药大旨，每以苦辛凉润宣通，不投燥热敛涩呆补，此其治疗之大法也"。细细研读叶天士医案，杂病中以情志为病居多，而尤以郁者为先。叶天士剖析郁证病机颇为精辟透彻，其治法在继承前人经验的基础上，更是师古而不泥古，多有创新。

（1）肝脾不调

案例 1

吴四一，操持过动，肝胆阳升，胃气日减，脉应左搏，从郁热治。

丹皮　黑山栀　薄荷梗　钩藤　广皮　白芍　茯苓　神曲（《临证指南医案·郁》）

按语："木火郁而不泄，阳明无有不受其戕。"对情志抑郁，肝旺脾虚，木乘土者总以泻木安土为大法，以脾胃虚实轻重为补泻之尺度。木旺较之土虚偏盛，病在木者。叶氏遵《内经》之旨用辛散以理肝，酸泄以柔肝，甘缓以益肝。因肝胆相火内寄，若"气郁化热，则非凉剂无以和平"，须以桑叶、牡丹皮、山栀子、菊花、川贝母、石斛等清泄少阳相火为要。若肝胆风火上引头面，筋掣不舒或神呆脉数者加羚羊角、犀角、郁金、菖蒲、薄荷梗清火息风开窍。若郁伤肝络，胁肋少腹胀痛，当以疏肝通络，用金铃子散加香附、木香汁、五灵脂、紫苏梗等疏肝理气止痛；气郁久结为瘕疝者，加炒小茴香、青皮、橘核、川楝子、生牡蛎等疏肝理气、散结温通之品。若少阳胆木郁热吞酸、口苦、心烦者，用温胆汤加桑叶、牡丹皮、山栀子等轻清少阳郁火。若久郁气火上升反自觉冷者，非真寒也，皆气痹不通之象，当宗丹溪"上升之气从肝胆相火"，治以生地黄、阿胶、玄参、丹参、石斛、黑豆皮养阴清热。

案例 2

沈四三，脉虚涩，情怀失畅，肝脾气血多郁，半载不愈，难任峻剂，议以局方逍遥散，兼服补中益气，莫以中宫虚塞为泥。(《临证指南医案·郁》)

按语：本案属于土虚较之木旺偏重，病在土者。由于脾胃为气机升降之枢纽，用药忌滋腻阻碍气机之品。若肝郁不疏，气机受阻，影响脾胃升降而生痞胀者，用半夏泻心汤法辛开苦降，但叶氏嘱姜、半之辛开，芩、连之苦降，总属克伐之品，中年以后不宜久用。若肝郁脾虚，气血郁热，则用泄少阳、补太阴法，用逍遥散加人参、牡丹皮、郁金等，使气血流行则郁热可解；若脾虚甚而久病不愈者，以逍遥散加补中益气汤法；若食少寐差，则用六君加牡丹皮、桑叶以补土泻木。若肝郁化火，冲侮胃土而胃痛，吞酸呕吐，用泻木安土法，以人参、茯苓、半夏、干姜通补胃土，川楝子、吴茱萸疏木降逆。若气火上郁，胸脘胀痛呕涎，则用丹溪越鞠丸去术、芎加竹茹、瓜蒌皮、半夏、杏仁等宣肺化痰之品。若久郁痰凝气滞，宣通从阳明厥阴立方，以半夏厚朴汤加白术、吴茱萸、香附、山楂理气宽中，开郁化痰。

此案对疏肝、补中二法在临床治疗郁病有深刻的指导意义。细查逍遥散与补中益气汤的药物组成，不难发现两方中均有升提、疏肝之品柴胡，与健脾之术、苓等。实际运用中，逍遥散以疏肝（升提）为主，补中益气汤则以补脾胃为主，升提（疏肝）为辅。故在临床上，郁病患者脾虚症状重者，可考虑优先使用补中益气汤；肝郁重者，则可用逍遥散类。

（2）郁伤心脾

案例

陆_{二六}，心脾气结神志不清。

人参　桔梗　乌药　木香（《临证指南医案·郁》）

按语： 忧思太过，郁火上逆扰心，营血暗耗，心脾失养，当宗养心汤及归脾汤加牡丹皮、栀子等。若焦烦过度，离宫内燃，夜寐不安则用补心丹及酸枣仁汤法。若心营怫郁失养致气血拘束不和而作痛，则以养营法和畅气血，助肝木生发之气。若心脾营损，木火偏盛，须先以清泄少阳相火之品清宣郁热，药用金石斛、连翘心、炒牡丹皮、霜桑叶、川贝母、茯苓，切勿以厚味滋腻气机；继以养心脾少佐苦降之品，如人参、黄连、炒牡丹皮、生白芍、小麦、茯神等。若情志内郁，形瘦液枯而致心痛如绞者，以炒桃仁、柏子仁、延胡索、炒牡丹皮、钩藤等清肝活血通络，不可以气燥热药更伤阴液。

（3）气滞血瘀

案例

赵_{六二}，脉左涩，右弦，始觉口鼻中气触腥秽，今则右胁板痛，呼吸不利，卧著不安，此属有年郁伤，治当宣通脉络。

金铃子　延胡　桃仁　归须　郁金　降香（《临证指南医案·郁》）

按语： 肝郁日久，使气血不行，经络不畅，气机升降受阻，则生胀、痛、痹诸证。若外凉内热，骨节沉痛，肌肿腹膨，用药务在宣通，药以香附汁、川芎、泽兰、姜黄宣通气血，牡丹皮、山栀子、钩藤、蒺藜清肝平肝疏肝，神曲消食郁，即参"内经"五郁和丹溪"六郁"治法，俾气血畅通，则诸证自愈。

（4）阴虚郁热

案例

马_{五六}，脉左坚右弱，木火易燃，营液久耗，中年春季失血嗽痰，由情志郁勃致伤，抑且少食尪羸，古语谓瘦人之病，虑虚其阴。

生地　阿胶　北沙参　麦冬　茯神　川斛（《临证指南医案·吐血》）

按语：情志久郁化火，耗阴伤液，致肝肾阴虚，阴火上炎而有腰酸、头晕、牙浮、咽痛等见症，治以咸苦补泄，滋水清肝法，药以鸡子黄、阿胶、生地黄、知母、黄连、黄柏等滋阴降火。或以生地黄、阿胶、天冬、女贞子、墨旱莲、白芍、乌骨鸡等滋水涵木。

（5）郁损成劳

案例

张氏，据说丧子悲哀，是情志中起，因郁成劳，知饥不能食，内珠忽陷忽胀，两胁忽若刀刺，经先期，色变瘀紫，半年来医药无效者，情怀不得解释，草木无能为矣。

人参　当归　生白芍　炙草　肉桂　炒杞子　茯苓　南枣（《临证指南医案·郁》）

按语：积劳成疾，经年劳顿，饮食不节，症见瘰疬，寒热盗汗，脘中瘕聚，经期不来，大便溏，呛咳减食，治宜养血解郁，香附、牡丹皮、当归身、白芍、川贝母、茯苓、牡蛎、夏枯草加减治之；若见头项结核者，暮夜寒热盗汗，治则需养血为主，当归、白芍、炙甘草、广陈皮、茯神、钩藤、南枣治之；劳郁重症，知饥不欲食，目珠忽现忽胀，两肋忽若刀刺，经先期，色变瘀紫，治则补先天气血，八珍汤加减。

结语：叶天士治郁之法种类丰富，用药灵活，然其中精要者，实不全在药饵功夫，还需病者能移情易性，怡悦开怀，如"草木之药不能令其欢悦，必得开爽，冀有向安"，叶天士每以此类医嘱告于病者，应时调养配合药食，才有康复之机。

2.痰饮

痰饮是指水液在体内代谢失常，停积于某些部位的一类病证。稠浊者成为痰，清稀者称为饮。叶天士认为"痰饮之作，必由元气亏乏，及阴盛阳衰而起，以致津液凝滞，不能输布，留于胸中，水之清者悉变为浊，水积阴则为饮，饮凝阳则为痰。若果真元充足，胃强脾健，则饮食不失其度，运行不停其机，何痰饮之有？"治疗痰饮病证，悉遵仲景"以温药和之"之旨，而灵活化裁运用仲景治饮诸方，并善于吸取后世经验，在立法、组方、遣药诸方面多有创新。今就叶天士《临证指南医案》所载痰饮诸案，述其证治大要，以资临床借鉴。

叶天士运用仲景方治疗痰饮，在具体运用上极尽灵活变通。其治法大致可归纳为外饮治脾，内饮治肾，标急治肺。既有三焦分治之意，又注意分中有合，合中又分，互相兼顾，务求其本。

（1）标急治肺

案例 1

周，向有耳聋鸣响，是水亏木火蒙窍。冬阳不潜，亦属下元之虚。但今咳声喉下有痰音，胁痛，卧着气冲，乃冲阳升而痰饮犯，脉浮。当此骤冷，恐有外寒引动内饮，议开太阳以肃上。

云茯苓　粗桂枝　干姜　五味同姜打　白芍　炙草

当午时服。（《临证指南医案·痰饮》）

按语： 此外寒引动内饮，本为小青龙汤证，因其下元素亏，不任麻、辛、夏之辛散燥烈，故去之，加茯苓以平冲制饮。正午时服者，以午时阳旺，药力易行，易于奏功也。

案例 2

沈妪，冬温，阳不潜伏，伏饮上犯。仲景云：脉沉属饮，面色鲜明为饮。饮家咳甚，当治其饮，不当治咳。缘高年下焦根蒂已虚，因温暖气泄，不主收藏，饮邪上扰乘肺，肺气不降，一身之气交阻，熏灼不休，络血上沸。经云：不得卧，卧则喘甚痹塞，乃肺气之逆乱也。若以见病图病，昧于色诊候气，必致由咳变幻腹肿胀满，渐不可挽。明眼医者，勿得忽为泛泛可也。兹就管见，略述大意。议开太阳，以使饮浊下趋，仍无碍于冬温。从小青龙、越婢合法。

　　杏仁　茯苓　苡仁　炒半夏　桂枝木　石膏　白芍　炙草（《临证指南医案·痰饮》）

　　按语： 此冬令温暖气泄，伏饮上逆犯肺，故用小青龙去麻、辛，开太阳经气以利小水，合越婢之杏仁、石膏以宣肺清热，加茯苓、薏苡仁以利湿涤饮。此温邪引动伏饮之例。凡饮邪犯肺为标急，当治肺为先。更别有无外邪，有者急开太阳为先；若无则以肃降肺气为主。凡外寒牵动内饮，而形质壮实者，径用仲景小青龙汤，外解表寒，内散水饮。若外寒引动内饮，而体质虚弱，或下元不足者，用小青龙汤去麻黄、细辛。若触冒温邪，引动内饮犯肺者，用小青龙汤去麻黄、细辛合越婢法。若咳唾痰浊甚多，不得平卧者，此为痰浊留肺，急投葶苈大枣泻肺汤降气涤痰。

　　（2）外饮治脾

　　案例1

　　尤，口中味淡，是胃阳虚。夫浊饮下降，痛缓。向有湿饮为患，若不急进温通理阳，浊饮必致复聚。议大半夏汤法。

　　人参　半夏　茯苓　枳实　姜汁（《临证指南医案·痰饮》）

　　按语： 此大半夏汤去白蜜之甘滋。恐其助湿生痰，加茯苓、枳实、姜汁等流通消饮之品，正合通补阳明之例。若不用人参，则为小半夏加茯苓汤法，重在治饮。此则兼顾其虚，是为二法之大较。

　　案例2

　　胡四六，脉沉而微，微则阳气不足，沉乃寒水阴凝。心痛怔忡，渐及两胁下坠。由阳衰不主运行，痰饮聚气欲阻。致通之来，其心震之谓，亦如波撼岳阳之义。议用外台茯苓饮合桂苓方。

人参　茯苓　半夏　枳实　桂枝　姜汁（《临证指南医案·痰饮》）

按语： 凡饮自内生，责之脾阳不运，叶氏谓"外饮治脾"，旋转中焦，以杜饮生之源，详察脏腑，而定温运之方。

①凡脾阳不主默运，痰饮内聚中焦，而见眩、悸、满、痞，不饥不渴，舌白脉沉，此属饮象，用苓桂术甘汤，温运脾阳以消饮邪。咳甚痰多气阻者以薏苡仁易白术，并可加杏仁。

②服苓桂术甘后，饮象渐减，可接用《外台秘要》茯苓饮，旋转中焦，补益脾胃，以杜饮生之源。

③饮溢入胃，咳呕吐涎，面色鲜明，当急驱饮邪，用小半夏加茯苓、桂枝、杏仁、姜汁。

④胃中浊饮上逆之势已缓，而口中味淡，此属胃阳虚，用大半夏法，温通理阳，防饮邪复聚。大半夏汤去白蜜，加茯苓、枳实、姜汁。即所谓"通补阳明"者是也。

⑤脾胃阳微，体丰湿盛，痰多气滞，温中调气，燥湿化痰，二陈汤加苍术、厚朴、胡芦巴、姜汁之属。

⑥中焦浊饮上冲，坐不得卧，神迷如呆，用逐饮开浊法。苓桂术甘汤去白术，加石菖蒲、姜汁炒南星、姜汁炙白附子。

⑦痰饮窃踞胃中则脘痞，溢渍肌肤则瘙痒，此皆湿饮痰浊为患，二陈汤去甘草加杏仁、白芥子、淡干姜。

⑧痰饮挟热火内郁者，宜二陈汤去甘草加黑栀子皮、瓜蒌皮、象贝母、郁金、天花粉之属。

⑨寒饮溢入经络，短气背寒，痛引心胁及腰，急以温经通络，用苓桂术甘汤去甘草加炒黑蜀漆、炮黑川乌、厚朴之属。

以上九法，为中焦痰饮证治而设，脾阳得温则运，阳明以通为补，所谓"外饮治脾"者，要点亦此二端而已。

（3）内饮治肾

凡下元亏虚，阳失温煦，气失收摄，则浊饮上泛为饮，此属内饮，其治在肾。治当分别饮证的标本缓急，而定暂投或常施之方。

①少阴阳虚，脉微弱无力，浊饮上泛，喘不得卧，暮夜增剧，或迭经误治，阳气大伤，脉濡弱无神者，治在少阴，通阳逐饮立法，用真武汤去白术加人参，以熟附子配生姜。

②肾虚水泛，气化不行，上则喘唾难卧，下则小便不利，甚则下肢渐肿，此浊阴冲逆，饮邪泛溢，责之膀胱气化不行，急开太阳腑气，所谓通腑即是通阳者是也。用小青龙汤去麻、辛。

③凡下元久亏，饮邪泛溢，痰喘甚剧，动则喘甚不得卧者，治当既用小青龙开太阳治标，又同时服金匮肾气丸温补下元治本。若饮邪暂平，痰喘稍愈，即常服肾气丸为固本之图。下元虚甚者可用都气丸，或加入胡桃肉以助收纳之功。

案例 1

程六十，肾虚不纳气，五液变痰上泛，冬藏失职，此病为甚，不可以肺咳消痰。常用八味丸收纳阴中之阳。暂时撤饮，用仲景桂苓味甘汤。(《临证指南医案·痰饮》)

按语：老年下元亏虚，肾不纳气，饮浊上泛，发为痰喘咳嗽，依饮家见咳当治饮不治咳之例，用温阳消饮法，苓桂味甘汤主之。甚者加入干姜，以加强温化之功。

案例 2

王三四，脉沉，背寒，心悸如坠，形盛气衰，渐有痰饮内聚。当温通补阳方复辟，斯饮浊自解。

人参　淡附子　干姜　茯苓　生於术　生白芍(《临证指南医案·痰饮》)

按语：少阴阳虚，脉微弱无力，浊饮上泛，喘不得卧，暮夜增剧，或迭经误治，阳气大伤，脉濡弱无神者，治在少阴，通阳逐饮立法，用真武汤加人参，以熟附配生姜。

案例 3

程五七，昔肥今瘦为饮。仲景云：脉沉而弦，是为饮家。男子向老，下元先亏，气不收摄，则痰饮上泛。饮与气涌，斯为咳矣。今医见嗽，辄以清肺，降气，消痰，久而不效，更与滋阴。不明痰饮皆属浊阴之化，滋则堆砌助浊滞气。试述着枕咳呛一端，知身体卧着，上气不下，必下冲上逆，其痰饮伏于至阴之界，肾脏络病无疑。形寒畏风，阳气微弱，而藩篱疏撤。仲景有要言不烦曰：饮邪必用温药和之。更分外饮治脾，内饮治肾。不懂圣经，焉知此理？桂苓甘味汤、熟附都气加胡桃。(《临证指南医案·痰饮》)

按语：内饮治肾亦分标本，标者饮邪泛溢，治宜通阳化饮，苓桂味甘主之，甚者小青龙去麻、辛；本者肾阳衰微，治以补肾纳气，肾气丸、都气丸主之。治标宜暂用，治本须缓图，此为一定之法。凡下元久亏，饮邪泛溢，痰喘甚剧，动则喘甚不得卧者，治当既用小青龙开太阳治标，又同时服金匮肾气丸温补下元治本。若饮邪暂平，痰喘稍愈，即常服肾气丸为固本之图。下元虚甚者可用都气丸，或加入胡桃肉以助收纳之功。

结语：痰饮之为病，总属阴盛阳衰，关乎脾肺肾三脏。盖脾主运化，脾阴虚，水谷不化精微，反生水湿，聚为痰饮。此所生者为"外饮"，以其由外来之水谷所生故也，根在脾阳不运。故叶天士云"外饮治脾"。肾主五液，若下元亏虚，肾阳衰微，不能蒸化，则浊阴上泛为饮，此为"内饮"，其根在肾阳不充。故又云"内饮治肾"。肺为水之上源，职司通调水道，若肺为外邪闭阻，气不行则水愈停，则无论内饮外饮皆易上逆犯肺，所谓外邪引动伏饮者是也。故痰饮一证，在肺为标，在脾肾为本，总属阴盛阳衰，故当以"温药和之"。

3. 消渴

消渴是以多饮、多食、多尿、消瘦，或尿有甜味为主要表现的一种疾病。叶天士在前人的经验基础上，认为消渴多由于阴亏阳亢或津涸热淫。其治疗消渴从清热、润燥、补命门水火以助气化的角度入手，师古而不泥古，值得我们认真学习。

（1）肺胃燥热

案例

计四十，能食善饥渴饮，日加羸瘦，心境愁郁，内火自燃乃消症大病。

生地　知母　石膏　麦冬　生甘草　生白芍（《临证指南医案·三消》）

按语：膏粱厚味使脾胃困顿生变，即为"脾瘅"。《临证指南医案·脾瘅》："脾瘅症，经言因数食甘肥所致。盖甘性缓，肥性腻，使脾气遏郁，致有口甘、内热、中满之患。"肺胃之燥热即可由饮食肥甘直接而来，也可因肝郁化火劫阴，使肺胃阴虚出现燥火，患者多能食善饥，渴饮，肌肉羸瘦，治法则多宗景岳玉女煎。

（2）肝火犯胃

案例

杨二八，肝风厥阳，上冲眩晕，犯胃为消。

石膏　知母　阿胶　细生地　生甘草　生白芍（《临证指南医案·三消》）

按语：肝为厥阴风木之脏，体阴而用阳，喜条达，不喜压抑，叶天士曾说："肝为风木之脏，因有相火内寄，体阴用阳，其性刚，主动，主升，全赖肾水以涵之，血液以濡之，肺金清肃下降之令以平之，中宫敦阜之土气以培之，则刚劲之质，得为柔和之体，遂其条达畅茂之性。何病之有？"强调了肝在五脏的重要性。患者或由情志引肝郁气结，郁久必化火，循经上燔，使"木火刑金"，肺阴被耗，渴而出现"上消"，若木克土则为"中消"。此案病机为肝木乘克脾土而出现中消之症。药用石膏、知母清解阳明；芍药、甘草、生地黄、阿胶缓肝之急、养肝之阴，故以奏效。

（3）脾胃液涸

案例

某，液涸消渴，是脏阴为病，但胃口不醒，生气曷振，阳明阳土，非甘凉不复，肝病治胃，是仲景法。

人参　麦冬　粳米　佩兰叶　川斛　陈皮（《临证指南医案·三消》）

按语： 素体阴虚，或久服辛香燥热之品、黯耗阴精，使津液匮乏，出现，消渴，胃口不醒，治宜甘凉养胃，麦门冬汤加减；高年中消，以麦冬、川石斛、北沙参、知母、甘草、粳米治之。

（4）肾精内耗

案例

杨二六，渴饮频饥，溲溺混浊，此属肾消，阴精内耗，阳气上燔，舌碎绛赤，乃阴不上承，非客热宜此，乃脏液无存，岂是平常小恙。

熟地　萸肉　山药　茯神　牛膝　车前（《临证指南医案·三消》）

按语： 肾精亏损而发之消渴即为肾消，多以形消肉减、渴饮频饥、小便浑浊为主要表现，主要分为阴虚与阳虚。肾阴虚以"养阴填精"为主，多用济生肾气丸加减；阳虚者，多有"渴饮溲频、溺有硝卤之形"的表现，责之"肾脏阴中之阳不司涵煦"，可以八味丸加减治之。

（5）心营虚热

案例

王五八，肌肉瘦减，善饥渴饮，此久久烦劳，壮盛不觉，体衰病发，皆内因之症，自心营肺卫之伤，渐损及乎中下，按脉偏于左搏，营络虚热，故苦寒莫制其烈，甘补无济其虚，是中上消之病。

犀角三钱　鲜生地一两　玄参心二钱　鲜白沙参二钱　麦冬二钱　柿霜一钱　生甘草四分　鲜地骨皮三钱（《临证指南医案·三消》）

　　按语：叶氏在《外感温热篇》提出"入营尤可透热转气"的论断，即为在营分热证的治疗大法。患者烦劳过度，致使心火炽盛，热盛伤心阴，进而出现肌肉瘦减，善饥善饮，脉偏于左搏时，叶氏称此症"苦寒莫制其烈"，运用清宫汤加减治宜犀角、鲜生地黄、玄参心、鲜白沙参、麦冬等。

　　结语：叶天士在继承前人基础上勇于创新，对消渴病的病因病机认识全面而又有独到之处。病在中上者，用景岳玉女煎、六味丸加二冬、龟甲、墨旱莲。一以清阳明之热，以滋少阴；一以救心肺之阴，而下顾真液。如元阳变动而为消烁者，即用河间之甘露饮，生津清热，润燥养阴，甘缓和阳。至于壮水以制阳光，则有六味之补三阴而加车前子、牛膝，以导引肝肾，临证斟酌，贵在变通。

4. 虚劳

　　久虚不复谓之损，损极不复谓之劳，此虚、劳、损三者，相继而成也。《临证指南医案》卷一"虚劳篇"所列 112 案例，加复诊 11 案，共计医案123 首。对脏腑阴阳气血诸种虚证，论治精详，内容丰富，具有独到之处。特别是虚损的成因，发病诱因都有所揭示。在辨治方面重视阴阳互损，上中下交损这些复杂问题都给出了解决的思路。叶氏辨治虚损擅用血肉有情之品，时时注重保护胃气，以柔剂阳药，强调"养育阴气，贵乎宜静""久损重虚，用甘缓法"，这些用药特色值得加以重视。

（1）肺阴受损

案例 1

　　胡四三，补三阴脏阴，是迎夏至生阴。而晕逆，欲呕，吐痰，全是厥阳犯胃上巅，必静养可治阳光之动。久损重虚，用甘缓方法。金匮麦门冬汤去半夏。（《临证指南医案·虚劳》）

案例 2

　　徐四一，清金润燥热缓，神象乃病衰成劳矣。男子中年，行走无力，寐中咳逆，温补刚燥难投。

天冬　生地　人参　茯苓　白蜜（《临证指南医案·虚劳》）

按语： 肺阴受损，症见久嗽，失音，咯血，天明咳甚，纳谷减损，晕逆，欲呕吐痰，背寒心热等症，治宜甘缓濡润，补肺胃气阴，多以金匮麦门冬汤去半夏之燥。或用生脉饮加减，以养阴清热为主。

（2）劳倦伤中

案例1

蔡，久嗽气浮，至于减食泄泻，显然元气损伤。若清降消痰，益损真气。大旨培脾胃以资运纳，暖肾脏以助冬藏，不失为带病延年之算。异功散。（《临证指南医案·虚劳》）

案例2

汪三九，此劳力伤阳之劳，非酒色伤阴之劳也。胃口消惫，生气日夺，岂治嗽药可以奏功。黄芪建中汤去姜。（《临证指南医案·虚劳》）

案例3

某，神伤精败，心肾不交。上下交损，当治其中。参术膏，米饮汤调送。（《临证指南医案·虚劳》）

按语： 劳倦损伤中阳，或上下交损，叶天士都以调中补中为上。《内经》云："精气内夺则积虑成损，积损成劳。"《类证治裁》亦云："凡虚损起于脾，痨瘵多起于肾经。"说明虚劳之因由精气内夺引起。盖肾为先天之本，水火之宅，受五脏六腑之精而藏之，对全身各脏腑组织起濡润滋养和温煦生化的作用，为人体生命之根本。脾为后天之本，气血生化之源，脾胃健运，俾饮食增而津血旺，以致充血生精，而复其真元之不足。因此虚损之治疗，关键是强壮脾肾，化生精气。叶氏根据"虚则补之"之旨，治劳重在温养脾胃了，调补中宫，补益肾气，滋养阴精。叶氏提出"胃喜为补"之观点，认为"纳食主胃，运化主脾，脾宜升则健，胃宜降则和，太阴湿土，得阳始运，阳明阳土，得阴自安，脾喜宜燥，胃喜柔润"。故善用建中、异功及人参、黄芪、茯苓、白术、莲子肉等，培补脾气，以助运化。

（3）心营亏耗

案例

颜三四，操持思虑，心营受病，加以劳力泄气，痰带血出，脉形小虚，右部带弦。议用归脾汤减桂圆、木香、白术，加炒白芍、炒麦冬。(《临证指南医案·虚劳》)

按语：操持经营、案牍劳倦皆损耗心营，久而成劳。症见痰中带血，心悸怔忡，夜不能寐。叶天士常用归脾汤去桂圆、木香、白术之温燥，恐其耗血动血，加白芍、麦冬敛阴合营。或用天王补心丹、甘麦大枣汤。

（4）中下皆虚

案例

蔡，久嗽气浮，至于减食泄泻，显然元气损伤。若清降消痰，益损真气。大旨培脾胃以资运纳，暖肾脏以助冬藏，不失为带病延年只算。异功散。

兼服：

熟地炭　茯神　炒黑枸杞　五味　建莲肉　炒黑远志

山药粉丸，早上服。(《临证指南医案·虚劳》)

按语：本案久病劳嗽，中下皆虚，见食减泄泻，显然中气受损。故用异功散培脾胃以运纳，用熟地黄、枸杞子、山药、五味子等暖肾脏以助冬藏。叶天士补脾意在"纳谷资生，脾胃后天得振"，精气阴血自生，达到精气复得一分，便减少一分病之目的。叶氏治肾则重在滋养阴精，阴精易损而难复。"救阴无速功"，故常用六味荤及三才汤等滋养壮阴。"阴虚成损，根在下焦，最难调治"，所以切不可用刚燥之品，再损下焦阴精，即使阴损及阳，亦只能用菟丝子、芡实、肉苁蓉、杜仲等温润不燥之物，以柔阳滋液，而使阳和阴复。总之，叶天士治劳，重视脾肾，使脾肾二脏安和，一身皆治，百病不生。

（5）下元虚损

案例 1

某女，交夏潮热口渴，肌肤甲错，此属骨蒸潮热。

生鳖甲　银柴胡　青蒿　黄芩　丹皮　知母（《临证指南医案·虚劳》）

按语： 本方以鳖甲、知母滋阴清热，银柴胡、青蒿清热透邪外出，牡丹皮凉血泄热，黄芩泻肺清热。全方有养阴清透之功。吴鞠通将此方以生地黄易黄芩，取名"青蒿鳖甲汤"，收入《温病条辨》，治邪伏阴分，夜热早凉，热退无汗，至夜又热的证候。

案例 2

王二二，此少壮精血未旺，致奇脉纲维失护。经云："形不足者，温之以气；精不足者，补之以味。今纳谷如昔，当以血肉充养。"

牛骨髓　羊骨髓　猪骨髓　茯神　枸杞　当归　湖莲　芡实（《临证指南医案·虚劳》）

案例 3

顾二二，阴精下损，虚火上炎，脊腰髀痠痛，髓空，斯督带诸脉不用。法当填髓充液，莫以见热投凉。

熟地水煮　杞子　鱼胶　五味　茯神　山药　湖莲　芡实

金樱膏为丸。（《临证指南医案·虚劳》）

案例 4

万二七，诊脉数，左略大，右腰牵绊，足痿，五更盗汗即醒，有梦情欲则遗，自病半年，脊柱六七节骨形凸出。自述书斋坐卧受湿，若六淫致病，新邪自解。验色脉推病，是先天禀赋原怯，未经充旺，肝血肾经受戕，致奇经八脉中乏运用之力，乃筋骨间病，内应精血之损伤也。

人参一钱　鹿茸二钱　杞子炒黑，三钱　当归一钱　舶茴香炒黑，一钱　紫衣胡

桃肉二枚　生雄羊内肾二枚（《临证指南医案·虚劳》）

　　叶天士自注：夫精血皆有形，以草木无情之物为补益，声气必不相应。桂附刚愎，气质雄烈，精血主脏，脏体属阴，刚则愈劫脂矣。至于丹溪虎潜法，潜阳坚阴，用知、柏苦寒沉著，未通奇脉。余以柔剂阳药，通奇脉不滞，且血肉有情，栽培身内之精血。但王道无近功，多用自有益。

　　按语：奇经根于肾脏，为脾胃之所主。胃气乃人生之本，胃气强盛，诸脉始振。然胃气的资生，必赖于先天阴阳二气的赞化。肾主先天之精气，主受藏水谷之精，先后天互相资生，则生化之源泉不竭。因此五脏之伤，穷必及肾，虚久不复，必成损变劳。虚劳病至奇经，都缠绵难愈，每致形瘦肌削，精血枯槁。叶天士认为"病损不复，八脉空虚""肝血肾精受戕，致奇经八脉中乏运用之力""肾脏无根，督脉不用，虚损至此，必无挽法"。病至此步，前贤都用大补精血之品组方，多用参、茋、杞、地、甘之类，而叶天士则提出"血肉充养"之论，提出"精血皆有形，以草木无情之物为之补益，声气必不相应"。因为草木之品大多不入奇经，唯紫河车、鱼鳔胶、鹿茸、猪、牛、羊诸脊髓、淡菜、龟甲、阿胶有情之品，栽培身内之精血，才能同气相应。故叶天士除用熟地黄、人参、枸杞子、肉苁蓉、巴戟天、川续断、菟丝子补气益精，更常用上述血肉诸品以入奇经，填补下焦，积精化气，栽培精血，交通阴阳。然血肉有情之品，皆具黏腻滋填，柔润沉静之性而不利脾运，有生泥隔碍胃之弊。故叶氏提出"非通无以导涩，非涩无以固精"。用药常须开合相济，补虚每须通涩互施。常用茯苓、砂仁、白术制脾湿、助运化；少佐附子、桂枝、茴香类助少火、促温蒸；参以当归、牛膝、牡丹皮通血脉、祛瘀血。此皆通药，不但能引导涩味以固精，且克服了上述纯静滋填之品的腻膈呆胃之弊，使补虚药更好地发挥补益之效。如此补中有通，通中有补，通补结合，化气行水，通利水湿，活血润导，通瘀生新，而不致为妨脾而不运，壅气而减食之呆补。

结语： 禀赋不足，过劳所伤，病久致虚往往是虚劳成因。叶天士医案论及虚劳病因者凡三十余则，主要可归纳为先天、后天两类。先天者禀赋不足，后天者过劳所伤，或病久致虚。叶天士认为虚劳之成，与先天因素有关。如谓"先天禀薄""先天不充"。并认为主要是由于"先天真阴不足"为主，这一论点是符合人体生理特点的。先天责之于肾，肾藏真阴，虽亦寓元阳，然以真阴不足为主，无阴则阳无以化，是酿成虚劳的重要因素。真阴不足，病损可及于阳，肾虚可及于肝、脾等脏。若能抓住肾阴不足这一主要矛盾，即是防治虚劳之根本。临床诊查时，必须详询其父母体质健康状况，患者在母腹中是否足月，是否顺产，生后喂养情况，童幼曾否患病，发育如何，借以全面了解病因，有助于诊断治疗。过劳所伤、包括体力劳累和脑力过劳，一般以前者为主。体力过劳容易伤气，这一点已毋庸赘言。医案描述如"劳力伤""奔走之劳""劳力泄气"等，都与"劳倦内伤"意义相同。特别应该提出的是，医案中多处提到"烦劳"这一病因，如"过动烦劳""劳烦"等。据个人理解，"烦劳"意指既烦且劳，"烦"主要包含思虑、用脑、体力与脑力俱劳，诚如案中所述"操持思虑……加以劳力"。类此病因，值得重视。随着人类生产力的不断发展，脑力之劳日趋复杂，不若单纯之体力劳动。若劳而不烦，较易养息恢复。如既劳且烦，经常不息，阴阳平秘失常，阳气易损，甚则阴亦随之不足，若不及时注意将息，可能导致疾病，久而不复，即有酿成虚劳之可能。为此，应注意劳逸适度，有张有弛，力戒长时期或过度"烦劳"。全篇列述虚劳之因，很多系病久致虚，以至成劳致损。如"大便溏泻，三年久病""汗多……淹淹半年，乃病伤不复""久嗽""亡血失精""肛痈成漏"等，不胜枚举。

关于情志因素，叶案中所述"善怒多郁""善嗔"等，也是值得重视的虚劳病因之一。联系《叶氏医案存真》卷六"郁"证篇所载"忧郁不解，气血皆虚""因郁成劳"，华岫云篇末慨论谓"初伤气分，久延血分，延及郁劳沉病"，提出"郁劳"一词，说明郁证之重者，可致虚劳。另一方面，也可能虚劳患者由于肝肾阴亏，肝经郁火内生，亦易生怒多嗔，情怀不畅，如是则互为因果，病尤增重。因此，情志因素不论属于原发还是继发，必须引起重视。

叶氏辨治虚劳病，十分重视人与自然的整体关系，认为虚劳病的发生与时令因素有关。如他认为，秋收冬藏主令，入暮热炽汗出，乃是阴虚阳盛，至春最多化风之虞。盖阴精亏虚，春升阳动，阴不制阳，阳亢易化风。充分说明叶氏诊治虚劳患者，比较重视时令。并且认为"交节病加，尤属虚象"，对一年中较大的节令与病情的影响，颇有关系。这对虚劳病证来说，既有诊断参考价值，又应据此而采取相应的防治措施，谋求主动积极之策，具有实践意义。对虚劳患者务必随寒温而适时增减衣被，交节前后尤宜静卧，勿令烦心忧虑，避免感邪，密切观察病情变化，随时掌握病机，加强治疗措施。冬季寒胜之际，善自调摄，衣被加厚，饮啖宜热，舒筋骨以流通气血。夏暑白日光照辐射，病室宜暗。过于炎热之际，应使出汗散热，饮食必清淡干净，药治当据证而多考虑清暑益气护阴之品，维护胃气，补阳勿过温升阳，补阴勿过滋碍湿，密切观察，随时诊查。安度严寒酷暑，免生他变，冀其渐趋康复好转。叶氏还崇尚生活起居的调摄，主张虚劳患者宜"静养经年，阴阳自交，病可全去"。

综上所述，叶天士于虚劳病的辨证，重视发病之因，治疗善从脾肾入手，通补奇经，擅用血肉有情之物，重视虚劳的防护与调摄，每有独到之处，足以启迪后学，开阔思路。

5. 腰背痛

早在《内经》中就有腰背痛的论述与记载，《素问·脉要精微论》载"腰者，肾之府，转摇不能，肾将惫矣"，首先提出肾与腰部疾病的密切关系。《素问·刺腰痛论》也阐述了足三阴、足三阳及奇经八脉为病出现的腰痛病症，及对应的针灸治疗。《金匮要略·五脏风寒积聚病脉证并治》言"肾著之病，其人身体重，腰中冷，如坐水中……腰以下冷痛，腹重如带五千钱，甘姜苓术汤主之"，其中论述了寒湿腰痛的发病、症状、治法。《诸病源候论》认为腰痛是由于"肾经虚，风冷乘之""劳损于肾，动伤经络，又为风冷所侵，血气击搏，故腰痛也"，发病原因是肾虚与风寒、劳损、久居湿地等因素相并引起。《丹溪心法·腰痛》认为"腰痛主湿热，肾虚，瘀血，挫闪，有痰积"。叶天士在前人治验基础上，多从"奇经"及"络脉"论治，常获奇效。

（1）外感风寒

案例

徐，迩日天令骤冷，诊左脉忽现芤涩，痛时筋挛，绕掣耳后，此营虚脉络失养，风动筋急，前法清络，凉剂不应，营虚不受辛寒，仿东垣舒筋汤意。绕痛耳后。

当归　生黄芪　片姜黄　桂枝　防风　生於术

煎药化活络丹一丸。(《临证指南医案·肩臂背痛》)

按语：久居寒处，或素体虚弱，营卫不足，使寒邪侵袭，以致腰背疼痛，多见痛引胁肋及肩胛，手指末端麻木，或夜入阴痛，因"营虚不受辛寒"，叶天士对此证仿东垣意，用舒筋汤加减，再煎化活络丹治之。

（2）湿邪侵袭

案例

曹三九，湿郁，少腹痛引腰，右脚酸。腰痛。

木防己　晚蚕砂　飞滑石　茯苓皮　杏仁　厚朴　草果　萆薢(《临证指南医案·腰腿足痛》)

按语：患者或因久食厚味倦怠脾阳，或素体阳虚，使阳气受戕，湿邪由生，侵及背部经络则腰痛。若寒湿郁而化热，形成寒湿与湿热相并的形势。湿热为重，症见少腹痛引腰、右脚酸，治宜祛湿清热，以防己蚕沙方（防己、蚕沙、滑石、茯苓皮、苦杏仁、厚朴、草果、萆薢）；若寒湿阻滞，湿邪凝而伤阳，除腰痛外，症见遗精，饮酒则便溏，腰髀足膝坠痛麻木，脉迟缓，治宜祛湿暖土，苓姜术桂汤加减。

（3）奇经损伤

案例

张三八，督虚背痛，遗泄。

生毛鹿角　鹿角霜　生菟丝子　生杜仲　沙苑子　白龙骨　茯苓　当归（《临证指南医案·肩臂背痛》）

按语：叶天士曾有"八脉隶乎肝肾""久病宜通任督"之说。肝肾耗伤，经年日久，必会累及奇经，"只知治肝治肾，不知有治八脉之妙""肝肾下病，必留连奇经八脉，不知此旨宜乎无功"。所以从奇经论治是叶氏诊治虚损类疾病的一个大法。多见背痛、脊高突，或遗泄，或腰椎酸痛、形体即欲伛偻、脉垂入尺泽，或尻骨脊椎酸痛，治宜直接从奇经入手，填补任督，以青囊斑龙丸加减（鹿角胶、鹿角霜、沙苑子、枸杞子、菟丝子、熟地黄、茯苓、补骨脂）。

（4）血虚络伤

案例

某，脉芤，汗出，失血背痛，此为络虚。

人参　炒归身　炒白芍　炙草　枣仁　茯神（《临证指南医案·吐血》）

按语：素体血虚或因失血出现背痛症状，宜添补心脾，归脾汤加减；因劳伤而素体久虚者，亦可建中类加减。

（5）逆气上攻

案例1

孙二四，肾气攻背项强，溺频且多，督脉不摄，腰重头疼，难以转侧，先与通阳，宗许学士法。

川椒炒，出汗，三分　川桂枝一钱　川附子一钱　茯苓一钱半　生白术一钱　生

远志一钱（《临证指南医案·肩臂背痛》）

案例 2

汪十二，肝浊逆攻，痛至背。

淡干姜八分 炒黑川椒三分 炒焦乌梅肉五分 小川连三分 川桂枝木五分 北细辛二分 黄柏五分 川楝子肉一钱 生白芍二钱（《临证指南医案·肩臂背痛》）

按语： 肾气自腰夹脊上至头顶，症见项强头痛，背腰重痛，难以转侧者，为肾阳虚衰，浊阴上攻，以许叔微的椒附散加味通阳。督脉失于统摄，多责于寒邪。寒气痹阻，可使腰重头痛，故药用川椒、桂枝、附子振奋督脉阳气，苓、术兼顾中焦，使寒气退阳气来。肝浊逆攻者，以平肝祛浊，乌梅丸加减。

结语： 正如叶天士门人龚商年所评述，"有饮酒便溏，遗精不已，腰痛麻木者，他人必用滋填固涩等药，先生断为湿凝伤脾肾之阳，用苓桂术姜汤，以祛湿暖土……有饮食则哕，两足骨骱皆痛者，人每用疏散攻劫，先生宗阳明虚不能束筋骨意，用苓姜术桂汤以旋转阳气"叶氏对虚损类型的腰背痛多责之奇经，治以血肉有情之品，如鹿角、杜仲、当归等。对肾阳不足为主者加羊内肾、枸杞子、小茴香等。祛湿常用防己、蚕沙、草薢；祛寒常以桂枝、肉桂等。另外，叶氏也顾及冲气攻痛的诊治，从背起者，多为少阴督脉为病，治在少阴；从腹起者，多冲任厥阴为病，治在厥阴。

（八）妇科病证

1. 月经先期

月经先期是指连续 2 个月经周期以上月经提前 7 天以上而至。最早见于《金匮要略·妇人杂病脉证并治》中"经一月再见"，张仲景用土瓜根散治之。宋代陈自明在《妇人大全良方》中提出"阳太过则先期而至"，经后世医家发展为"血热"之说。张景岳不仅将血热分虚实而论，同时提出了"矧亦有无火而先期者""若脉证无火而经早不及期者，乃心脾气虚，不能固摄而然"，完善了月经先期的病因病机。叶天士临证不拘泥于前师之法，月经先期除上述两种原因之外，气滞血瘀亦可为患，《临证指南医案》中唯一一例病案即如是。

（1）气滞血瘀

案例

张二九，经先期色变，肤腠刺痛无定所，晨泄不爽利，从来不生育。由情怀少欢悦，多愁闷，郁则周行之气血不通，而脉络间亦致间断蒙痹。例以通剂。

川芎　当归　肉桂　生艾　小茴　茯苓　生香附　南山楂

益母膏丸。（《临证指南医案·调经》）

按语：症见月经先期，郁郁寡欢，皮肤刺痛或小腹疼痛，不孕，舌质瘀黯，脉弦涩等。治以疏肝理气，温通气血。还可用逍遥散合少腹逐瘀汤加减。此女郁郁寡欢、情怀苦闷，肝郁则气血流行不畅，经水先期而至；气滞血瘀则皮肤腠理刺痛无定处；月事不能时下故难得子；肝郁克脾，脾虚生湿，湿侵大肠，则大便不爽利。川芎既行气分又行血分，可行气开郁，活血止痛；肉桂、生艾叶、小茴香温通血脉，化瘀活血；当归补血调经；香附疏肝解郁；山楂行气散淤；茯苓健脾除湿；益母草活血调经。诸药共奏解郁散瘀之效，正如叶氏所说"例以通剂"。气血通达、周行有度，则月经自调。

2. 月经后期

叶天士治疗月经后期妙法颇多。虚证中，根据气血虚损的程度不同，分为脾胃虚和奇脉虚。脾胃虚者用归芪建中汤、归脾汤以重振中焦，伤及奇脉者用血肉有情之品通补奇经。此外，虚中亦可兼以气滞、血瘀、虚热。肝郁气滞者疏肝理气、血瘀者活血散瘀、虚热者清热滋阴。实证中，见痰湿阻滞和血络郁热两种证型。痰湿阻滞者用二陈汤化痰除湿，血络郁热者用凉隔散泄热通利。

（1）气血两虚

案例

姚二二，久嗽背寒，晨汗，右卧咳甚，经事日迟，脉如数而虚，谷减不欲食。此情志郁伤，延成损怯。非清寒肺药所宜。

黄芪　桂枝　白芍　炙草　南枣　饴糖（《临证指南医案·调经》）

按语：症见食欲低下，畏寒腹痛，月经后错，久咳背寒，遇劳寒热，脉虚数，舌淡苔白等，甚者伤及奇脉。治以温中祛寒，健脾益气，用小建中汤加减，偏于气虚者加黄芪，偏于血虚者加当归，气血两虚者归芪俱加。生姜辛散，表虚汗出者去之。

姚案中脾胃虚寒，谷减不欲食，中气衰甚，气血生化乏源。气虚则升降出入失调，上逆于肺则咳嗽。此为气虚咳嗽，非实邪所致，切不可用清热解表之寒药攻之。阳气不足，营卫不和则背寒、晨汗。气血虚则流行不畅，经水不能时下。治当温中补气，用黄芪建中汤。黄芪为补中益气之要药；饴糖温中补虚，炙甘草、大枣以增助力；桂枝温阳祛寒，同芍药敛阴和血。

（2）痰湿阻滞

案例 1

王三一，脉右缓左涩，经水色淡后期，呕吐痰水食物，毕姻三载余不孕。此久郁凝痰滞气，务宜宣通，从阳明厥阴立方。

半夏　广皮　茯苓　厚朴　茅术　淡吴萸　小香附　山楂肉

姜汁法丸。（《临证指南医案·调经》）

案例 2

秦二一，气冲心痛，呕涎，气坠少腹为泻，经来后期，其色或淡或紫，病在冲脉，从厥阴阳明两治。

川连　小茴　川楝子　归尾　炒半夏　茯苓　桂枝　橘红（《临证指南

医案·调经》)

按语：症见呕吐痰水或食物，经来后期，其色或淡或紫，形体肥胖、胸闷多痰，舌胖苔白腻等。治以化痰除湿，用二陈汤加减，痰饮重者合平胃散。痰湿瘀阻在内，往往容易引起气血周行不畅。气滞血瘀属虚寒者加吴茱萸、香附、山楂；若气冲心痛，肝气上逆，加川楝子、黄连、小茴香、桂枝。

（3）肝郁脾虚

案例1

华二三，郁伤肝脾，是因怀抱不畅，致气血不和。逍遥散减白术，加山楂、香附，不欲其守中，务在宣通气血耳。今经来日迟，郁痹宜通，而气弱不主统血，况春深泄气之候，必佐益气之属，方为合法。归脾汤。(《临证指南医案·调经》)

案例2

钱，脉涩，脘闷减食，经水来迟，腹痛坠。柴胡、炒白芍、黄芩、郁金、香附、茯苓、苏梗、神曲。又，诸恙未减，腹但痛不坠。逍遥散去白术、甘草，加郁金、香附、神曲。(《临证指南医案·调经》)

按语：肝郁脾虚常见情绪低落，胁肋胀满，倦怠食少，神疲乏力，月经后错，腹痛等。治以疏肝健脾养血，用逍遥散加减，气滞血瘀者加香附、山楂；脾虚甚者合归脾汤；气滞腹痛者加郁金、香附、神曲；脘闷者，加紫苏梗、黄芩。叶天士认为肝郁气滞为甚者减白术、甘草，应该以宣通气血为主，无需健脾守中。然而当脾气亏虚为甚时，气虚不统血，应补脾益气。

（4）血络郁热

案例

某，经迟腹痛，风疹。络血不宁，久郁成热，法当通利。凉膈去芒硝，加丹皮、赤芍。(《临证指南医案·调经》)

按语：症见烦躁多渴，口舌干燥，大便秘结，小便短黄，夜卧不宁，

328

月经后错，腹痛，舌红苔黄，脉滑数等；治以清热凉血，泻热通便，用凉隔散加减。瘀久化热者加牡丹皮、赤芍，清热凉血、活血化瘀；大便无燥实者去芒硝，恐其攻下太过。

（5）奇脉虚寒

案例

王三一，脉右缓左涩，经水色淡后期，呕吐痰水食物，毕姻三载余不孕。此久郁凝痰滞气，务宜宣通，从阳明厥阴立方。半夏、广皮、茯苓、厚朴、茅术、淡吴萸、小香附、山楂肉，姜汁法丸。又，三月中，用辛温宣郁方，痰瘀自下，胸次宽，呕逆缓，今喜暖食恶寒，经迟至五十余日，来必色淡且少。议用温养冲任，栽培生气方法。八珍去术、草、地，加小茴、肉桂、蕲艾、香附、紫石英，河车胶丸。（《临证指南医案·调经》）

按语： 症见月经错后，量少色淡，喜暖恶寒，四肢不温，舌色淡暗，脉沉细等。治以温阳任冲，培气生血，当从叶氏创立的奇经理论辨证论治。用"通补奇经"之法，分经论治，且"冲脉奇经在下焦，须固摄奇脉之药，乃能按经循络耳"，紫石英收镇冲脉，紫河车、艾叶、肉桂温补任脉，小茴香、香附辛温和络，以通为用。再合八珍汤（去白术、甘草、熟地黄）气血双补。

（6）冲脉虚损

案例

程三七，十三年不孕育，其中幻病非一。病人自述经期迟至，来期预先三日，周身筋骨脉络牵掣酸楚，不得舒展。凡女人月水，诸络之血，必汇集血海而下。血海者，即冲脉也，男子藏精，女子系胞。不孕，经不调，冲脉病也。腹为阴，阴虚生热，肢背为阳，阳虚生寒，究竟全是产后不复之虚损。惑见病治病之误，有终身不育淹淹之累。肝血阴虚，木火内寄，古人温养下焦，必佐凉肝坚阴。勿执经后期为气滞，乱投破气刚药劫阴。

　　河车胶　生地　枸杞　沙苑　生杜仲　白薇　山楂　黄柏　白花益母草（《临证指南医案·调经》）

　　按语：冲脉肝肾虚损常症见月经后错，经前筋骨酸痛、拘挛、夜热早凉等。《灵枢·海论》曰："冲脉者，为十二经之海。"即冲脉也为血海。叶天士认为诸络之血充盈则汇集血海，女子经水则按时而下，继而有子。若女子月经不调、久婚不孕当责之冲脉。肝主藏血，阴血亏虚，虚则生热。因而在温养下焦之时，必须佐以凉肝坚阴之品。切不可认为月经后期都因气滞所致，若投以破气之药则恐劫阴。治以紫河车、枸杞子、沙苑子、生杜仲通补冲脉，生地黄、黄柏、白薇清热凉血，山楂、益母草活血通经。

　　结语：叶天士辨治月经后期从我们传统的虚实观点中又详加区分，强调虚中可兼气滞、可兼血瘀、可兼虚热。这些观点非常符合临床实际，通过补中兼通、兼清等方法的运用，大大提高了临床疗效。

　　3. 月经愆期

　　月经愆期，又称"月经先后无定期""经行或前或后""经乱""乱经"等，指连续3个周期以上，月经提前或后错7天以上而至者。叶天士对于本病主要从奇经辨证的角度考虑。肝肾亏虚，血海不充，或肝脾不和，血无生化之源，日久损及奇经，奇经亏虚，八脉难司刚维之职，阳微者外寒，阴虚者内热。故本病可分为奇脉虚寒与奇脉虚热。

　　（1）奇脉虚寒

　　案例1

　　谢三十，能食不运，瘕泄，经事愆期，少腹中干涸而痛，下焦麻痹，冲心呕逆，腹鸣心辣。八脉奇经交病。

　　人参　茯苓　艾叶　制香附　淡苁蓉　补骨脂　肉桂　当归　鹿角霜　小茴香　紫石英

　　益母膏丸。（《临证指南医案·调经》）

案例 2

朱二六，经水一月两至，或几月不来，五年来并不孕育，下焦肢体常冷。是冲任脉损，无有贮蓄。暖益肾肝主之。

人参　河车胶　熟地砂仁制　归身　白芍　川芎　香附　茯神　肉桂　艾炭小茴　紫石英

益母膏丸。(《临证指南医案·调经》)

按语：症见四末不温，少腹寒凉，甚者腹痛，月经一月两至或几月不来，多年不孕，脉沉细，舌淡暗等。重用血肉有情之品温补奇经，如紫河车、鹿角霜、鹿角胶等，合用苦辛芳香之品温通奇经，如香附、小茴香、艾叶等，益母草活血调经、祛瘀通经为妇科要药。血海亏虚者，加紫石英收镇冲脉，四物汤养血活血；寒甚者，加肉桂补火助阳以如督脉；虚寒伤及中焦者，加人参、茯苓健脾利湿；虚寒下溃大肠者，加肉苁蓉、补骨脂。

（2）奇脉虚热

案例

某，阴亏内热，经事愆期。阴虚。

雄乌骨鸡　小生地　阿胶　白芍　枸杞　天冬　茯苓　茺蔚子　女贞子　桂圆

上十味，用青蒿汁、童便、醇酒熬膏，加蜜丸。(《临证指南医案·调经》)

按语：症见夜热无汗，脊柱两侧肌肉疼痛，经事愆期，经量减少，脉沉细数，舌暗红等。叶天士认为奇经八脉隶属于肝肾，是一身的刚维。若肝肾血液亏虚，则八脉难以行束固之司，故阴虚内热、阳虚外寒。若病在肝肾，用逍遥散即可。若损及八脉，此伤阴甚矣，当用仲景之法，切不可取辛热之品助阳伤阴。遵炙甘草汤中养血滋阴之意，用炙甘草、阿胶、生地黄、麦冬，加白芍敛阴养血、生牡蛎潜阳补阴。若阴虚内热甚者，夜卧不宁，去炙甘草、生牡蛎，加雄乌骨鸡、枸杞子、女贞子补阴退热，加龙眼肉、茯苓以安神，加青蒿汁、童便清热宣通，少佐醇酒熬膏以活血通脉。茺蔚子为益母草之子，同为活血调经之要药，且甚于清热之力。

结语： 月经愆期临床中责之虚寒者较多，奇经虚热证应该引起我们更多的关注。另外，除上述证型外，临床上还常用治疗肝脾失调的逍遥散，肝肾两虚的定经汤，都是治疗月经愆期的常用方剂。

4. 痛经

痛经是指妇人在经期前后出现的周期性的小腹疼痛。叶天士治疗本病认为"先腹痛而后经至，气滞为多"，且气滞多与血瘀相伴，气郁化火后肝气上冲；木气克土而至肝郁脾虚。此外，叶氏发现血络郁热亦可引起痛经，当透热凉血，通利为度。虚证中若脾虚为先者先温补中焦；肝肾亏虚者久必伤及奇脉，当用血肉有情之品通补奇经。其中阴虚内热者滋阴清热，阴阳乖违者通阳摄阴。

（1）气滞血瘀

案例 1

某二十，先腹痛而后经至，气滞为多。晨泄腹鸣，亦脾胃之病，与下焦瘕泄则异。

川芎　当归　香附　煨广木香　楂肉　茯苓（《临证指南医案·调经》）

案例 2

吴，郁伤络脉，痛经。

川芎　当归　香附　小茴　乌药　茯苓　红枣（《临证指南医案·调经》）

按语： 若见经先腹痛，晨起泄泻，腹中鸣鸣，气急易怒，脉弦涩，舌紫暗等，治以疏肝理气，活血化瘀。用川芎、当归、香附、木香辛温之品行气开郁，活血止痛；山楂性温，入肝经血分，可行气散瘀；肝气偏横则戕伐脾胃，佐以茯苓、大枣补益中焦。血瘀甚者，加延胡索、牛膝、泽兰；癥瘕积聚者，加三棱、莪术；肝气郁结者，加青皮、川楝子；少腹寒凝者，加肉桂、小茴香、乌药，亦可用葱白汁散寒通阳。奇经八脉隶属于肝，若平素易于郁怒，则肝气郁结。气为血之帅，血为气之母。气滞则血脉不能循序流行，血瘀则气道运行艰涩。气血日加瘀阻，久此不治则易受癥瘕积聚之累。

（2）肝气上冲

案例

顾，经来筋掣腹痛，常有心痛干呕。此肝气厥逆，冲任皆病，务在宣通气血以调经，温燥忌用，自可得效。

川楝一钱　丹皮三钱　炒楂二钱　胡连八分　延胡一钱　泽兰二钱　归须二钱　生白芍一钱半

又，柏子仁丸。（《临证指南医案·调经》）

按语： 肝气上冲所致痛经多症见筋掣腹痛，常伴有心痛干呕，亦见痛自心胸，胀及少腹，胁肋疼痛，口苦，舌红苔黄，脉弦等。此为肝郁气滞，气郁化火，气逆上冲。治以疏肝泄热，活血止痛，用金铃子散加减。川楝子苦寒降泄，延胡索辛散温通，两者合用清肝火、泻郁热、行气止痛。血瘀者，加山楂、泽兰、当归须、桃仁；胃热者，加黄连；血分有热者，加牡丹皮；痛甚者，加白芍缓急止痛。此案中患者标在肝气厥逆，气郁化火，本在任冲阴血已伤。急则治其标，先以宣通气血为务，用金铃子散加减。其后用柏子仁丸（柏子仁、牛膝、卷柏、泽兰、续断、熟地黄）补血养心，化瘀调经。

（3）血络郁热

案例

某，经迟腹痛，风疹络血不宁，久郁成热，法当通利。凉膈去芒硝加丹皮、赤芍。（《临证指南医案·调经》）

按语： 血络郁热可见烦躁多渴，口舌干燥，大便秘结，小便短黄，夜卧不宁，月经后错，腹痛，舌红苔黄，脉滑数等；治以清热凉血，邪热通便，用凉隔散加减（大黄、芒硝、甘草、连翘、山栀子、黄芩、薄荷、竹叶）。瘀久化热者加牡丹皮、赤芍，清热凉血，活血化瘀；大便无燥实者去芒硝，恐其攻下太过。

（4）肝郁脾虚

案例

钱，脉涩，脘闷减食，经水来迟，腹痛坠。

柴胡　炒白芍　黄芩　郁金　香附　茯苓　苏梗　神曲。

又，诸恙未减，腹但痛不坠。逍遥散去白术、甘草，加郁金、香附、神曲。（《临证指南医案·调经》）

按语：症见情绪低落，胁肋胀满，脘闷减食，神疲乏力，月经后错，腹痛等。治以疏肝健脾养血，用逍遥散加减。叶天士认为肝郁气滞为甚者减白术、甘草，应该以宣通气血为主，无需健脾守中。气滞腹痛者加郁金、香附、神曲；脘闷者，加紫苏梗、黄芩。

（5）奇脉虚寒

案例 1

孙二九，奇脉下损，经迟腹痛，先用当归建中汤，续商八脉治法。奇脉虚寒滞。归芪建中汤。（《临证指南医案·调经》）

案例 2

谢三十，能食不运，瘕泄，经事愆期，少腹中干涸而痛，下焦麻痹，冲心呕逆，腹鸣心辣，八脉奇经交病。

人参　茯苓　艾叶　香附　淡苁蓉　补骨脂　肉桂　当归　鹿角霜　小茴香　紫石英

益母膏丸。（《临证指南医案·调经》）

按语：奇经虚寒可见四末不温，少腹寒凉，甚者腹痛，常伴有月经愆期或后期，多年不孕，脉沉细，舌淡暗等。重用血肉有情之品温补奇经，如紫河车、鹿角霜、鹿角胶等，合用苦辛芳香之品温通奇经，如香附、小茴香、艾叶等，益母草活血调经、祛瘀通经为妇科要药。脾胃虚寒者，先用归芪建中汤，温中祛寒，健脾补气；血海亏虚者，加紫石英收镇冲脉，四物汤养血活血；寒甚者，加肉桂补火助阳以如督脉；虚寒伤及中焦者，加人参、茯苓健脾利湿；虚寒下渍大肠者，加肉苁蓉、补骨脂。

（6）阴虚内热

案例

张四三，寒热间日，经来腹痛。

小生地　丹皮　知母　花粉　生鳖甲　泽兰

按语：症见寒热无汗，往来而作，经来腹痛。此为奇脉阴伤，阴虚发热。治以补阴清热。用鳖甲、生地黄、知母滋阴清热，牡丹皮、天花粉清热泻火，泽兰活血化瘀。

（7）上热下寒

案例

费，经水紫黑，来时嘈杂，脉络收引而痛，经过带下不断，形瘦日减，脉来右大左弱。上部火升，下焦冷彻骨中，阴阳乖违，焉得孕育？阅医都以补血涩剂，宜乎鲜效。议通阳摄阴法。

鲍鱼　生地　淡苁蓉　天冬　当归　柏子仁　炒山楂　牛膝　茯苓　红枣

蕲艾汤法丸。（《临证指南医案·调经》）

按语：前医只见血虚，大用补血固涩之品，而未察阴阳离别，上焦阳气浮越，下焦阴寒浸渍。当用通阳摄阴之法，从阴引阳，从阳引阴。用生地黄、天冬养阴清热；肉苁蓉、当归温阳补血；柏子仁、茯苓甘平以宁心安神；山楂祛瘀通经；牛膝引火下行；《素问·腹中论》中指出鲍鱼"利肠中而下行，及伤肝而月事不来也"，在此起止带固下之功。

结语：痛经一病古人常责之寒凝、气滞、血瘀，又以实者"多痛于未行之前，经通而痛自减"，多因"寒滞""血滞""气滞""热滞"；虚者"多痛于既行之后，血去而痛为止，或血去而痛益甚"，多因"血虚""气虚"。叶天士提出的络热亦可致痛，以及奇经辨治痛经都是对前人治法的重要补充。

5.闭经

闭经是指女子月经超过 18 周岁尚未初潮，或行经后停经 8 个月以上，又称"经闭""经阻""月事不来""女子不月"等。叶天士认为该病往往与过度劳累、情志郁结、先天禀赋不足有关。在《临证指南医案》中共有三十余例治疗本病的医案，实者多因气滞、血瘀、湿遏、痰阻、血热；虚者在脾胃阳虚、肝肾阴虚的基础上进一步发展，或虚损更甚，或因虚致实，或虚实夹杂。

叶天士治疗虚损时善从奇经八脉论治，其次最重调肝，再次重脾胃。奇经亏虚者通补奇经，肝郁者调肝，脾虚者补脾。"女子以肝为先天"，肝木喜条达，女子易拂郁。郁则肝木不疏，气机不畅。气滞则血滞，气郁则化热，气结则伤脾。叶氏常用香附、郁金、青皮等理气疏肝，牡丹皮、山栀子等清热凉血，桃仁、山楂、益母草、莪术等活血化瘀，四君子者健脾益气。

（1）肝郁化热

案例 1

许十八，经闭寒热，便溏腹痛。加味逍遥散去山栀。(《临证指南医案·调经》)

案例 2

王三八，苦辛泄降，胸脘胀闷已舒。此嗽血，皆肝胆气火上逆，必经来可安。

南山楂　桃仁　黑山栀　丹皮　橘叶　降香末　老韭白汁（《临证指南医案·调经》）

按语：肝郁化热症见烦躁易怒，胁肋胀满，夜热早凉，闭经等。治以疏肝解郁、养血清热，用加味逍遥散加减。偏于脾阳虚者，便溏、腹痛、寒热往来，去山栀子；血虚内热者，五心烦热，去白术。若肝气郁结，郁而化火，木火上逆者，用牡丹皮、山栀子清热凉血；橘叶、降香、韭白疏肝行气；桃仁、山楂活血散瘀。

（2）脾胃阳虚

案例1

某，脉数，形疲，咳，经闭半年，已经食减，便溏，浮肿，无清嗽通经之理，扶持中土，望其加谷。四君子汤。（《临证指南医案·调经》）

案例2

某三六，经闭两月，脘痹呕恶。此气窒不宣，胃阳碍钝使然。当用和中为主。

半夏曲　老苏梗　茯苓　广皮　枳壳　川斛（《临证指南医案·调经》）

案例3

何，经阻腹满，泻后变痢。小温中丸。（《临证指南医案·调经》）

案例4

某，脉弱无力，发热汗出，久咳形冷，减食过半，显然内损成劳，大忌寒凉清热治嗽，姑与建中法，冀得加谷经行，犹可调摄。

桂枝五分　生白芍一钱半　炙草五分　枣肉三钱　饴糖二钱　归身一钱半（《临证指南医案·调经》）

按语：症见神疲乏力，食纳不香，恶心呃逆，大便溏薄，闭经。叶天士认为"夫冲任血海，皆属阳明主司"，脾胃虚弱时无以运化阴柔腻滞，当健脾理胃，四君子汤加减。痰湿内停者加半夏、陈皮；湿阻胸痹者去参、术、草，加紫苏梗、枳壳理气宽中；虚寒者，加益智仁、煨姜；胃阴不足者，加石斛；若脾虚泄泻后，湿热下渍大肠，用六君子丸减人参，加神曲、生香附、苦参、黄连、针砂，即小温中丸。若阳虚甚者，症见面色㿠白，久咳不已，食纳减少，腹痛便溏，四末不温或发热汗出，闭经，脉细促或弱无力。叶氏认为此是"三焦脏真皆损"，已成干血劳，极其难以调治。此病虽有咳嗽发热，但万万不可用清肺寒凉之品。治以温中散寒，气血双补，用归芪建中汤去生姜。

（3）湿遏气阻

案例 1

邹十八，腰以下肿，经闭四月，腹痛泻不爽。议开太阳，导其气阻水湿。

牡蛎　泽泻　猪苓　茯苓　生白术　防己　厚朴　椒目（《临证指南医案·调经》）

案例 2

顾，经停四月，腹满，尻髀足肢尽肿，食纳胀闷不化，大便溏泻不实。女科认为胎气，恐未必然。方书谓先经断而后肿胀者，治在血分。

生白术　厚朴　大腹皮　茺蔚子　椒目　小黑稆豆皮（《临证指南医案·调经》）

案例 3

某，夏令寒热，经阻，少腹痛胀，血结洞泻不爽。乃内伤气血不和，兼有时令湿邪。

茯苓皮三钱　大腹皮一钱半　生益智一钱　厚朴一钱　蓬莪术五分　青皮子五分，炒研（《临证指南医案·调经》）

按语：症见腹胀满，足肢肿，大便溏泻，闭经。治以中满分消，利湿理气。叶天士认为："大凡痞满在气，燥实在血。"若腹胀，大便微溏，经水来者病在气分；若腹胀，经水不来者气血俱病。先治其气阻水湿。白术、厚朴、椒目健脾燥湿；猪苓、茯苓、泽泻、防己、大腹皮利水渗湿。泄泻甚者，加牡蛎收敛固涩；阴虚有热者，加茺蔚子、小黑稆豆皮；气滞者，加青皮、延胡索、香附、山楂。若夏令时节感受暑湿，少腹血瘀，在利湿理气的基础上加莪术破血逐瘀，益智仁益肾固精。

（4）气滞血瘀

案例 1

王十九，服阿魏丸，高突已平，痛未全止。经闭已有十余月，腹微膨，全属气血凝滞。若不经通，病何以去？

川芎　当归　延胡　桃仁　楂肉　香附　青皮　牛膝

益母膏丸。（《临证指南医案·调经》）

案例 2

某二二，心下有形不饥，经水涩少渐闭。由气滞渐至血结，左右隧道不行，大便坚秘不爽。当与通络。

炒桃仁　炒五灵脂　延胡　苏梗　生香附　木香汁　半夏　姜汁（《临证指南医案·调经》）

案例 3

某，经闭腹胀，渐成蛊。

香附　木香　青皮　乌药　赤芍　五灵脂　延胡　当归　郁金（《临证指南医案·调经》）

按语： 症见胸胁胀闷，少腹胀痛，刺痛拒按，急躁易怒，情志不舒，脉弦涩，舌瘀黯。治以疏肝理气，活血化瘀。用当归、川芎补血活血；桃仁、山楂、牛膝、益母草、炒五灵脂活血散瘀；香附、延胡索、青皮行气祛滞。实为后世王清任膈下逐瘀汤之意。中焦痰阻者，加紫苏梗、木香、半夏、姜汁宽中化痰；肝火甚者，合金铃子散。气滞血瘀久者形成血结，甚者形成血蛊。血蛊者少腹胀大、坚硬，当重用行气活血之品。若咳血，此兼有阴虚血热，加生地黄；若足肿者，阳虚水泛，合五苓散。

（5）营卫两伤

案例 1

王二十，脉右虚，左虚弦数。腹痛两月，胸痹咽阻，冷汗，周身刺痛，寒栗。此属内损，有经闭成劳之事。桂枝汤加茯苓。(《临证指南医案·调经》)

案例 2

顾三一，潮热经阻，脉来弦数，营血被寒热交蒸，断其流行之机，即为干血劳瘵，非小恙也。

桂枝三分　白芍一钱半　阿胶一钱半　生地三钱　炙草四分　麦冬一钱半　大麻仁一钱(《临证指南医案·调经》)

按语： 症见周身刺痛，恶寒战栗，胸闷腹痛，冷汗，闭经，脉虚弦数。治以温经通阳，调和营卫，用桂枝汤加茯苓，血虚阳浮者，加当归、肉桂。营卫循行不畅，气血闭阻形成血痹，此为"阳维为病"，加鹿角胶交通阳维、补益精血。阴血虚者，加阿胶、生地黄、麦冬、火麻仁，即炙甘草汤之意。

（6）阴虚风动

案例 1

某，阳升风动，眩晕心悸，鼻衄，经停两月。

生地　阿胶　麦冬　白芍　柏子仁　枣仁　茯神　炙草(《临证指南医案·调经》)

按语： 症见五心烦热，夜卧不宁，头晕目眩，心悸，鼻衄，闭经。治以滋肾育阴，养心安神。生地黄、麦冬、白芍、阿胶滋养肾阴；柏子仁、酸枣仁、茯神、炙甘草滋养心阴，阴水足则火自平。若虚火浮越，加生牡蛎、小麦滋阴潜阳。

案例 2

潘二七，经水不来，少腹刺痛鸣胀，大便不爽，心中热痛，食辛辣及酒，其病更甚，不敢通经，姑与甘缓。甘麦大枣汤。(《临证指南医案·调经》)

按语：嗜食辛辣及饮酒，辛热伤阴。心阴不足，心神不安，亦可见妇人脏躁。症见心中热痛，少腹刺痛，悲痛欲哭，不能自主，精神恍惚。此虽有闭阻，但不宜通经之法，恐动耗阴血。故予甘麦大枣汤缓急和中，宁神安躁。

结语：叶天士对闭经的治疗分虚实两类。实证多责之气滞、血瘀、痰阻；虚证叶天士注重从中焦论治，认为"凡经水之至，必有冲脉而始下""而冲脉隶于阳明"。此外，通补奇经也是叶天士治疗闭经的重要观点。

6. 带下

带下是指女子带下量增多，或颜色、气味、质地发生异常改变，可伴随外阴、阴道瘙痒、疼痛等不适。历代医家认为本病实者多因湿因热，虚者多责之脾肾。在《临证指南医案·淋带》中，叶天士治疗的带下病阴血亏虚、奇脉虚损居多。一是因为其治疗的疾病多为虚损重病、久病，二是其善用奇经八脉治法。

（1）阴虚阳越

案例 1

袁，舌光赤，头胀身热，带下如注。此五液走泄，阳浮热蒸，当用摄剂。若与鹿角霜、沙苑，仍是升举动阳，则无效矣。

熟地炭　阿胶　芡实　茯苓　湖莲肉　炒山药。

又，照前方去阿胶、山药加桑螵蛸、萸肉炭。(《临证指南医案·淋带》)

按语：症见头胀身热，带下如注，舌红光，脉虚数。治以敛摄阴阳，不可用鹿角霜、沙苑子之类升举动阳之药。予熟地黄炭、阿胶、桑螵蛸、山茱萸炭补血敛阴；芡实、莲子肉、炒山药收敛固涩、除湿止带；茯苓宁心安神。

案例 2

吴，崩带淋漓，阴从下走；晕厥汗出，阳从上冒。逢谷雨暴凶，身中阴阳不相接续，怕延虚脱。戌亥时为剧，肝肾病治。

人参　阿胶　生龙骨　生牡蛎　五味　茯神（《临证指南医案·淋带》）

按语：若晕厥汗出，目中妄见，为阴阳不相续接之征，阴血亏虚，阳神无以藏而外越，当先以镇身敛阳为主，不可断用阴药，以防影响脾胃的受纳之功。除去熟地黄炭、阿胶之类滋阴补血之品；加人参大补元阳，五味子酸涩收敛，生龙骨、生牡蛎重镇潜阳、收敛固涩。

（2）奇脉虚损

案例 1

某二五，脉左细，前用通补。据述痛起，得按痛缓，八脉空虚昭然。舍此补养，恐反增剧矣。

当归　乌贼骨　紫石英　杜仲　杞子　柏子仁　沙苑　茯神（《临证指南医案·淋带》）

案例 2

姚二三，自乳血耗，脉络空豁，脊膂椎髀酸软，带下不已，问下部已冷，阴虚及阳，速速断乳，不致延劳。

人参　鹿角霜　枸杞　桑螵蛸壳　杜仲　茯苓　沙苑　白薇（《临证指南医案·淋带》）

案例 3

某，少腹拘急，大便燥艰，淋带赤白，此属液涸。

肉苁蓉　枸杞子　河车　当归　柏子仁　郁李仁（《临证指南医案·淋带》）

按语：奇脉虚损症见腰背脊膂牵掣似坠，得按痛缓，带下如注，下半身冷畏寒。此为八脉空虚，当补养奇经。用紫石英收镇冲脉，当归、杜仲填补冲脉；海螵蛸收敛带脉；枸杞子、沙苑子、鹿角霜入督脉以温补；柏子仁、茯神宁心安神；产后有虚热者，加白薇益阴除热；肝阳上亢而眩晕者，加白芍平抑肝阳，"酸以和阳"；兼有湿热者，加椿根皮、黄柏清热燥湿。

若淋带瘕泄，诸液耗尽，必有阴伤，脉中气散无以敛摄，阴药质沉不可见效，当用震灵丹，"通则达下，涩则固下"，且其性不偏寒热，俱可用之。震灵丹为禹粮石、赤石脂、紫石英、赭石炭炒后加乳香、没药、朱砂、五灵脂，敛中有通，涩中有达。

阴虚及阳，加人参大补元气；若兼见少腹拘急，大便艰涩干燥，胃满腹胀，此为久病阴阳俱伤，阴液枯涸，阳气虚衰。断不可用热药劫阴动阳，法当通阳固阴，用人参、当归、枸杞子、茯苓、糜鹿茸、紫河车、柏子仁、郁李仁，合震灵丹。

（3）中虚不固

案例

某，阳明脉虚，手麻足冷身动，带下如注，用通摄方。

人参　桂枝木　桑螵蛸　生杜仲　归身　茯苓

又，胸中似冷，热饮乃爽，照前方去杜仲加白芍炮姜。（《临证指南医案·淋带》）

按语：中虚不固的带下证常见四末不温，手足麻木，胃脘冷，喜热饮，带下如注。用通阳固摄之法。人参、桂枝温通补阳；杜仲、当归、桑螵蛸补血固涩，茯苓健脾利湿。中焦阳虚甚者，去杜仲，加白芍、炮姜温中敛阴。

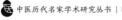

（4）温邪伤阴

案例

某，温邪劫阴，带下火升，胸痞，脉小数。

生地　阿胶　牡蛎　川斛　小麦　茯苓（《临证指南医案·淋带》）

按语：症见胸中痞满，带下，脉小数，舌红少苔或无苔。此为外感温邪后期，余邪入里劫伤阴血，致阴虚内热。用生地黄、阿胶、石斛滋阴清热，牡蛎敛阳收涩，小麦、茯苓宁心安神、祛烦除热。

结语：叶天士认为"肝肾内损，渐及奇经，不司束固"，当用甘辛润之品补益肝肾，如菟丝子、杜仲、沙苑子、补骨脂。不可予燥药，因为"肾恶燥，肝忌刚"。当虚损伤及奇经时，亦不可用桂、附、地、胶。参、附、姜、桂燥热易劫阴；地、胶阴柔之品，妨碍脾胃的纳入。可用紫石英、鹿角霜、麋鹿茸、紫河车、当归等补养奇经。叶天士认为带下病为"脉隧气散不摄"，又"阴药沉降，徒扰其滑耳"，当用震灵丹"引之收之固之"。震灵丹，通中有达，涩中有固，无寒热偏颇，效果非常。

阴血久虚必伤及阳，"此病久脏阴腑阳皆伤"，用通阳固阴之法。在补养奇经的基础上加入人参大补元阳，或是用朝夕服法，早服人参、当归、枸杞子、茯苓、麋鹿茸、紫河车，晚服震灵丹。阴虚亏虚则阳无藏身之所，虚阳浮越则用芡实、莲子肉、五味子收敛浮阳，生龙骨、生牡蛎重镇潜阳，肝阳上亢则用白芍平肝敛阳、"酸以和阳"。阴血亏虚而至液涸时，加柏子仁、郁李仁滋液润下。

7. 崩漏

崩漏是指女子经期和经量失常。经血非时而下，或忽然大下谓之"崩"，月经淋沥不尽谓之"漏"。崩、漏之间关系密切，"崩为漏之甚，漏为崩之渐"，故统称为崩漏。叶天士推崇"暴崩暴漏宜温宜补，久漏久崩宜清宜通"之论，结合自己的奇经辨证理论，本病主要责之脾胃、肝肾、奇经。

（1）郁损肝脾

案例

徐三三，肝脾郁损，血崩。人参逍遥散去柴、术、炙草，加桑螵蛸、杜仲。(《临证指南医案·崩漏》)

按语：症见血崩，腰膝酸软，情志不畅，少气懒言，倦怠乏力，食后腹胀等。治以疏肝健脾，补肾温阳。用人参逍遥散去柴胡、白术、炙甘草，及桑螵蛸、杜仲。柴胡其性升散，白术偏于温燥，炙甘草滋腻，阴血不足时当去之。

（2）肝风胃虚

案例

某，经漏不止，久风飧泄。

人参　茯苓　木瓜　炒乌梅　赤石脂　禹粮石(《临证指南医案·崩漏》)

按语：漏下不止伴有泄泻日久，叶天士在《临证指南医案·泄泻》中指出久泻的病机为"阳明胃土已虚，厥阴肝风振动内起"，故用人参、茯苓甘以理胃；木瓜、乌梅酸以制肝；赤石脂味涩质重，即入肠胃，亦入下焦，故可涩肠止泻，固冲止血，与禹粮石相须为用。

（3）肝肾阴虚

案例

张，外冷内热，食过如饥，唇燥裂，渴饮下漏，漏多则阴虚阳亢，便溏不实，不可寒润。

生地炭　阿胶　炒白芍　湖莲　樗根皮　茯神　蕲艾炭(《临证指南医案·崩漏》)

按语：症见外冷内热，消谷善饥，唇干舌燥，口渴欲饮，经水漏下不止，便溏。用生地黄炭、艾叶炭、阿胶补血涩血，白芍平抑肝阳，椿根皮清热燥湿，茯神宁心安神。若口吐腻涎浊沫，经血甚多，此为肝阳化风，厥逆之征兆，当以咸苦入阴，微辛和阳。用阿胶、牡蛎、川楝子、黄连、川芎、当归。厥阴肝木血虚液伤，易生内风而成风消之象，加之年过五旬者，阳明脉衰，症见日益瘦损，便干不爽，夜热多汗，四肢皆冷，气短腹鸣，上噫气，下泄气，腰足跗酸软无力，食物日减，不知其味。治以补脾敛阳清热。用人参、黄芪、茯神、小麦、牡蛎、苦参。

（4）奇经亏虚

案例1

罗二四，病属下焦，肝肾内损，延及冲任奇脉，遂至经漏淋漓，腰脊痿弱，脉络交空，有终身不得孕育之事。

制熟地砂仁制　河车胶　当归　白芍　人参　茯苓　於术　炙草　蕲艾炭　香附　小茴　紫石英（《临证指南医案·崩漏》）

按语：若症见月经漏下淋沥不尽，腰背酸软无力，多年不孕。此为肝肾内损日久伤及冲任，用通补奇经法治疗。

案例2

张四三，经漏十二年，五液皆涸，冲任不用，冬令稍安，夏季病加，心摇动，腹中热，腰膝跗骨皆热，此皆枯槁日着，方书谓暴崩宜温，久崩宜清，以血去阴耗耳。

人参　生地　阿胶　天冬　人乳粉　柏子仁　茯神　枣仁　白芍　知母蜜丸。（《临证指南医案·崩漏》）

按语：此案为奇脉亏虚，阴液耗竭，阴虚生热。叶氏认为"暴崩宜温，久崩宜清"，当补阴清热，用生地黄、阿胶、天冬、人乳粉、柏子仁甘平之品滋养阴液，人参、茯神、酸枣仁、莲子肉、山药补脾益气，以增气血生化之源，白芍、知母滋阴清热，任冲虚甚者可加紫河车，但应防燥热伤阴。亦用《内经》中的乌鲗鱼丸方[乌鲗鱼骨、蘆茹（即茜草根）、雀卵，鲍鱼汤送下]。叶天士认为"久病投汤太过，恐妨胃耳"，当用丸药徐徐补之，宗朱丹溪的大补阴丸或虎潜丸之意，滋阴降火，补精填髓。若血热瘀浊者，症见经血紫黑成块，几月一下，当用青蒿根、黄芪、泽兰、椿根皮等清热化瘀之品，同时服以斑龙丸通补奇经。

案例3

成，冲任二脉损伤，经漏经年不痊，形瘦肤干畏冷，由阴气走乎阳位。益气以培生阳，温摄以固下真。

人参　鹿角霜　归身　蕲艾炭　茯神　炮姜　紫石英　桂心（《临证指南医案·崩漏》）

按语：此案为奇脉阳虚，多见于漏下多年，形体消瘦，皮肤干燥，畏寒怕冷。此为"阴气走乎阳位"，当益气生阳，温摄固下。用人参、茯神补益元阳之气，鹿角霜、当归身、肉桂、紫石英、炮姜、杜仲、沙苑子温补奇经，艾叶炭固涩下焦。若下漏成块，少腹胀痛，此为血涩不通，去收涩之品，加桂枝温通经脉。

（5）阳虚不固

案例

程，暴冷阳微，后崩。附子理中汤。（《临证指南医案·崩漏》）

按语：阳虚不固症见血崩，四肢不温，倦怠少气，食少纳呆，大便溏泻。不可用滋腻酸浊之品补阴敛血，有戕中焦之谬，当补中益气，温中散寒。用理中汤（人参、白术、炙甘草、干姜），虚寒重者加干姜。

（6）病后调理

案例

龚，脉数，寒热汗出，腹胁痛，病起经漏崩淋之后，是阴伤阳乘，消渴喜凉饮，不可纯以外邪论，和营卫调中，甘缓主治。

当归　白芍　淮小麦　炙草　南枣　茯神（《临证指南医案·崩漏》）

　　按语：症见漏下之后，心悸怔忡，肢末疼痛，此为阴伤阳浮，内风未息，用甘柔之品补益中焦，养血滋阴。用人参、炙甘草、茯神健脾益气，阿胶、麦冬、白芍滋阴补血。若脉数，寒热汗出，胁肋腹痛，渴欲凉饮，同用补中之法，兼以养血敛阴。

　　结语：脾胃为气血生化之源，肝藏血，肾藏精。若用熟地黄、五味子之类敛阴补血之品滋腻酸涩，脾胃亏虚无力运化，下焦未得其益，脾胃更受戕害。且"冲脉隶属于阳明，阳明久虚，脉不固摄，有开无阖矣"，故叶天士在补益肝肾、奇经之时非常重视脾胃的运化，并且贯穿始终。常在补血养阴之药中，加入人参、茯苓、莲子肉补气健脾。虚损久者，叶氏恐大队补阴之药作汤剂药力迅猛，易伤脾胃，故常用丸药，如乌贼鱼骨丸、斑龙丸、大补阴丸、虎潜丸。或根据时令的变化，采用朝夕服法。在夏月中，阳气易泄，"早进通阴以理奇经，午余天热气泄，必加烦倦，随用清暑益气之剂，顺天之气，以扶生生"。若遇暴崩欲脱之重症，更当建固中焦，"坤土阳和旋转，喜其中流砥柱，倘得知味纳谷，是为转机，重症之尤，勿得忽视"。对于崩漏治疗后的调理，叶氏也从脾胃论治，兼以补血养阴。

　　补肝肾常用熟地黄、当归、白芍、天冬，但肝肾虚损日久伤及奇经，前药不能入奇经，当用八脉之法。叶氏认为经水由诸路之血贮藏在血海而下，且"任脉为之担任，带脉为之约束，刚维跷脉之拥护，督脉以总督其统摄"，各司其职则不见崩决淋沥者。崩漏者，八脉皆失其司。"鹿性阳，入督脉，龟体阴，走任脉，阿胶得济水沉伏，味咸色黑，熄肝风，养肾水，柏子芳香滑润，养血理燥，牡蛎去湿消肿，咸固下，仲景云，病患腰以下肿者，牡蛎泽泻汤，锁阳固下焦之阳气，乃治八脉之大意。"又阴血亏虚之时，阳气易于浮越，肝阳上亢则生内风，阴火举升耗液伤精，当去鹿角霜、锁阳之类的气性刚烈之品，用柔润清补，佐以滋阴泻火。

　　治疗本病时不可急于求成，"此久损难复，非幸试速功矣"。崩漏在临床上迁延日久不愈，属于疑难病症，或暴崩欲脱，为紧急危重症。叶天士对于本病治疗独具心法，且治疗者多为久病重病，对后世学者大有裨益。

8. 妊娠诸证

妊娠期间，发生与妊娠有关的疾病统称为妊娠诸证。在《临证指南医案》较为完备，包括恶阻、滑胎、子嗽、妊娠发热、子悬、子肿、子烦、妊娠泄泻、胎漏和胎死不下。叶氏治疗妊娠诸证多从肝和脾胃入手，多用凉血顺气之法，"其余有邪则去邪，有火则治火，阴虚则清滋，阳虚则温补"。

（1）恶阻

恶阻是指孕妇在妊娠早期，出现恶心呕吐，倦怠头晕，或食入即吐的症状，又称为"妊娠呕吐""子病"。若妊娠早期病情轻者，为早孕反应，一般在 3 个月后逐渐消失。本病最早见于《金匮要略·妇人妊娠病脉症并治》："妇人得平脉，阴脉小弱，其人渴，不能食，无寒热，名妊娠。"《诸病源候论》中对恶阻进行了论述："恶阻者，心中愦闷，头眩，四肢烦痛，懈惰不欲执行，恶闻食气。"叶天士治疗本病多从肝脾论治。

案例

秦十七，经停三月，无寒热，诊脉大，系恶阻减食。

细子芩　知母　苏梗　砂仁　橘红　当归　生白芍（《临证指南医案·胎前》）

按语： 肝脾不和，痰热上扰，常症见恶心呕吐不欲食，胸胁痞满，胃脘胀。用橘皮竹茹汤加减，清气化痰，调和肝脾。黄芩清热安胎，知母、白芍、当归清热滋阴养血，紫苏梗、砂仁宽中理气，橘红、瓜蒌皮利气消痰，半夏、竹茹、生姜降逆止呕除痰。肝气上冲者，加川楝子疏肝行气；肝胆火旺者，加山栀子清利肝胆；若恐灼热伤阴，加石斛滋阴清热。

（2）滑胎

滑胎是指连续发生 3 次及 3 次以上的自然流产，又称"数堕胎""屡孕屡堕"。叶天士认为本病多责之肝肾亏虚，虚损久者伤及奇脉、络脉。

案例1

程二六，殒胎每三月，是肝虚。

人参　阿胶　当归　白芍　川芎　桑寄生（《临证指南医案·胎前》）

按语：患者每在妊娠3个月时滑胎，肝血不足，肾气不固，予四物汤去熟地黄，加人参、阿胶、桑寄生。

案例2

胡氏，怀妊六月，阳明司胎，闪动络脉，环跳痛连腰膂，最防胎气。

归身　桂枝木　炒杞子　炙草　羊胫骨　白茯苓（《临证指南医案·胎前》）

按语：本案属于奇经受损，这类证型常见环跳痛连腰膂，或腹坠腹痛，喜暖恶寒等表现。当用辛香温柔之剂。当归、桂枝、茴香辛香通络，奇经亏虚多用鹿角霜、肉苁蓉、枸杞子、沙苑子、羊胫骨、柏子仁柔剂补奇，炙甘草、茯苓顾护脾胃。

（3）子嗽

子嗽，即"妊娠咳嗽"，为妊娠期间发生咳嗽。若咳嗽剧烈或久咳不愈，将损伤胎气，导致滑胎。

案例1

钱三九，上年夏产，过月经转，今经停四个月，左脉弦滑流动，乃为妊象，此气急，脘痞，咳嗽，热气上乘，迫肺之征。形肉日瘦，热能烁阴耗气，议清金平气，勿碍于下。

桑叶　川贝　桔梗　广皮　黑山栀　地骨皮　茯苓　甘草（《临证指南医案·胎前》）

按语：本案为热伤肺阴证，本证常见孕中气急，脘痞，咳嗽，左脉弦滑流动，日渐消瘦。此为热烁阴液，上乘迫肺，当用清金平气之法。用桑叶、贝母清肺润燥，桔梗宣利肺气，栀子、地骨皮清热除烦，陈皮理气化痰，茯苓、甘草健脾利水。若温邪入里化热，症见喘急，胸满，便溺不爽，当"清肺之急，润肺之燥，俾胎得凉则安"，用黄芩、知母、生地黄、天花粉、天冬、阿胶，清热泻火，滋阴润燥。若喉呛心嘈，液伤阴亏，当以养阴清热为主。生地黄、玄参、石斛甘寒质润之品养阴液而泻伏热，茯神、白扁豆健脾化湿。

案例 2

又，喘热减半，四肢微冷，腹中不和，胎气有上冲之虑，昨进清润之方，漐漐有汗，可见辛燥耗血，便是助热，今烦渴既止，问初病由悲哀惊恐之伤，养肝阴，滋肾液为治，稳保胎元，病体可调。复脉去桂、麻、姜、枣，加天冬、知母、子芩。(《临证指南医案·胎前》)

按语： 本案为热病后调养，阴液亏虚，当用加减复脉汤养阴生津，清除余热。用加减复脉汤。兼以脾胃亏虚者，加人参、茯神，脾虚湿盛者加木瓜、莲子肉酸甘收敛化湿。

（4）妊娠发热

妊娠发热是指妊娠期间孕妇感受外感时邪而致发热，或因热病日久耗伤阴液而致的阴虚内热。

案例 1

某，恶阻，本欲恶心厌食，今夹时邪，头痛身热，当先清热。

竹叶　连翘　生甘草　黄芩　花粉　苏梗（《临证指南医案·胎前》）

按语： 妊娠中外感风热，症见头痛、身热、恶心、厌食。此为外感时邪，当清热祛邪。用竹叶、连翘清解上焦风热，黄芩、天花粉清热润燥，紫苏梗理气宽中，降逆止呕。

案例 2

金，怀妊五月得热病，久伤阴液，身中阳气，有升无降，耳窍失聪，便难艰涩，议用仲景复脉法，以生津液。

　　炙甘草　人参　生地炭　阿胶　天冬　麦冬　生白芍　麻仁（《临证指南医案·胎前》）

　　按语： 本案为热邪伤阴，症见耳窍失聪，大便干结难排。此为热病久伤阴液，阳气无以制约。当用复脉汤（即炙甘草汤）去生姜、桂枝、大枣之热药，加天冬、生白芍之敛阴生津之品。如阴火亢盛者，加黄芩、知母、青蒿以清火泄热；耳前生疔，加桑叶、钩藤以疏散风热。

（5）子悬

　　子悬又名"胎气上逆""胎气上逼"，是妊娠期间脾胃不和，气机上逆的一种病症。

案例 1

　　某，脉右虚左弦，身麻肢冷，胎冲胀闷，五六月当脾胃司胎，厥阴内风暗动，不饥吞酸，全属中虚。

　　人参　枳壳　半夏　姜汁　桔梗（《临证指南医案·胎前》）

　　按语： 本案属脾胃不和，故见吞酸，不知饥，身体麻木，四肢不温，胎气上冲，胃胀胸闷。此为肝风内动，中土本又空虚，风木克土。用小半夏汤（半夏、生姜）和胃降逆，加人参补脾益气、顾护中焦，枳壳、桔梗理气宽中。

案例 2

　　汪，娠八月，胎动不安，脘闷不饥，宜凉血调气，可以安适。

　　黄芩　知母　橘红　生白芍　当归　砂仁（《临证指南医案·胎前》）

　　按语： 本案为痰热气阻，症见胃脘胀闷，不知饥，胎动不安。当清热化痰，理气和胃。用黄芩、知母清热，生白芍、当归滋阴养血，橘红化痰利气，砂仁宽中化湿。

（6）子肿

　　子肿是指妊娠期间出现肢体、颜面、腹部肿胀，又称为"妊娠肿胀"。

若在妊娠晚期出现脚部的单纯浮肿，且能自行消失，为妊娠的常见现象。

案例 1

某，气逆壅热于上，龈肿喉痹，胸闷腹肿，七月太阴司胎，法宜宣化清上。

川贝　牛蒡子　连翘　苏梗　杏仁　花粉　菊花　橘红（《临证指南医案·胎前》）

按语： 热壅上焦，症见牙龈肿痛，咽喉痛痹，胸闷，腹肿。此为气机上逆，痰热壅上。用川贝母、天花粉、橘红清热化痰；牛蒡子、连翘、菊花疏散风热，解毒利咽；紫苏梗、杏仁调畅气机，降气宽中。

案例 2

程，怀妊八月，子肿，腹渐坠，正气虚弱，补剂必须理气，预为临产之算。

人参　茯苓　广皮　大腹皮　苏梗　砂仁末（《临证指南医案·胎前》）

按语： 气虚水停，症见浮肿，腹胀下坠，倦怠乏力。此为正气亏虚，气虚无以运水，水饮停于内。用人参大补元气，茯苓健脾利水，陈皮、砂仁理气宽中、化湿健脾，大腹皮、紫苏梗下气宽中、行水消肿。补气兼以理气，补而不滞。

（7）子烦

子烦是指妊娠期间孕妇情志抑郁，或烦躁不安，或心惊胆怯的病症。

案例 1

程，娠八月，形寒气逆，神烦倦无寐，乃肝阳乘中之征，拟进息风和阳法。

黄芩　当归　生白芍　生牡蛎　橘红　茯神

又，肝风眩晕，麻痹少寐。

熟首乌　炒黑杞子　白芍　女贞子　茯神　黑稆豆皮（《临证指南医

案·胎前》)

按语： 肝阳上亢，症见心烦倦怠，不寐，形寒气逆。当用息风和阳之法。黄芩清泄肝热，当归、生白芍养血滋阴以涵阳，生牡蛎重镇安神、平抑肝阳，茯神养心安神，橘红散寒利气。若头晕，肢体麻木者，为肝血不荣、血虚风动，当养血敛阴。用何首乌、茯神养血安神，枸杞子、女贞子、黑豆皮、生白芍滋阴养血。

案例2

某，固护胎元，诸症俱减，惟心嘈觉甚，阴火上升，营虚之征。

人参　桑寄生　熟地　阿胶　丝绵灰　条芩　白芍　当归　茯苓　香附（《临证指南医案·胎前》）

按语： 营虚火炎，症见心烦嘈杂。此为营络亏虚，虚火上炎，扰乱心神。用当归、香附辛香之品入络，合人参、桑寄生、熟地黄、阿胶补血益肾，黄芩、生白芍敛阴降火，丝绵灰收涩护胃。

（8）妊娠泄泻

妊娠泄泻，是指妊娠期间腹泻。

案例1

某，交节上吐下泻，况胎动不安，脉虚唇白，急用理中法。

附子　人参　於术　茯苓　白芍（《临证指南医案·胎前》）

按语： 证属脾阳虚衰，症见上吐下泻，唇色苍白，胎动不安，脉虚弱。当温中散寒，用附子理中汤去干姜、炙甘草，加茯苓健脾利湿、白芍养阴缓急。

案例2

周，病中怀妊泄泻。

焦术　炒白芍　炒黄芩　广皮（《临证指南医案·胎前》）

按语： 本案妊娠泄泻，为肝木克土，当泻肝实脾，用痛泻要方去防风，加黄芩。

案例 3

某，怀妊，痢滞半月，胃阴既亏，阳气上逆，咽中阻，饮水欲哕，舌尖红赤，津液已耗，燥补燥劫，恐阴愈伤，而胎元不保，议益胃和阳生津治之。

熟地　乌梅　白芍　山药　建莲　茯苓

用川石斛煎汤代水。(《临证指南医案·胎前》)

按语： 本案见咽中阻，饮水欲哕，舌尖红赤。此为痢疾日久伤及胃阴，津液耗竭，不可用温燥之品恐其劫阴，当用益胃和阳生津之法。乌梅酸涩入大肠经，既涩肠止泻又生津止渴；石斛滋阴清热、生津养胃，煎汤代水；熟地黄、白芍补阴润燥以和阳；山药、建莲、茯苓健脾益胃。

案例 4

王，临月下痢脓血，色紫形厚，热伏阴分，议用白头翁汤。

又，苦味见效，知温热动血，以小其制为剂，可全功矣。

黄芩　黄柏　炒银花　炒山楂　茯苓　泽泻 (《临证指南医案·胎前》)

按语： 本案为湿热下迫，症见下利脓血，色紫形厚，里急后重。当清热凉血，利湿止痢，用白头翁汤。上方见效后，用清热凉血轻剂收功。

（9）胎漏

胎漏是指妊娠期间阴道有少量出血，间断出现，淋沥不尽。常可伴有腰酸、腹痛、小腹下坠，则称为"胎动不安"。

案例 1

某，胎漏鼻衄，发疹而喘。

淡黄芩　真阿胶　青苎 (《临证指南医案·胎前》)

按语： 此案为血虚内热，症见胎漏，鼻衄，发疹，气喘。当用补血清热之法。阿胶甘平，补血之外亦可止血，为补血止血之要药。加黄芩、苎麻根清热安胎，凉血止血。

案例 2

某，三月胎漏，用固下益气。

人参　熟术　熟地　阿胶　白芍　炙草　砂仁　艾炭（《临证指南医案·胎前》）

按语：气虚胎漏，症见神疲乏力，腹痛而坠，当用固下益气之法。四君子加减健脾益气，熟地黄、白芍、阿胶、艾叶炭养血止血。

案例 3

陆十八，形瘦，脉数尺动，不食恶心，证象恶阻，腰痛见红，为胎漏欲坠。

青苎二钱　建莲五钱　纹银一两　砂仁七分　白糯米一钱（《临证指南医案·胎前》）

按语：症见形体消瘦，脉数尺动，纳呆呕恶，腰痛，胎漏。此为阴虚内热兼有脾虚不固，当清热健脾。用苎麻根、纹银凉血止血；莲子肉性涩，糯米黏腻，两者补脾之余收敛安胎；砂仁行气化湿，加强脾运。

（10）胎死不下

胎死不下，是指胎儿死于腹中，不能自行产出。若日久不下，将危及孕妇的生命。

案例

华，血下，殒胎未下，浊气扰动，晕厥呕逆，腹满，少腹硬，二便窒塞不通，此皆有形有质之阻，若不急为攻治，浊瘀上冒，必致败坏，仿子和玉烛散意。

川芎　当归　芒硝　茺蔚子　大腹皮　青皮　黑豆皮

调回生丹。（《临证指南医案·胎前》）

按语：本案症见阴道出血，死胎不下，晕厥，呕恶上逆，腹部胀满，少腹硬，二便不通。当攻下兼以养血，取张从正玉烛散（即四物汤合调胃承气汤）之意。芒硝泻下攻积；兵分三路用青皮破气、大腹皮利水、川芎活血；再用补而不滞之品芜蔚子活血行气、当归活血补血、黑豆皮活血利水。合回生丹以助其功。

9. 妇人癥瘕

妇人癥瘕是指妇女腹部中的包块。癥者包块有形可征，推之不移，痛有定处；瘕者聚散无常，推之可移，痛无定处。该病又称瘕聚、积聚。叶天士认为本病"瘕属气聚，癥为血结，由无形酿为有形"，往往由情志抑郁而生。情绪怫郁，肝失畅达，肝郁气滞传至于土，脾胃受戕，阳明衰则血海空，久病伤络；或肝气郁而化火，"肝胆相火内灼，冲脉之血欲涸"。叶天士从其独创的络病学说与奇经八脉学说的角度来看，"久痛在络，营中之气，结聚成瘕""夫曰结曰聚，皆奇经中不司宣畅流通之义"。

在治疗上，营络阻滞者，"病在奇脉""此皆冲脉为病，络虚则胀，气阻则痛"，当用辛香入络，苦温通降。辛香入络之品为当归、小茴香、葱白、生姜、香附、延胡索之属。苦温通降之品为川楝子、降香汁、芜蔚子、山楂、乌药之类。但在治络的同时要注意脾胃与阴液。理气之品辛香气燥，久用则脾胃不胜克伐，出现胃气降逆失常，呕吐涎沫酸水，用黄连、吴茱萸、干姜、桂枝安土为先，佐以疏肝之品。阴液干涸而见大便秘者，不可用香燥之品，用葱白合柏子仁辛润通络。虚者当在"宜益营之中，再佐通泄其气"，温通营络用当归生姜羊肉汤加减；奇络并虚时，亦可通补奇经，用鹿角胶、紫石英、杜仲等。气血瘀阻甚者，加桃仁、当归须、莪术。痰阻者，合二陈丸加减。痰气互结者，合瓜蒌薤白半夏汤加减。此外非奇络病者，湿热阻滞则化湿除热；肝郁气滞则疏肝理气；肾气不摄则温阳补肾。

（1）营络气结

案例 1

周三十，瘕聚结左，肢节寒冷，病在奇脉，以辛香治络。

鹿角霜　桂枝木　当归　小茴　茯苓　香附　葱白（《临证指南医案·癥瘕》）

案例 2

某，右胁攻痛作胀，应时而发，是浊阴气聚成瘕，络脉病也，议温通营络。

当归三钱　小茴炒焦，一钱　上桂肉一钱　青葱管十寸（《临证指南医案·癥瘕》）

按语：此证多为络病虚证。症见瘕聚伴肢节寒冷，或少腹疼痛有形，或右胁攻痛作胀，发作有时。此为"久痛在络，营中之气，结聚成瘕"。治以辛香治络，温通营络。用当归、小茴香、肉桂或桂枝、葱白、生姜、香附、吴茱萸辛温之品通达营络；久瘀久滞者，加新绛、桃仁、茺蔚子、白蒺藜理气化瘀；营络亏虚之时当加当归生姜羊肉汤加减和营补络，伤及奇脉，奇络并虚时加鹿角胶、紫石英、肉苁蓉、杜仲；脾胃虚者加人参、茯苓健脾益气。

（2）气血凝络

案例

谭，瘕聚有形高突，痛在胃脘心下，或垂芥腰少腹，重按既久，痛势稍定，经水后期，色多黄白，此皆冲脉为病，络虚则胀，气阻则痛，非辛香何以入络，苦温可以通降。

延胡　川楝　香附　郁金　茯苓　降香汁　茺蔚子　炒山楂　乌药

又，瘕聚痼结，痛胀妨食，得食不下，痛甚，今月经阻不至，带淋甚多，病由冲任脉络，扰及肝胃之逆乱，若不宣畅经通，日久延为蛊疾矣。

炒桃仁　当归须　延胡　川楝子　青皮　小茴　吴萸　紫降香　青葱管（《临证指南医案·癥瘕》）

按语：此证为络病实证。症见瘕聚有形高突，胃脘心下胀痛甚，痛时得食不下，经水后期，多带下。治以辛香入络，苦温通降。金铃子散行气活血止痛，配以香附、郁金辛香入络、行气散瘀，降香汁、茺蔚子、山楂、乌药苦温通降、活血化瘀；茯苓健脾利湿，顾护中焦。瘀阻甚者，用桃仁、当归须、青皮、葱白、小茴香、吴茱萸辛香苦温之品，通络祛瘀。

若中脘胀痛，呕吐清涎浊沫，此为气伤脾胃，"犯胃莫如肝，泄肝正救胃"，金铃子散合莪术通络祛瘀，疏泄肝气；加二陈丸加减理气和胃，化痰止呕。胃酸嘈杂者，呕吐涎沫酸苦浊水，合左金丸，降逆止呕。痰气凝结者，加半夏、瓜蒌皮、橘红化痰理气。

（3）肝郁气滞

案例

林，脉左弦涩，少腹攻逆，痛即大便，肝气不疏，厥阴滞积。

香附一钱半　鸡肫皮炙，一钱半　茯苓一钱半　麦芽一钱　香橼皮八分　青皮五分　炒楂肉二钱　砂仁壳五分（《临证指南医案·癥瘕》）

按语：症见少腹瘕聚，大便不爽，痛则泻下，脉弦涩。此为肝气不疏，克伐脾土。治以疏肝健脾，理气化瘀。香附、香橼、青皮、山楂疏肝理气，活血化瘀；茯苓、砂仁健脾行气；鸡内金、麦芽消滞健胃。若脘中瘕聚，加吴茱萸、高良姜温中散寒。若肝郁化火者，遵朱丹溪"气有余便是火"之论，用苦辛清降之法，加黄连、山栀子、芦荟清泻肝火。

（4）湿热阻滞

案例

胡二十，少腹聚瘕，能食便不爽，腹微胀。小温中丸。（《临证指南医案·癥瘕》）

按语：症见少腹聚瘕、微胀，纳可，大便不爽。治以清热除湿，健脾化痰，予小温中丸。

（5）肾气不摄

案例

陆十六，经阻半年，腹形渐大，痛不拒按，溲短便通。据形色脉象，不是通经丸者。下气还攻于络，有形者癥瘕。炒枯肾气丸汤。(《临证指南医案·癥瘕》)

按语：症见停经半年，腹部胀大，痛不拒按，小便短，大便可。此为肾气亏虚，当温阳补肾，予炒枯肾气丸（附子、肉桂、熟地黄、山茱萸、生山药、牡丹皮、茯苓、泽泻）。

结语：叶天士在治疗妇人癥瘕时不会妄用攻下之品，且时刻重视顾护脾胃。"以去瘀生新为治"，不可用沉降之品急急攻下，以防伤人阳气。告诫"缓图为宜，急攻必变胀病"。阳气若受伐，腹大中满而胀，则病情加剧难治矣。注重辨明虚实，强调审症求因，往往以和法、消法取胜，值得后人效法。

10. 热入血室

热入血室，首见与张仲景《伤寒论》和《金匮要略》中，指妇人经水适断或适来之时感受外邪，出现寒热往来如疟，或谵语，或胸胁满，或少腹满，或小便微难而不渴的症状。仲景用小柴胡汤法和解少阳枢机，散邪解热。叶天士在前人基础上进一步发展，在《温热论》中云："如经水适来适断，邪将陷于血室，少阳伤寒，言之详悉，不必多赘。但数动与正伤寒不同。"叶氏认为小柴胡汤不能一概而用，临证之时当仔细辨别病机。小柴胡汤中用参、枣以扶胃气，必须见脾胃虚弱者最为合适。因为冲脉隶属于阳明，脾胃健旺则气血生化有源。若热邪陷入，与血互结，应当予陶氏小柴胡汤去参、枣加生地黄、桃仁、山楂肉、牡丹皮或犀角等以清热凉血，活血化瘀。若冲脉本身血瘀较重，出现少腹满痛，轻者可针刺期门穴，重者予小柴胡汤去甘草加延胡索、当归尾、桃仁加大活血逐瘀之力；挟寒加肉桂心以温通；气滞加香附、陈皮、枳壳等以理气散结。

热入血室的症状，多见谵语、发狂，类似于阳明胃热之证。叶氏强调在这种情况下，更要谨审病机，不可犯胃气及上二焦之戒。可根据身重与否来辨析，血结者身体必重，不同于阳明者身体轻便。叶氏解释道："阴主重浊，络脉被阻，身之侧旁气痹，连及胸背，皆为阻窒。"治法上当以祛邪通络。如果日久迁延，上逆心包，胸中痹痛，就发展成为血结胸，应表里上下一齐尽解，可用王海藏的桂枝红花汤加海蛤、桃仁。

《临证指南医案》中热入血室的医案只有两则，且病情较为危重，从中体现了叶天士临证辨证施治的功力深厚，也补充了叶天士治疗热入血室的法则。

案例 1

沈氏，温邪初发，经水即至，寒热，耳聋，干呕，烦渴饮，见症已属热入血室。前医见咳嗽脉数舌白，为温邪在肺，用辛凉轻剂，而烦渴愈甚。拙见热深，十三日不解，不独气分受病，况体质素虚，面色黯惨，恐其邪陷痉厥。三日前已经发痉，五液暗耗，内风掀旋，岂得视为渺小之恙、议用玉女煎两清气血邪热，仍有救阴之能。玉女煎加竹叶心，武火煎五分。

又，脉数，色黯，舌上转红，寒热消渴俱缓。前主两清气血伏邪，已得效验。大凡体质素虚，驱邪及半，必兼护养元气，仍佐清邪。腹痛便溏，和阴是急。

白芍　炙草　人参　炒麦冬　炒生地

又，脉右数左虚，临晚微寒热。复脉汤去姜桂。（《临证指南医案·热入血室》）

按语： 前医见温邪在肺，用辛凉轻剂，殊不知邪热已内陷，经水即至，热入血室。十三日不解，加之素体虚衰，液伤发痉，以玉女煎两清气血邪热，滋肾水以救护阴液使内风自停。药后前症缓解，出现腹痛便溏。叶天士认为素体虚者驱邪及半时，必护养元气佐以清邪。人参大补元气，麦冬、生地黄滋阴兼以清热，白芍养血敛阴、缓急止痛，炙甘草补中益气、缓急止痛、调和诸药。药后病去八九，唯夜间微寒热，用复脉汤去姜、桂，滋阴养血。

案例 2

吴氏，热病十七日，脉右长左沉，舌痿饮冷，心烦热，神气忽清忽乱，经来三日患病，血舍内之热气，乘空内陷，当以瘀热在里论病，但病已至危，从蓄血如狂例。

细生地　丹皮　制大黄　炒桃仁　泽兰　人中白（《临证指南医案·热入血室》）

按语： 热病日久，必耗阴液。又经来三日，血舍空虚，邪热乘虚而入，瘀血互结而成蓄血。法当活血逐瘀泄热，佐以滋阴养津之品以制火。用大黄、桃仁、人中白泄热逐瘀，牡丹皮、泽兰凉血活血，生地黄清热滋阴。

结语： 热入血室临床上变化多端，故叶氏强调切不可偏执小柴胡汤一方。热邪内陷，当散邪泄热。邪热若与血互结，则加以凉血活血之品，如牡丹皮、犀角、泽兰；若素体有瘀滞，结胸者用桂枝、红花、海蛤、桃仁，蓄血者用大黄、桃仁、人中白。热久伤阴，加之血室空虚，阴液极易亏耗，当在治疗之时注意滋阴养血。阴液亏耗轻者予生地黄、白芍、甘草；重者内风掀旋，生命危乎，急当救阴，可加上熟地黄、麦冬、知母、牛膝之属。

（九）儿科病证

1. 麻疹

麻疹为感受麻毒时邪引起的急性肺系时行病，多流行于冬春季节，一年四季均可发病，以全身发红疹及早期出现麻疹黏膜斑为特征，是古代儿科四大要证之一。在宋代之前，麻疹常与天花混称，自宋《小儿斑疹备急方论》将麻疹与天花分别论述之后，两病得以逐渐区分；《证治准绳·幼科》

将麻疹分为初热期、见形期、收后期、成为后世分期的基础；叶天士提出"痘宜温、疹宜凉"的思想，有很大的研究价值。

（1）热留肺胃

案例

王，痧隐太早，咳喘发热，宜开肺气。

薄荷　杏仁　象贝　连翘　桑皮　木通　紫菀　郁金（《临证指南医案·痧疹》）

按语： 热留肺胃多为顺证。多见患儿无汗壮热喘息，疹但有粒而无片，冬月治宜辛散解肌，方药以华盖散、三拗汤，加减牛蒡子、射干、桔梗等；夏月可治宜葛根、栀子、芦根、牛蒡子、石膏、紫菀等；若疹有逆象，如疹隐过早，咳嗽发热，则以薄荷、苦杏仁、浙贝母、连翘、桑白皮、木通、紫菀、郁金加减开肺泄热。

（2）热毒内蕴

案例

某，温邪发痧不透，热毒内陷深藏，上熏肺为喘，下攻肠则利，皆冬温火化之症，经云，火淫于内，治以苦寒，幼科不究病本，不明药中气味，愈治愈剧，至此凶危。

川连　黄芩　飞滑石　炒银花　连翘　甘草　丹皮　地骨皮（《临证指南医案·痧疹》）

按语： 热毒内蕴往往因为湿阻、痰阻、冰伏、凉遏等原因引起。多见患儿麻疹隐伏不透，邪易内攻作喘，口渴，腹痛胀闷，目赤鼻煤，治宜苦寒清热，多以凉膈散加减；患儿热毒内陷愈深，则喘咳作利，此间切忌升提补涩，多以川黄连、黄芩、滑石、金银花、连翘、甘草、牡丹皮、地骨皮加减；兼夹湿热者，症见寒热不解，喘咳，浮肿，腹胀痛，治法当清利三焦湿热，防己、石膏、苦杏仁、大豆黄卷、通草、薏苡仁、连翘等随证治之；逆之重症，即邪陷心包者，症见痧疹不外达，神昏，有内闭外脱之势，急以开窍，连翘、射干、滑石、金银花、石菖蒲、通草加服牛黄丸。

（3）余毒未清

案例

艾，痧退后，呻吟不肯出声，涕泪皆无，唇紫掀肿，乃毒火未经清解，上窍渐闭，气促痰鸣，犹是温邪客气致此，自当清解务尽，其神识自和，奈何以畏虚滋肺，邪火愈炽矣。

川连　玄参　杏仁　甘草　黄芩　连翘　桔梗　银花（《临证指南医案·痧疹》）

按语：患儿麻疹过后，呻吟不作声，涕泪全无，唇紫掀肿，气促痰鸣，以川黄连、玄参、苦杏仁、甘草、黄芩、连翘、桔梗、金银花等清热解毒；兼夹咽痛咳嗽，入暮尤甚者，宜养阴清热，犀角地黄加减。

结语：虽然现代麻疹在临床上已大为少见，但对于症状不典型、病程长的麻疹，叶天士治麻疹思想仍有很好的指导作用。叶天士综合先贤的幼科、痘疹著作提出"痧属阳腑经邪，初起必从表治""疹喜清凉"等学术思想，他还指出"常有气弱体虚，表散寒凉非法，淹淹酿成损怯，但阴伤为多，救阴必扶持胃汁；气衰者亦应有之，急当益气，雏年阳体纯刚之药忌用"，他强调麻疹重视清凉解法，但未必都用，此处气虚之质就应"救阴扶持胃汁"，从中体现叶天士灵巧又不失规矩的学术特点。

2. 急惊风

惊风为小儿常见急重病症，相当于西医学的小儿惊厥，临床上主要以抽搐、昏迷为主要症状，分为急、慢惊风。急惊风多由外感时邪疫气引起。此病多发于 0—5 岁幼童，来势凶猛，病势危急，发病率高，四季皆有。本病始见于北宋《太平圣惠方》，钱乙的《小儿药证直决·脉证治法》指出

"急惊合凉泻、慢惊合温补"的治疗原则。明代以后，万全《幼科发挥》总结惊风发病三因及其专柜"变瘫""变痫""变瘖"，龚信《古今医鉴》创立"惊风八候"论。叶天士在前人理论基础上，提出"急惊属阳"的论断。

（1）热邪阻窍

案例

周，稚年痫厥，病发迅速，醒来二便自通。此系阳气怫逆，阻其灵窍。姑与清络宣通方法。

犀角　远志　胆星　黑山栀　元参　菖蒲　连翘　竹叶心（《临证指南医案·痫痉厥》）

按语：患儿郁热阻窍，症见痫厥，病发迅速，醒来二便自通，治宜清络宣通开窍，清营汤加减。

（2）伤阴动风

案例

某，伏邪经旬，发热不解，唇焦舌渴，暮夜神识不清，虑其邪陷心胞，有痉厥之变。

犀角　卷心竹叶　鲜石菖蒲　连翘　玄参心　浙生地

又，化热液枯。

生地　竹叶心　丹皮　玄参　麦冬　生白芍（《临证指南医案·痫痉厥》）

按语：患儿因感受温邪日久，热不解且阴液伤，症见发热不解，唇焦舌渴，神识不清，先以清营汤防邪热内陷心包，再治以养阴清热。

结语：叶天士认为小儿急惊风多属阳邪，热病多以凉膈散加减以清膈间无形之热，"取其苦寒直降，咸苦走下，辛香通里窍之闭"，药用牛黄丸、至宝丹等。叶天士还认为小儿急惊多属于内闭之症，往往不用钩藤、牡丹皮之属，因而"仅泻少阳胆热"是其一大特色。

3.吐泻、慢惊风

吐泻，即呕吐与腹泻，是儿科临床常见疾病，相当于西医的急性胃肠炎等。慢惊风为小儿惊风的一种类型，有别于急惊风，特点是来势缓慢，以反复抽痉、昏迷或瘫痪为主症，多因大病久病后阴阳两伤，或由急惊风转化而来。《小儿药证直诀》曾论述："诸吐利久不差者，脾虚生风而成慢惊。"慢惊风的概念包括了除中毒性消化不良等胃肠疾病外的无热惊厥，如结核性脑膜炎等。小儿吐泻的病因主要是外感及内伤两大因素，病位在脾胃，若久吐久泻致使脾胃受损，脾虚生风，则成慢惊风。

（1）温邪内犯

案例

王，未到周岁，热犯脾胃，呕逆下利，壮热不已，最多慢惊之变。

人参　川连　黄芩　藿香梗　广皮　生白芍　乌梅（《临证指南医案·幼科要略·吐泻》）

按语：若患儿身热，呕逆下利，以芩、连清热，藿香、陈皮化湿理气，降胃和中，乌梅、白芍敛肺、止痢、生津；若温邪入肺，因与大肠表里，症见咳喘并呕吐泄泻，治宜辛寒，苦杏仁、薏苡仁、荷叶梗、连翘、橘红加减；若热盛者，症见烦渴而呕逆，以黄连、竹茹、陈皮、半夏加减。

（2）胃阳不足

案例

虞，面色痿黄，脉形弦迟，汤水食物，入咽吐出，神气恹恹，欲如昏寐，此胃阳大乏，风木来乘，渐延厥逆，俗称慢脾险症，幼稚弱质，病延半月有余，岂可再以疲药玩忽，宗仲景食谷欲呕者，吴茱萸汤主之。

人参　吴萸　茯苓　半夏　姜汁（《临证指南医案·幼科要略·吐泻》）

按语：叶天士指出："伤食一症，考古用五积散之义，取暖胃使其腐熟也。"故小儿吐泻，多由胃阳虚衰，伤食所致。本案属胃阳虚而肝木乘之，可见面色萎黄，汤水食物入咽吐出，神气不振如昏寐，渐延厥逆，脉弦迟，为慢惊险症，治宜泄木救胃，通阳理虚，吴茱萸汤加减。

（3）阴虚夹滞

案例

何+—，夏病入冬，仍腹痛下积，稚年不慎食物，肠胃屡滞，利久阴伤，身热发呛，先与理阴，疏腑滞浊。

熟地炭　当归炭　山楂　炮姜　炙草　茯苓　麦芽（《临证指南医案·幼科要略·吐泻》）

按语： 本案为虚实夹杂，患儿久痢阴积滞未除，阴血已伤。腹中积滞不除，则痢不止，故仍以消导为主。

结语： 叶天士治疗小儿吐泻多重视正气，在医案中多用参、苓等补虚健脾之品，气阴两虚则以粳米、荷叶养胃升清。若湿热稍重者，则以清热利湿之品清利湿热佐柴胡、升麻、羌活、防风等风药以风散湿。叶天士在《临证指南医案·幼科要略》中对吐泻的治则治法论之颇详，现录如下，供以参考。"夏季霍乱吐泻，通用藿香正气散。水泻，宜分利，四苓散，寒加姜桂，热用芩连。腹痛宜疏气，调气用木香青皮，有滞加炒楂肉、厚朴，重则加莱菔子、槟榔。腹痛有热，用芩、芍、枳实，有寒则用草果、砂仁、吴萸。吐泻后，能食，便反秘结者愈，不能食，神怯色痿者，防慢惊，治法调中温中，若有余热烦渴，甘寒或甘酸救津，故木瓜之酸，制暑通用要药。"吐泻若不经治疗，慢慢发展称为慢惊风之证，是小儿凶险病证之一。叶天士多以"胃阳大乏，风木来乘"来阐述慢惊之病机。在治疗上，首重泄木补土、通阳理虚，此法在医案中多次有所体现。他在《临证指南医案·幼科要略·惊》曾论述慢惊风："慢惊古称阴痫，其治法急培脾胃，理中汤为主方，有痰呕吐，用南星、白附子、六君子汤，声音不出，开窍如竹沥、姜汁、菖蒲根、郁金之属。是病皆他病致变，其因非一，有过饥禁食气伤，有峻药强灌伤胃，有暴吐暴泻，脾胃两败，其症面青㿠白，身无热，虽热不甚，短气骨软，昏倦如寐，皆温补治之，惟呕逆不受乳食，温补反佐姜、连。连理汤、钱氏益黄散、钱氏异功散。"

4. 疳积

疳积是指小儿因喂养不当或其他因素导致脾胃功能损伤、气津耗伤的慢性病症。表现为面黄肌瘦，肚大坚硬，青筋暴露，皮毛憔悴，目无精光等。相当于西医学的营养不良及寄生虫病。其中"疳"有两种含义：一时"疳者干也"，指小儿气液干涸，形体羸瘦；二是指"疳者甘也"，多指小儿病因，小儿摄入肥甘厚味过多，损伤脾胃，形成疳积。疳积发热，称为疳热；疳积消渴，称为疳渴；疳积泻痢，称为疳泻；疳积夹虫，称为虫疳；疳积成痨，称为疳痨。此病无明显季节性，5岁以下小儿多见。起病缓慢，病程缠绵，影响小儿生长发育，严重者还可致使阴竭阳脱，出现危证，故自古以来被列为儿科四大证之一。

（1）疳寒

案例

沈，稚年歇乳进谷，脾胃气馁少运，腹膨目翳，是为五疳，夏日中土司令，久病投以补气，恰合调其脾胃，近日呕吐泄泻身热，乃寒暄失和，致食不易化，小溲既少，腑气不和，余幼科久疏，忆钱氏每以调中为主而驱邪都主轻法，深虑脾土伤，则延惊痫耳。

益智仁　焦术　茯苓　广皮　藿香梗　厚朴　楂肉　泽泻（《临证指南医案·疳》）

按语：叶天士认为，小儿疳症"是症夏令为多，固从脾胃。盖小儿乳食杂进，运化不及，初断乳后，果饵杂进，气伤滞聚，致热蒸于里，肌肉消瘦，腹大肢细，名曰丁奚。或善食，或不嗜食，或渴饮无度，或便泻白色。久延不已，多致凶险。宜忌食生冷腥肥凝滞。治法初用清热和中分利，次则疏补佐运。常有继病，治之无效，待妊妇产过自愈者。夏季霍乱吐泻，通用藿香正气散"。本案即为佐证。

（2）疳热

案例

吴九岁，能食，色枯形瘦，暮热泄泻，此皆口腹不慎，值长夏温热，脾胃受伤，将成五疳。

青蒿梗　枳实炭　胡黄连　炒谷芽　炒白芍　炒山楂　广皮　茯苓　泽泻（《临证指南医案·疳》）

按语：湿热熏蒸，吐泻不解，疳蚀瘦蒸之症，治宜清热利湿，以胡黄连、枳实、猪苓、橘白、山楂肉、泽泻、犀角等治之；若患儿能食而色枯形瘦，暮热，泄泻，治宜清热消疏；若形质日减，腹满按之自软，腹痛时发时止，痛已即能饮食，二便通利，脉虚，治宜消补兼施，以肥儿丸之属为主。

（3）虫疳

案例

形瘦，胁中有形，五心烦热盗汗，虽是童真，久延疳劳。

使君子　广皮　胡连　楂肉　砂仁　白术　茯苓　白芍　厚朴　鸡肫皮（《眉寿堂方案选存·幼科》）

按语：虫疳多见腹痛下蛔，或胁肋有形积聚，叶天士每于健脾消导中加祛虫剂。

（4）疳劳

案例

稚年形消脉小，食物日少，晡热早凉，汗出，损劳难治。幼科门内损，必皮毛血肉之伤起因，议调营卫。

黄芪　归身　米糖　南枣（《眉寿堂方案选存·幼科》）

按语：患儿素体先天不足，气津始不足，加上饮食不洁，致使内损成劳，症见消瘦，食物日少，晡热早凉，汗出，脉小，宜调养营卫，当归补血汤加减。

结语：叶天士认为对疳积多用丸药缓图，"考幼科五疳，与大方五劳相类，疳必因郁热为积为虫，此饮食不充肌肤也，病来非暴，攻之由渐，再论疳热虫积，古人治肝治胃恒多，而洁古东垣，于内伤夹滞，每制丸剂以缓治，取义乎渣质有形，与汤饮异歧，刻下温邪扰攘之余，聊以甘凉之属，清养胃阴，以化肺热，其辛气泄表不宜进"，主要治法以"清热和中分利"，次则"疏补佐运"。叶天士在治疗疳积时也因不同证候治疗不同脏腑，如热疳偏重治肝治胃，寒疳着重治脾，虫疳则需加以杀虫导滞之品。

叶天士

后世影响

一、历代评价

（一）对其人之评价

叶天士不仅是一位卓越的温病学家，而且也是一位杰出的杂病大家。他学识渊博，医术精湛，师古不泥，敢于创新，突破前人成法，创立了卫气营血辨证论治理论体系，系统地阐述了温病的病因、病机、感邪途径、邪犯部位、传变规律和治疗大法，发展了温病的诊断方法，如察舌、验齿、辨斑疹、白㾦等，极大地丰富了温病学的内容，为温病学的形成和发展做出了重大的贡献。叶天士对杂病的治疗也颇具特色，如理虚大法、奇经论治、论阳化内风、脾升胃降，以及胃阴学说、络病证治等。叶天士辨证精细，立法中肯，处方清灵，选药贴切，故能洞识病源，切中病机，虽沉疴痼疾，亦能立起卓效。书载："以是名著朝野，即下至凡夫竖子，远至邻省外服，无不知有叶天士先生，由其实至而名归也。"（《沈归愚文集·叶香岩传》）叶天士的《温热论》被后世诸家所推崇，吴鞠通、章虚谷、王孟英均大倡其说。吴鞠通著《温病条辨》更是以叶天士之学术为基础，创立三焦辨证，使温病诊治体系趋于完善。其杂病之学，留得大量医案，为后世学者传诵。叶天士极受当时及后人的推崇，其学说也广为流传。如石韫玉在《叶氏医案存真》序中说："至今谈方术者，必举其（天士）姓字，以为仲景、元化一流人也。"《清史稿·叶天士列传》亦曰："大江南北，言医者，辄以桂为宗，百余年来，私淑者众。"可见其学术影响之大。

尤其需要指出的是，自叶天士医书传世，全国各地宗叶氏为法，在临床上运用其理论及经验治病者，被人称为"叶派"或"苏派"。其中比较著名的，清代有尤在泾、章虚谷、吴鞠通、吴坤安、王孟英、王旭高、何玉田；近代有何廉臣、张伯龙、丁甘仁、夏应堂、金子久、周兰若、邵兰荪、张菊人、秦伯未、程门雪、章次公、严苍山、蒲辅周等。例如，金子久善用通补奇经法，夏应堂善用辛凉泄热法，秦伯未善用活血通络法，章次公善用虫蚁搜剔法，蒲辅周善用通阳利湿法等。有这么多名家推崇叶天士，自称"叶派"，足见叶法疗效之高，方药之平稳，实非偶然。

但是，由于多种原因的影响，仍有少数学者对叶天士之学术提出异议。例如，清末陆九芝是其中一位比较突出者。陆九芝在《世补斋医书》中，批评叶天士"温邪上受，首先犯肺，逆传心包"和"温热须究三焦"的论点，认为"温病热自内燔""阳明为成温之薮"，并认为神昏属"承气证"。他指责叶天士"遂开吴鞠通三焦之弊，置六经于不问"。此外，陆九芝对《临证指南医案》温热门中的席、张、顾、陈四个医案进行逐句批驳，进行了尖锐的批评。

不可否认的是，由于社会和历史条件的限制，叶天士的学术思想不可避免地会存在着某些局限性。对于叶天士学术思想的局限性和少数学者对叶天士学术的批评与不同观点的评价，应当采用正确的观点和方法进行分析和认识，对于叶天士的理论与临证经验中尚未深入研究和充分发掘的内容，还应当进一步做好发掘、整理和研究、阐释，使叶天士的学术成果更好地为人民健康事业服务。

（二）学术著作评价

叶天士毕生忙于诊务，无暇著书立说，即于温热病最为殚心，亦无手稿留于后世。世所传的叶天士之作《温热论》，乃是门人记录、后人整理的。至于《临证指南医案》，亦系门人荟萃编辑而成。然而所幸的是，这些著作内容虽非尽是叶天士原意，但大体上保留了叶天士学术思想的精髓，故其仍不失为学习探讨其学术思想的重要依据。兹将其学术著作及其后人评价简述于下。

1.《温热论》

叶天士《温热论》，在温病学说中是一部承先启后的经典著作，对后世影响甚大，历来医家对此评价甚高。如章虚谷曰："近世叶天士始辨其源流，明其变化，不独为后学指南，而实补仲景书之残缺，厥功大矣。"（《医门棒喝》）。吴锡璜亦认为："历代以来，若河间的《原病式》，杨栗山的《寒温条辨》，吴又可的《温疫论》，戴天章之《广温疫论》，皆就伤寒、温热病症的不同处剖析精详，而用药大法，非升散即苦寒，尚未面面俱到。叶天士先生于温热病治法，具有慧舌灵心，章虚谷、王士雄、吴坤安、吴鞠通等皆宗之，治效历历可纪。"（《中医温热串解》）

2.《幼科要略》

清代徐大椿在评点叶天士医案时批评甚多，唯独对《幼科要略》推崇备至，评价颇高。他说："此卷论幼科及看痘之法，和平精切，字字金玉，可法可传，得古人之真诠而融化之，不愧名家。"之后，王孟英著《温热经纬》时，曾择录了其中的部分条文，取名《叶香岩三时伏气外感篇》，并按云："叶氏医案乃后人所辑，惟此卷《幼科要略》为先生手定，华氏刻于医案后以传世，徐氏以为字字金玉，奈大方家视为幼科治法，不过附庸于此集，皆不甚留意，而习幼科者，谓此书为大方之指南，更不过而问焉，即阐发叶氏如东扶、鞠通、虚谷者，亦皆忽略而未之及也，余谓虽为小儿说法，大人岂有他殊，故于温热论后，附载春温夏热秋燥诸条，举一反三，不仅为活幼之慈航矣。"

3.《临证指南医案》

本书所载医案范围很广，内、外、妇、儿、五官诸科各种疾病无所不收，而且许多医案的记述亦比较完整，堪称叶氏天士医案书中最佳之作。

就其医案的具体内容而言，较充分地体现了叶天士精深的学术见解，独特的辨证思想，以及清新、圆通的治疗手法，是研究叶天士学术思想的珍贵参考资料。同时，亦是一本极好的临床读物，因此，数百年来风靡江浙一带。《友渔斋医话》曾谓："近来习医者，案头无不置一叶氏医案。"既形象地描述了这一历史事实，又恰当地评论了此书的学术价值。

4.《叶氏医案存真》

本书杂病部分，反映了叶天士既重脾胃又重肾命以及奇经辨证的治疗思想；温热验案中，对湿热病燥化与湿化证的治法颇具心得。因此，本书对研究叶天士有关温热与杂病的学术观点及临床用药规律，有着重要的参考价值。此外，该书辨证精、立法严、处方灵、用药简，较《临证指南医案》不乏神奇之处，故后世纷纷进行校释，先后有《医案存真注》《叶案疏证》《叶氏医案存真疏注》等书问世，足见其影响之大。

（三）学术思想评价

1. 对创立卫气营血辨证论治体系的评价

叶天士在张仲景《伤寒论》的基础上，研究了历代医家的有关学术观点，结合热性病的流行特点，全面阐述了温病的传变规律和治疗原则，创立了卫气营血为纲的证治体系，用以阐释温病的病变机制，归纳证候类型，说明病位的浅深传变、病情的轻重转归，并为确立治疗方法提供了理论依据。温病学说之所以能自成体系，就在于叶天士创立了卫气营血辨证论治体系。章虚谷指出："倘不如此细辨施治，动手便错矣。"（《医门棒喝》）王孟英认为："外感温病，如此看法……此古人未达之旨。"（《温热经纬》）晚近学者章次公先生谓："推断病情之演变，把握体质之强弱，举营、卫、气、血四字为纲领，其归纳证候之方法，凭借客观的事实，固与仲景之划分六经，异曲同工者也。"（陆九芝论《临证指南·温热门》席姓七案）由此可见，叶天士所创立的卫气营血辨证论治体系，其贡献是十分巨大的。

2. 对重视辨舌验齿的温病诊法的评价

温病在发展过程中，邪气的盛衰，津液的存亡，每每通过舌、齿表现出来。因此，叶天士在临证时非常注重舌、齿的变化，往往把其作为诊断依据，并有丰富的实践经验，在《温热论》中约有三分之一的篇幅记载了有关内容。叶天士对舌、齿、斑疹、白痦辨别，确有许多独到之处，其间尤以验齿、辨白痦更具特色，为后人所称许。如清代医家汪曰桢曾赞道："白痦前人未尝细论，此条之功不小。"（《温热经纬·卷三》）王孟英亦誉云："言温热诸证可验齿而辨其治也，真发从来之未发，是于舌苔之外，更添一秘诀，并可垂为后世法。"（《温热经纬·卷三》）由于叶天士所论温病诊法，皆系临床经验的结晶，故具有较高的实用价值，有效地指导着温热病的辨证治疗，从而极大地充实了温病诊断学的内容，同时，对中医诊断学的发展及各类疾病的审证施治具有重要参考价值。正如王孟英所说："读者苟能隅反，则岂仅能辨识温病而已矣。"（《温热经纬》）

3. 对强调脾胃分论并创立胃阴学说的评价

叶天士论述脾胃的生理功能和病理变化，其特点是既重视脾升，又重视胃降，从而发展和补充了李杲的脾胃学说。叶天士将脾胃分论、分治，实补李杲之未逮，也是对脾胃学说的重要贡献。叶天士养胃阴，善用甘寒毓养，又称通降法，此法既不同于辛开苦降，也有异于苦寒下夺，乃是用"甘平或甘凉濡润以养胃阴"，使津液来复而胃腑得以通降。叶天士的甘凉育养胃阴方法，适应于"脾阳不亏，胃有燥火"的病证。治方从《金匮要略》麦门冬汤化裁，用药如沙参、麦冬、扁豆、玉竹、芍药、甘草等。继明代缪希雍之后，其甘润柔养之法，为后人所推崇、应用。总之，叶天士关于脾胃分治的认识，尤其是滋养胃阴的学术思想，弥补了李杲详于治脾，略于治胃，重在温补，不及养阴的不足，纠正了举世皆以治脾之药笼统治胃，甚则阴阳不辨的弊病，颇受后人的赞许。华岫云曾赞道："此种议论，实超出千古。"(《临证指南医案·脾胃》)即使是对叶天士医案品头论足的徐大椿亦称其"发明亦切当"(《临证指南医案·脾胃》)。

4. 对发挥奇经辨证并总结奇经治法用药的评价

叶天士将奇经辨证与脏腑、经络辨证结合起来，并创立了一套独特的治疗方法，大大发展了奇经辨治学说，同时亦促进了脏腑经络辨治学说的发展，为中医杂病的治疗开拓了新的门径。而对于叶天士论治奇经病变，后世褒贬不一。如徐大椿认为，"奇经乃十二经之余气，治十二经则治奇经之药已在内，并无别有治奇经之药也。此老好为立异，故其说如此"。但对此说的推崇者亦不少，如龚商年在《临证指南医案·产后》按语中说："惟先生于奇经之法，条分缕析，尽得其精微。"其后，俞东扶、吴鞠通、王孟英等各有发挥。清末民初的张聿青、周小农、金子久、张锡纯、丁甘仁诸家，都按奇经辨证论治，选药疏方各有千秋。至于《得配本草》尚载有奇经药物43味，可见，叶天士关于奇经八脉的辨治内容，是值得深入研究的。

5. 对"久病入络"说及诊治经验的评价

在《临证指南医案》中，叶天士对于一些慢性疾病，往往从"久病入络"去辨证。他认为邪气久羁，必然伤及脉络，如虚劳"初病在气，久则入血"，积聚证"初为气结在经，久则血伤入络"，痹病"湿热在经，久则瘀热入络"，胃痛"初病气伤，久泄不止，营络亦伤"，胸痹"痛久入血络"，痰饮"久羔必入络，络主血"，以及疟疾"疟发既久，邪入于络，络属血分"。诸如此类，不胜枚举。正如华玉堂所说："此乃古人所未及详言，而先生独能剖析明辨者，以此垂训后人，真不愧为一代之明医矣。"(《临证指南医案·诸痛》)叶天士之后，受其影响者不乏其人。如常熟名医曹仁伯创制的瘀血汤，治瘀血内阻、化火刑金之咳嗽，颇有效验。

二、学派传承

温病学派，是指由专门研究外感热病的病因病机、发展变化、诊治规律的医家所形成的一个学术流派。温热理论肇自《内经》，但形成学派则是由河间学派所衍生的，经过明清两代众多医家逐渐补充完善，逐渐形成了比较完整的学术体系。清代温病学家蜂起，他们分别从不同角度、不同程度地探讨温热病的发生、发展和辨治规律。在众多医家中，以叶天士、薛雪、吴鞠通、王孟英四大家为代表，而叶天士为温病学派的奠基人之一，成就最为卓著。

叶天士突破了历来按照《伤寒论》六经辨治外感病的框架，在《温热论》中提出了卫气营血辨证论治体系，系统阐述了温病的病因、病机、感邪途径、邪犯部位、传变规律和治疗大法，发展了温病的诊断方法，极大地丰富了温病学的内容，为温病学说的形成和发展做出了重大贡献。

薛雪则在研究前人理论和经验的基础上，著《湿热病篇》，对湿热病的病因病机、辨证论治有所发明。他认为湿热病是由内、外两种病因相合而致，其病理变化是以膜原为枢机，脾胃为重心；治疗上实行湿热分治、三焦分治，亦颇有特点，扩大了温热病的病因学和治疗学范围。《湿热病篇》还记载了湿热类温病演变为燥热证和寒湿证的证治内容，使之对湿热类温病的论述更趋完整，并在湿热阻遏膜原证以及暑湿不得外泄，深入厥阴所致之气钝血滞、络脉凝瘀证等论治方面，能承前启后，推陈出新，临床颇具效验。

吴鞠通在学术上远绍张仲景，近宗叶天士，复贯通刘完素、王履、吴又可、喻嘉言等人的学术思想，结合自己的心得体会，著成《温病条辨》一书，系统地阐述了温病的三焦辨证，确立了新的辨治体系，并将叶天士卫气营血的辨证方法概括其中；辨析了伤寒与温病之不同，力主温病完全脱离于伤寒而自成体系；系统总结了治温大法，创清热养阴诸法，并创制化裁了诸多著名方剂，使温病学从病因、病机、诊断、治疗等方面趋于完善，吴鞠通对于总结前人治疗温病的学术思想并将温热学说推向高潮做出了卓越贡献。

晚清著名温病学家王孟英，锐志钻研，博采众长，撰著《温热经纬》，以《内经》《伤寒论》为经，以叶天士、薛雪、陈平伯、余霖诸说为纬，结合自身心得，择善而从，集温病学说之大成。促使王孟英编纂《温热经纬》的重要动机之一，在于其认为《温病条辨》尽管具有很高的学术价值，但至少存在三个主要的缺陷：一是仅据叶天士《临证指南医案》中温、热、暑、湿诸门医案搜集整理而成，未参考叶天士《温热论》及《幼科要略》，难以全面反映叶天士的学术思想；二是未从《内经》《难经》《伤寒论》诸经典中溯本求源；三是方药的选裁、取舍不当。如其在《归砚录》中说："至采附各方，不但剪裁未善，去取亦有未当。"可见，王孟英《温热经纬》之编纂的初衷，是为了更全面地弘扬叶天士的学术思想，弥补吴鞠通《温病条辨》之不足。仅此即可窥叶天士、吴鞠通、王孟英三家学术思想一脉相承之一斑。

此外，叶天士子孙中，得其家传的有以下几位。

子叶奕章，字又帆，亦善医，唯以其父盛名所掩而未见经传（见《叶香岩传》）。

侄叶大椿，字子容，号怀古，精于痘科，著《痘学真传》。

曾孙叶钟，字肇康，号澹安，儒而通医。

除此以外，叶天士弟子传人颇盛，有据可考者约十几人，如朱心传、顾景文、张揆亮、吴厚仁、华岫云、周仲升、吴正学、毛丕烈、陆得锺、周浩、毛氏、邱氏等。又有钟南纪为其再传弟子。

三、后世发挥 🕊

叶天士所创立的温热病辨证论治体系及治疗大法，促进了温病学的形成与发展，并对后世产生了深远影响。同时，叶天士又是辨治杂病的大师，他博采众长，遵古不泥，理论联系实践，在杂病辨治方面独树一帜，对中医学术发展亦做出了重要贡献。兹将后世对其学术思想、临床经验的发挥应用列举于下：

（一）吴鞠通在温病诊治方面对叶天士学术思想的继承发挥

叶天士在温病学术领域所取得的学术成就，对后世产生了深刻的影响，推动了温病学术的发展。例如，吴鞠通在学术上便深受叶天士的深刻影响。吴鞠通所著《温病条辨》，便继承发展了叶天士的温热论，进一步完善了三焦辨治理法，确立了三焦辨治纲领。该书还大量引用叶天士诊治温病的理法，体现了吴鞠通在学术上对叶天士的继承发挥。吴鞠通所制名方桑菊饮，即化裁于《临证指南医案·风温》治秦某风温案；所制清宫汤，即化裁于《临证指南医案·温热》治陆某热入心包案；所制连梅汤，即化裁于《临证指南医案·暑》治顾某暑热深入劫阴案；所制加减复脉汤，又以叶天士用复脉汤减姜桂为蓝本等。

另外，《临证指南医案》中有关温病的内容大多系医案形式，且散载于书中各"门"之中。吴鞠通将这些医案中所记载的临床表现及所用方药进行综合整理，比较筛选，将纷繁的病状归纳为简明扼要的证候；将药味、用量不一的处方精妙取舍，冠以方名，定以剂量，用方剂的形式加以固定。吴鞠通的这种研究整理绝非易事，仅以清营汤为例，其至少涉及《临证指南医案》中9个疾病，共12则医案，而且在《温病条辨》中对清营汤的运用提出了许多注意点和加减法，甚多发挥。故有医家认为《温病条辨》有

"剽窃叶案之嫌",此说显然有失公允。

再如,保护和滋养津液是温病治疗上的重要法则,叶天士《温热论》对养阴和护阴有独创性的论述。首先,叶天士提出"救阴不在血,而在津与汗",告诫温病的救阴与杂病有着明显区别。温病的救阴目的并不在滋补阴血,而在于生津养液和防止汗泄过多而损耗津液,所以在用药上,多取生地黄、麦冬、玄参、甘蔗汁、梨皮之类生津养液,而不用四物、左归等滋养阴血。后世不少生津养液的名方,诸如五汁饮、增液汤、益胃汤等,均循此而立。其次,叶天士针对不同脏腑的津液损伤,采用相应的养阴药物。如"若斑出热不解者,胃津亡也,主以甘寒……或其人肾水素亏……如甘寒之中,加入咸寒"等。叶天士将养阴分为甘寒濡润和咸寒滋填两大类,这对后世准确运用养阴法指出了要领。吴鞠通以甘寒为主的沙参麦冬汤治疗肺胃津伤,以咸寒为主的加减复脉汤治疗下焦肝肾液耗,即受叶天士的启示。

(二)后世医家在杂病治疗中对叶天士治法方剂的继承发挥

叶天士创制了一系列温病的治法和方药,这些治法和方药运用于杂病的治疗有其独特的疗效。有学者指出:叶天士《温热论》对于湿热阻滞中焦而形成的湿热痞证,主张用辛开苦降之法,选用半夏泻心汤或小陷胸汤治疗,该法可广泛用于呕吐、腹泻、便秘、酒湿、胃痛、关格、结胸、胆胃不调、胆脾不调等病证的治疗。《临证指南医案》中,从辛开苦降法着眼用泻心汤达 60 多例,用小陷胸法达 20 多例。吴鞠通《温病条辨》中则有半夏泻心去姜草加枳实杏仁方、半夏泻心汤去参姜草枣加枳实生姜汤、人参泻心汤、小陷胸加枳实汤等,这些方剂用于杂病均有良好的疗效。

再如,《温热论》指出:"挟风则加入薄荷、牛蒡之属,夹湿加芦根、滑石之流。或透风于热外,或渗湿于热下,不与热相搏,势必孤矣。"有学者指出:这段原文不仅可以指导外感温病邪郁肌表的治疗,而且在指导病毒性心肌炎、急性肾炎、风湿热、系统性红斑狼疮、荨麻疹等内外科杂病的辨治方面具有重要的意义。因为这些疾病在发病过程中，可见热邪夹风、夹湿，郁结于表里之间，壅阻于上下，形成错综复杂的病机变化。对此，如能仿叶氏思路，既透风于热外，又渗湿于热下，使风、湿、热三者不相搏结，孤立而分解之，则往往可上焦得通，下焦得畅，风毒得汗而外达，浊湿得溺而下渗，表里调和而收显效。

又如，叶天士根据邪入营血分的病机而拟定了清营透热法和凉血散血治法。其中，清营透热转气法具有清营凉血化瘀、解毒、透邪等重要作用，其代表方清营汤是治疗糖尿病及其多种并发症的重要治方。叶天士《临证指南医案》中就有用清营汤治疗消渴的案例，亦有用清营凉血息风法治疗高血压病眩晕动风证的病案，而且，清营法及清营汤对尿毒症、久用激素而不效的部分免疫性疾病也有不可忽视的疗效。凉血散血法具有凉血解毒、化瘀养阴等作用，既可用于温病，也可用于杂病。因为糖尿病、肾功能不全、尿毒症、冠心病、脑血管病等诸多杂病均可出现血热络瘀、瘀热互结的病机，凉血散血之法足可与理气活血等法媲美而有着不可低估的疗效。

（三）后世医家在妇科病诊疗中对叶天士治法方剂的继承发挥

首先，叶天士十分重视养阴法，在《温热论》有关产后温病的治疗方面即有所论述。他认为"产后气血沸腾之候，最多空窦，若感受温热之邪，邪势必乘虚内陷，虚处受邪为难治"。而对妇人病证的治疗重视养阴，则在《临证指南医案》中体现得尤为充分。《临证指南医案·调经》载一不孕育患者，叶氏认为属"肝血亏虚，木火内害"，治疗上主张"温养下焦，必佐凉肝坚阴"。方中除用紫河车胶滋养外，还配合了生地黄、枸杞子、白薇、黄柏等养阴而清热之品。又如，对一经事延期患者，叶氏认为属"阴亏内热"而致，选用生地黄、阿胶、白芍、枸杞子、天冬、女贞子等养阴血之品。近代医家则广泛地运用养阴清热之法治疗各类妇产科疾病，认为这类疾病的产生与阴虚有关。例如，经行口糜，是指经前或经期出现口舌生疮、糜烂，其病机为火热内蕴，值阴血流失，冲脉气盛，气火上逆，灼伤口舌而致，主张滋阴降火，方选知柏地黄汤；崩漏一证，多为素体阳盛，或情志不遂，肝郁化火，或过食辛辣，助阳之品，或感受热邪，火热内盛，热伤冲任，而致迫血妄行，其表现为经行先期，量多如崩，主张养阴清热，凉血止血，方用二地汤加减；更年期综合征患者经血衰少，加以过度忧思，致经血暗耗，素体阴虚血少，天癸渐竭，表现汗出、烘热、急躁易怒、失眠、健忘等症，主张滋阴补肾、养阴清热，方选左归丸加减，等等。

再如，祛湿法在温病中主要有芳香化湿、清热化湿及淡渗利湿诸法，主要运用于湿热性温病湿遏卫气、邪留三焦、中焦湿邪偏重或湿热并重之证。叶天士在《临证指南医案·调经》中有所记载。如王姓案：居经三月，痞闷膨胀，为脾胃阳伤，冲脉乏血而兼湿，主张用半夏曲、大腹皮、苏梗、橘红等理气畅中，配合炒山楂、茺蔚子活血调经。对带下病的发生，《临证指南医案·淋带》中秦天一评道：带下者，由湿痰流注于带脉，而下浊液……妇女多有之。具体辨证时须注意"赤者属热，兼虚兼火治之；白者属湿，兼虚兼痰治之"。在当今临床，诸位医家对于祛湿法在妇产科疾病中多有运用。急慢性盆腔炎、宫颈炎、阴道炎或素有胃炎而夹有妇产疾病者，或手术、人工流产、禁食灌肠后，往往出现中焦湿阻、中焦湿热症状，如脘腹胀满、大便溏泄、舌苔白腻等。如属湿浊偏盛者，可用辛温开郁，苦温化燥之法，选用苍术、半夏、厚朴、陈皮等药；若见脘腹痞胀，恶心呕吐，发热，大便溏泻，舌苔黄腻，脉濡数的湿热并重者，可以苦寒温燥之品，辛开苦降，清化中焦之湿热，选用黄连、黄芩、山栀子、半夏、厚朴、大腹皮等药。对慢性宫颈炎、阴道炎、慢性盆腔炎而伴有尿路感染者，出现小便不利，滴沥不畅，伴发热，小腹胀痛或刺痛，少腹坠胀隐痛，苔白腻或黄腻者，可用淡渗利湿或清化下焦湿热之法。如湿胜者方用茯苓皮汤，药选茯苓皮、猪苓、生薏苡仁、通草、大腹皮、淡竹叶等；湿热盛者，方用导赤散加减，药选生地黄、淡竹叶、车前子、木通、萆薢、黄柏、黄芩、瞿麦、滑石、生甘草等。

（四）后世医家在传染病诊治中对叶天士卫气营血辨治理论的继承发挥

现代以来，诸位学者对叶天士的卫气营血辨证理论进行了多层次、多途径、多角度的深入研究，并从理论研究、临床运用、科学实验等方面进行了深入探讨，取得了许多可喜的进展。

理论研究方面，通过对历代中医文献的梳理分析，对卫气营血辨证体系的形成发展和演变规律进行了探讨，阐明了温病学中的卫气营血与《内经》中所阐述的营卫气血理论有着一脉相承的关系。后者是前者发展的基础，前者是后者的引申与发展。通过对叶天士有关温病论著的深入研究，从中整理出有关卫气营血论述的基本内容和主要含义，在此基础上再吸取吴鞠通、王孟英等著作中有关卫气营血辨证理论的阐述加以充实，使温病辨证论治体系更加丰富与完善。

临床研究方面，在中西医结合防治多种急性传染性、感染性疾病的实践中，根据辨病与辨证相结合的原则，在运用卫气营血普遍规律进行分型的基础上，还结合了不同病种的特点，体现了卫气营血在现代临床运用上普遍性与特殊性相结合的特点。例如，大叶性肺炎与流脑是两种不同疾病，它们在运用卫气营血普遍规律进行辨证施治的基础上，又根据各自的特点，在辨证上分别充实了两种疾病在卫气营血各个阶段的独特表现，治疗上亦补充了现代所积累的治疗经验。这正是卫气营血辨证理论在现代实践中的充实和发展，其他疾病也大多如此。

实验研究方面，现代学者分别从病理学、血液流变学、微循环、生化、免疫等多个方面，对卫气营血不同证候的病理变化规律进行了验证和探讨。

综上所述，叶天士不仅是一位具有开拓创新精神的温病学家，而且亦是一位成就卓著的杂病诊治大家，他一生勤于实践，勇于革新，师古不泥，多有创见。

首先，在温病方面，叶天士发展了刘完素等前贤的学术观点，揭示了外感温病的演变规律，系统阐述了卫气营血的辨证论治体系，并为温病三焦辨治理论的形成奠定了坚实基础。叶天士指出"温邪上受，首先犯肺，逆传心包。肺主气属卫，心主血属营""卫之后言气，营之后方言血""在卫汗之可也，到气才可清气，入营犹可透热转气，入血则恐耗血动血方，直须凉血散血"，较深刻地揭示了温热病的传变规律，并发展了温热病的治疗原则和方法，从而为温病学确立了新的理论体系。这一理论体系不仅成为后人论治温病的圭臬，而且成为后世发展温病学说的基石，使该学说更加完善。如薛雪、吴鞠通等皆受其启示而各有所发挥，将温病学说的发展推向了空前昌盛的阶段。其次，叶天士充实了温病诊断学的内容。他发前人所不及，于舌、齿、斑疹、白㾦的辨析方面积累了大量而宝贵的经验。这些经验有助于温病的辨证论治，因而成为温病诊断学的重要组成部分，其对后世所产生的深远影响，不只体现在温病上，也体现在其他各种疾病的诊治上，具有普遍的指导意义，因此，叶天士对中医诊断学的发展也作出了一定的贡献。另外，他对于春温、湿温、夏热、秋燥等温热病的治疗，也多发展前人学验，从而形成了温热病的完整理论体系，开创了温病学说发展的新纪元。当然，叶天士开创的卫气营血辨证论治体系并不是完美无缺的，其对温病病机的论述还不够详尽，治法也嫌简略，此外，对湿温病的认识亦过于简略。不过应该肯定的是，叶天士关于湿温，特别是邪留三焦的阐述，还是颇有见地的，为后世论治湿热病开辟了新的途径。

其次，叶天士在杂病方面亦成就卓著。例如，他所发明的脾胃分治、滋养胃阴的观点，弥补了李杲脾胃学说的不足，纠正了当时脾胃不辨、阴阳不分的混乱局面。叶天士认为：胃之与脾体用各异，如胃为腑，脾为脏；腑宜通，脏宜藏；胃喜柔润，脾喜刚燥；阳明燥土，得阴自安，太阴湿土，得阳始运；胃宜降则和，脾宜升则健，故其主张胃之病变当与脾之病变分而治之，若胃有燥火，或热伤胃津者，既不可滥用李杲温燥升运之法，又不可妄投辛开苦降或苦寒下夺之法，而宜以甘平或甘凉濡润之品，如玉竹、天花粉、麦冬、石斛、沙参等，以养胃阴、降胃气。此即叶天士胃阴学说的主要观点，该学说的提出填补了李杲《脾胃论》的不足，对后世产生了很大的影响，至今仍被广泛运用于临床。

叶天士所提出的阳化内风说，深化了前人"内虚暗风"的学说，加深了中医学对中风病的认识，丰富了中风病的治疗方法。叶天士对于肝风的认识主要有以下三个创见。其一，指出肝风内动是类中风的主要发病原因之一。其二，阐发肝风的机制，认为肝风"非外来之邪""乃身中阳气之变动"，即"阳化内风"所致。肝为风木之脏，内寄相火，体阴而用阳，其性刚，主动主升，唯赖肾水以涵之，血液以濡之，肺金清肃之气以平之，中宫脾胃之气以培之，则刚劲之质，得为柔和之体，遂其条达畅茂之性。反之，若肾精亏损，或肝血内枯，或心营耗伤，或阳明气虚，或嗔怒、积劳、忧思、惊恐等，则皆可致阳化内风，其中尤以肾精亏损，水不涵木，木少滋荣导致的风阳上升最为多见。其三，提出以滋阴息风为主的多种治法。如养血息风、缓肝息风、补心息风、和阳息风、镇肝息风、潜阳息风、清上实下等，反对用风药发散，寒凉之品一味清热，主张以酸甘、厚味等柔润之剂调之，并佐以介类潜镇，方选复脉汤、固本丸、地黄饮子、虎潜丸等，加减进退以治之。

叶天士对于奇经辨治的发挥，补充了前人之未逮，为慢性疾病、妇科疾病等的治疗，开辟了新的途径。叶天士认为奇经病变多为肝肾久虚所致，因而治疗这类疾病应以补益肝肾为主，临床用药当以血肉有情之品为宜，或配以柔剂阳药，或配以养阴药物。此外，还要根据八脉的不同情况而灵活运用，如冲任为病，又有通补阳明及调畅气血之法，冲脉气逆，则以紫石英镇逆；任脉为病，则首选龟甲；督脉为病，先投鹿茸、鹿角胶等；带脉为病，常伍以五味子、莲肉、芡实、山药等收敛固涩之药，若任、督二脉相互为病者，则补任、补督之法并用。总之，辨治奇经病证要分清虚实，实证固应通奇经，虚证亦需佐以通经之品，通摄兼施。

叶天士首倡久病入络之说。他发挥了《内经》《难经》《伤寒杂病论》中的有关思想，认为人之疾病，病程有长短，病情有轻重，是由于邪气侵及人体，有伤及经络、气血的不同。凡病程短、病情轻者，邪气仅伤及人体气分，病位在经；若疾病迁延日久，病程长，病情较重，则邪气深入，由气及血，伤及血络。叶天士指出，初病邪气在经，症状表现为胀痛无形。久病入络则气血俱病，以血病为主，因病邪在络，阻滞气血运行，常表现为刺痛有形，或望之高突，或触之不移。他在临床诊治诸痛、癥瘕、疟疾、便血、痹、疝、吐血、胸痹、噎膈、反胃、积聚、淋病、淋浊等病证中，系统总结了久病入络的病机，并用以指导治疗，取得了满意的效果。

叶天士对虚损病证的治疗，集前人之大成并有所创新，形成了甘药培中，血肉填下，中下兼顾的全面治疗方法，为扶正培本之法增添了宝贵的内容。具体而言，甘药培中，叶天士强调脾胃分治，脾阳虚以温补为宜，升阳为要；胃阴虚以养阴为宜，降胃为要；胃阳虚以通补为宜，刚柔相济；脾胃两虚，相兼为病者，既益中气，又养胃阴。血肉填下，叶天士注重填补精气，每用血肉有情之品，阳虚者配用柔剂阳药及敛补药物，阴虚者则配养阴之品或清热之药。中下兼顾，则体现在补脾不忘固下，益肾不失培中，或补脾药中加入补肾药，或补肾药中加入补脾药，或补脾肾之药早晚分服等。

此外，善于化裁古方，扩大古方用途，也是叶天士学术思想的重要特征之一。在叶天士的著述中，有大量运用古方的论述和运用古方化裁的医案。例如，叶天士使用频率较高的经方有：桂枝汤、栀子豉汤、乌梅丸、炙甘草汤、黄芩汤、白虎汤、麻杏石甘汤、麦门冬汤、真武汤、旋覆花汤、旋覆代赭汤、肾气丸、甘麦大枣汤等。以桂枝汤为例，此方原为治疗太阳中风证而设，叶天士对此方的应用则有较大发展。在叶天士医案中，此方被广泛应用于治疗虚人外感，或病后复感寒邪，或劳倦复感温邪，或阳伤饮结之咳嗽，或阴阳营卫并损，累及阳维之寒热，以及疟、泻、喘、痞、胃脘痛、腹痛、胁痛、身痛、腰髀痛和时发疹等 10 余种病证。总之，凡卫阳受伤，营气虚寒，在外营卫失调，在里阴阳不和之证，叶天士均常使用此方化裁。叶天士除善用经方之外，对其他古代名方也化裁应用不少。如千金苇茎汤、二陈汤、参附汤、滋肾通关丸、牛黄清心丸、藿香正气散等，叶天士都有创造性的应用和发展。由此不难看出，精于外感内伤之治，善于化裁古方是叶天士学术思想的重要特点。

总之，叶天士不愧是具有多方面学术成就的伟大医家，他的学术思想对后世产生的影响极为深远。如吴鞠通著《温病条辨》，即以叶天士之学术为基础，创立三焦辨证论治纲领，使温病学说更趋完善；章虚谷、王孟英等医家亦大倡其温病理论而各有贡献；后世更是有无以数计的医家传诵、研讨其论治杂病的大量医案，正如《清史稿》所载："大江南北，言医辄以桂为宗，百余年来，私淑者众。"

叶天士

参考文献

［1］清·叶天士撰；黄英志校注.叶天士医学全书 [M].北京：中国中医药出版社，1996.

［2］田代华整理.黄帝内经素问 [M].北京：人民卫生出版社，2005.

［3］田代华，刘更生整理.灵枢经 [M].北京：人民卫生出版社，2005.

［4］战国·秦越人.难经 [M].北京：科学技术文献出版社，2010.

［5］隋·巢元方撰；宋白杨校注.诸病源候论 [M].北京：中国医药科技出版社，2011.

［6］唐·孙思邈撰；张印生校注.孙思邈医学全书 [M].北京：中国中医药出版社，2009.

［7］金·成无己.注解伤寒论 [M].北京：人民卫生出版社，2004.

［8］金·刘完素撰；宋乃光校注.刘完素医学全书 [M].北京：中国中医药出版社，2006.

［9］金·李东垣.脾胃论 [M].北京：人民卫生出版社，2005.

［10］金·李东垣.医学发明 [M].北京：人民卫生出版社，1959.

［11］金·朱震亨.丹溪心法 [M].北京：中国书店，1986.

［12］明·张景岳撰；范志霞校注.类经 [M].北京：中国医药科技出版社，2011.

［13］明·张景岳.景岳全书 [M].太原：山西科学技术出版社，2006.

［14］明·徐有贞.武功集 [M].上海：上海古籍出版社，1991.

［15］明·徐春甫.古今医统大全 [M].北京：人民卫生出版社，1991.

［16］明·李中梓撰；包来发校注.李中梓医学全书 [M].北京：中国中医药出版社，1999.

［17］清·张璐.张氏医通 [M].北京：人民卫生出版社，2006.

［18］清·李斗.扬州画舫录 [M].北京：中华书局，1997.

［19］清·陆以湉撰；吕志连点校.冷庐医话 [M].北京：中医古籍出版社，1999.

［20］清·梁章钜撰；吴蒙校点.浪迹丛谈[M].上海：上海古籍出版社，2012.

［21］清·章虚谷撰；李玉清，曹金虎校注.医门棒喝[M].北京：中国医药科技出版社，2011.

［22］清·喻嘉言.医门法律[M].北京：中国中医药出版社，2002.

［23］清·吴谦.医宗金鉴[M].北京：人民卫生出版社，1963.

［24］清·柯韵伯.伤寒来苏集[M].北京：中国中医药出版社，2006.

［25］清·莫枚士.经方例释[M].北京：中国中医药出版社，1996.

［26］清·王旭高.王旭高医书六种[M].上海：上海科技出版社，1965.

［27］清·罗美.古今名医方论[M].北京：中国中医药出版社，1994.

［28］清·魏之琇.续名医类案[M].北京：人民卫生出版社，1997.

［29］清·黄元御撰；孙洽熙校注.黄元御医学全书[M].北京：中国中医药出版社，1996.

［30］清·吴鞠通撰；李刘坤校注.吴鞠通医学全书[M].北京：中国中医药出版社，1999.

［31］清·赵尔巽等.清史稿[M].北京：中华书局，1998.

［32］任应秋.中医各家学说[M].上海：上海科学技术出版，1986.

［33］裘沛然，丁光迪.中医各家学说[M].北京：人民卫生出版社，1992.

［34］丁光迪.金元医学评析[M].北京：人民卫生出版社，1999.

［35］吴以岭.络病学[M].北京：中国科学技术出版社，2004.

［36］陈存仁.我的医务生涯[M].桂林：广西师范大学出版社，2007.

［37］方春阳.中国历代名医碑传集[M].北京：人民卫生出版社，2009.

［38］张文选.叶天士用经方[M].北京：人民卫生出版社，2011.

［39］孙曼之.叶天士医案评析[M].北京：中国中医药出版社，2012.

［40］陈克正.叶天士诊治大全[M].北京：中国中医药出版社，2013.

［41］陈皓，陈幼清．探讨叶天士治疗湿病的规律（关于《临证指南医案》湿病证治分析）[J].广东医学，1964，5：28-30.

［42］沈庆法．叶天士对奇经八脉的认识与运用[J].上海中医药杂志，1979（3）：12-24.

［43］秦德平．叶天士《临证指南医案》治疗经验初探[J].皖南医学院学报，1983(2)：70-73.

［44］王正宇．叶天士对脾胃阴阳虚证的治疗特点[J].陕西中医，1985（2）：51-52.

［45］王益谦．叶天士对"甘温除热"法的发挥[J].江苏中医药，1989（5）：26-27.

［46］刘小萍．补肝肾以调奇经——叶天士医案拾零[J].国医论坛，1986（3）：29-30.

［47］章真如，郑翔，韩乐兵．滋阴疗法发挥[J].新中医.1992，7（3）：18-19.

［48］易法银．论叶桂对河间学说的继承和发展[J].湖南中医药大学学报.1994，14（4）：6-7.

［49］衡光培．叶天士络病学说初探[J].成都中医药大学学报，1995（3）：5-8.

［50］吕文亮．叶天士食疗思想浅谈[J].现代中医药，1996，1：6-7.

［51］梅明．从张仲景组方法度谈四气五味配伍法[J].中医学报，1996，11（2）：17-19.

［52］陈俊孙．叶天士理郁法的探讨[J].光明中医杂志.1997，3：4-5.

［53］王邦才．叶天士"通补阳明"法初探[J].江西中医药，1998，2：38-40.

［54］孙波．试论叶桂对奇经八脉的临证发挥[J].国医论坛，2001，16（4）：9-10.

［55］李连成，刘秉昭，路志正．湿病源流（续）[J]．中华中医药杂志，2001，16（6）：8-12.

［56］程昭寰，王永炎．论叶天士方剂气味配伍规律及实践价值 [J]．中医杂志，2002，43（3）：165-167.

［57］程继昆，金昌凤，李笑然．叶天士对《脾胃论》的发挥 [J]．中医药学报，2002，30（4）：62.

［58］周水平，仝小林，贺小芬．《金匮要略》络病学术思想探析 [J]．中华中医药杂志，2003，18（7）：397-400.

［59］刘景源．中医疫病学与温病学的历史沿革——宋金元时期 [J]．中国中医药现代远程教育，2003，1（8）：27-28.

［60］刘美荷．浅谈《伤寒论》中顾护胃气的学术思想 [J]．中国中医药信息杂志．2003，9（10）：104.

［61］郑淑美．叶桂奇经八脉论与现代经络的联系 [J]．中医文献杂志，2004，22（3）：28-29.

［62］董尚朴．析张子和的水火分治论 [J]．中国中医基础医学杂志，2004，10（4）：57-58.

［63］黄利兴，赵文强．从《临证指南医案》谈小温中丸的临床运用 [J]．中医研究，2005，18（2）：60-61.

［64］朱慧萍，苏云放，连建伟．叶天士郁证治法探微 [J]．浙江中医学院学报，2005，29（2）：5-6.

［65］李杨，任艳玲．下法源流考释 [J]．中华中医药学刊，2005，23（5）：852.

［66］王继明，倪世秋．叶天士奇经病证用药特色探析 [J]．中国中医基础医学杂志，2005，11（10）：776.

［67］李凯平，连建伟．叶天士运用伤寒杂病论的经验及其研究概况 [J]．中医杂志，2006，47（5）：391-392.

［68］陈林榕，吴焕林.叶天士奇经八脉辨证论治探讨 [J].中医文献杂志，2007，25（3）：28-30.

［69］张慧，金光亮.《临证指南医案》论治情志相关病症的学术思想探析 [J].北京中医，2007，26（11）：721-723.

［70］陈林榕，吴焕林.叶天士对奇经辨证论治研究的成就 [J].中华中医药学刊，2007，25（12）：2582-2584.

［71］王明强.浅析金元四大家对胃阴学说的贡献 [J].江西中医药，2008，39（4）：7.

［72］江玉，王明杰.叶天士络病学说与刘河间玄府理论 [J].四川中医.2008，26（6）：30-31.

［73］朱凤娟，韦莉，刘从盛.从"玄府闭密"探讨"久病入络"病机 [J].针灸临床杂志.2008，24（7）：38-39.

［74］徐佩.金元医家对火热病证的研究及对后世的影响 [J].中华中医药学刊，2008，10（26）：2274-2275.

［75］姚晓岚，陈森，梁伟云.刘完素"玄府气液说"初探 [J].上海中医药大学学报，2009，23（1）：17-19.

［76］刘翀羽，年莉.叶天士络病理论研究 [J]天津中医药大学学报，2009，28（3）：116-119.

［77］林涛.《脾胃论》之李东垣脾胃学说探讨 [J].中医研究，2009，22（4）：4-6.

［78］顾伟民.叶天士"在卫汗之可也"探析 [J].中华中医药杂志，2009，24（6）：704-706.

［79］卜开初.叶天士名、字、号小考 [J].中医杂志，2009，50（12）：1138-1139.

［80］徐信义.《伤寒论》营卫学说研究 [D].广州：广州中医药大学，2009.

[81] 焦振廉．试论中医滋阴学说的渊源及成就 [C]．全国医史文献学科建设发展创新研讨会论文集 .[出版者不详]，2010.

[82] 刘兰林 . 清代医家叶天士生平事迹与主要医著的研究 [C]. 中医药防治感染病之研究（十）——第十次全国中医药防治感染病学术交流大会论文集（叶天士学术思想专题研讨会论文汇编）.[出版者不详]，2010.

[83] 任存霞 . 张仲景叶天士学术经验比较的相关探讨 [J]. 时珍国医国药，2010，21（12）：3368–3369.

[84] 郝贤，赵书锋．舒肝之法纵横论 [J]．上海中医药杂志，2011，34（8）：883–884.

[85] 吕明安．从《临证指南医案》看叶天士论治脾胃病的思想 [J]．辽宁中医药大学学报，2011，13（5）：238–239.

[86] 于雷 . 朱丹溪“情志致病”理论探析 [J]．山东中医杂志,2011,30（7）：458–460.

[87] 张晓艳，谢忠礼，郭选贤．再论“在卫汗之可也”[J]．新中医，2011，43（12）：7–8.

[88] 罗勇 . 朱丹溪“情志致病”浅谈 [A]. 中国中西医结合学会精神疾病专业委员会 . 中国中西医结合学会精神疾病专业委员会第十一届学术年会论文汇编 [C]. 北京：中国中西医结合学会精神疾病专业委员会，2012：3.

[89] 薛瑜峰，薛佳茜．甘温除热法源流及应用 [J]．河南中医. 2012,32(5)：543–544.

[90] 郑丽 .《金匮要略》论治“湿病”方证研究 [D]. 北京：北京中医药大学，2012.

[91] 张磊 . 从气血精神层次探析张琪辨治慢性肾炎的思路 [J]. 上海中医药大学学报，2013，27（6）：24–26.

［92］李长香，刘原君，朱文翔，等 . 络病学说的 4 次大发展 [J]. 中医药导报，2014（11）：1-3.

［93］葛惠男 . 叶天士络病学说及其在内伤杂病中的应用 [J]. 南京中医药大学学报，2016，32（5）：409-412.

汉晋唐医家（6名）

张仲景　王叔和　皇甫谧　杨上善　孙思邈　王　冰

宋金元医家（18名）

钱　乙　成无己　许叔微　刘　昉　刘完素　张元素
陈无择　张子和　李东垣　陈自明　严用和　王好古
杨士瀛　罗天益　王　珪　危亦林　朱丹溪　滑　寿

明代医家（25名）

楼　英　戴思恭　王　履　刘　纯　虞　抟　王　纶
汪　机　马　莳　薛　己　万密斋　周慎斋　李时珍
徐春甫　李　梴　龚廷贤　杨继洲　孙一奎　缪希雍
王肯堂　武之望　吴　崑　陈实功　张景岳　吴有性
李中梓

清代医家（46名）

喻　昌　傅　山　汪　昂　张志聪　张　璐　陈士铎
冯兆张　薛　雪　程国彭　李用粹　叶天士　王维德
王清任　柯　琴　尤在泾　徐灵胎　何梦瑶　吴　澄
黄庭镜　黄元御　顾世澄　高士宗　沈金鳌　赵学敏
黄宫绣　郑梅涧　俞根初　陈修园　高秉钧　吴鞠通
林珮琴　章虚谷　邹　澍　王旭高　费伯雄　吴师机
王孟英　石寿棠　陆懋修　马培之　郑钦安　雷　丰
柳宝诒　张聿青　唐容川　周学海

民国医家（7名）

张锡纯　何廉臣　陈伯坛　丁甘仁　曹颖甫　张山雷
恽铁樵